AF550074

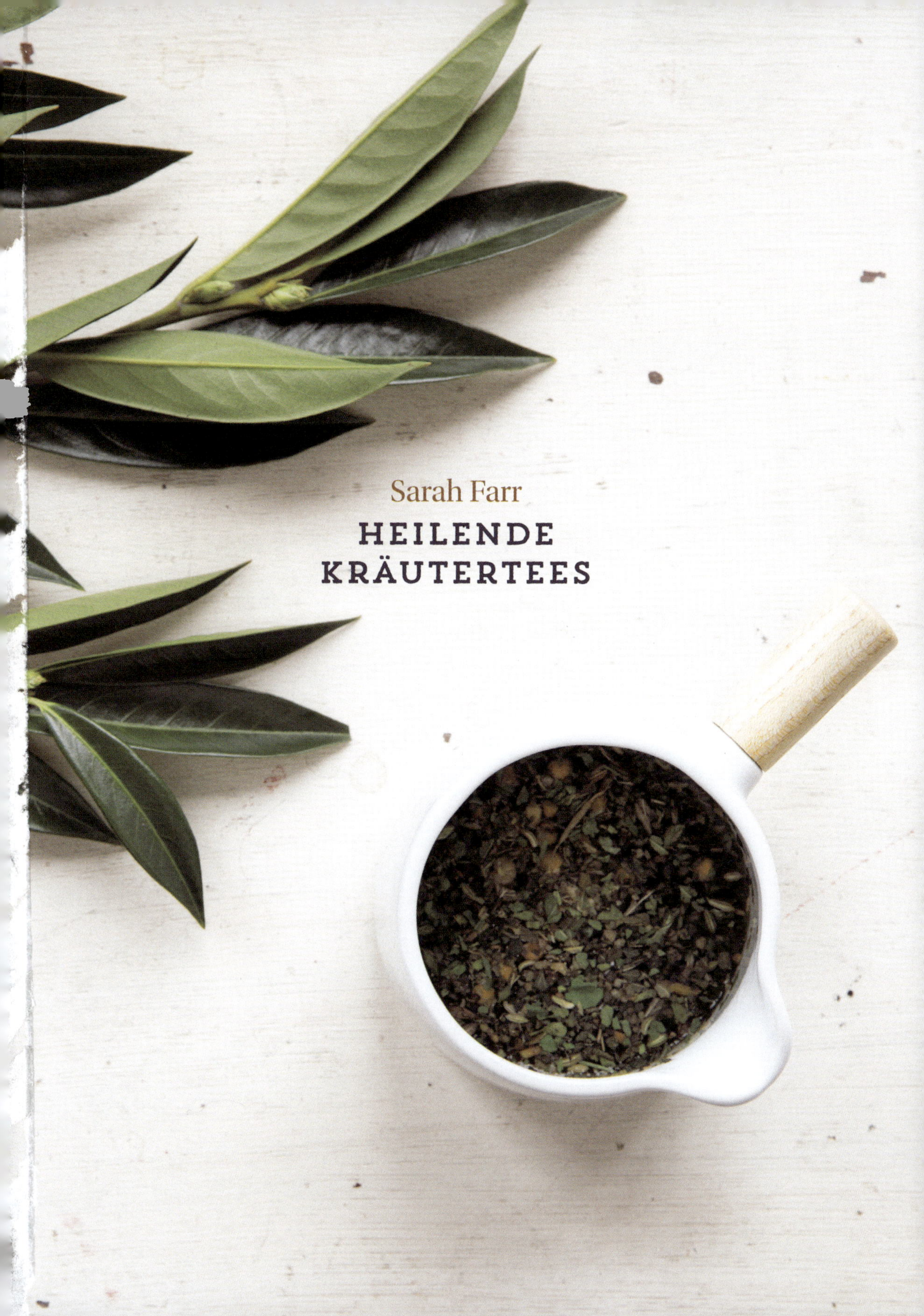

Sarah Farr

HEILENDE KRÄUTERTEES

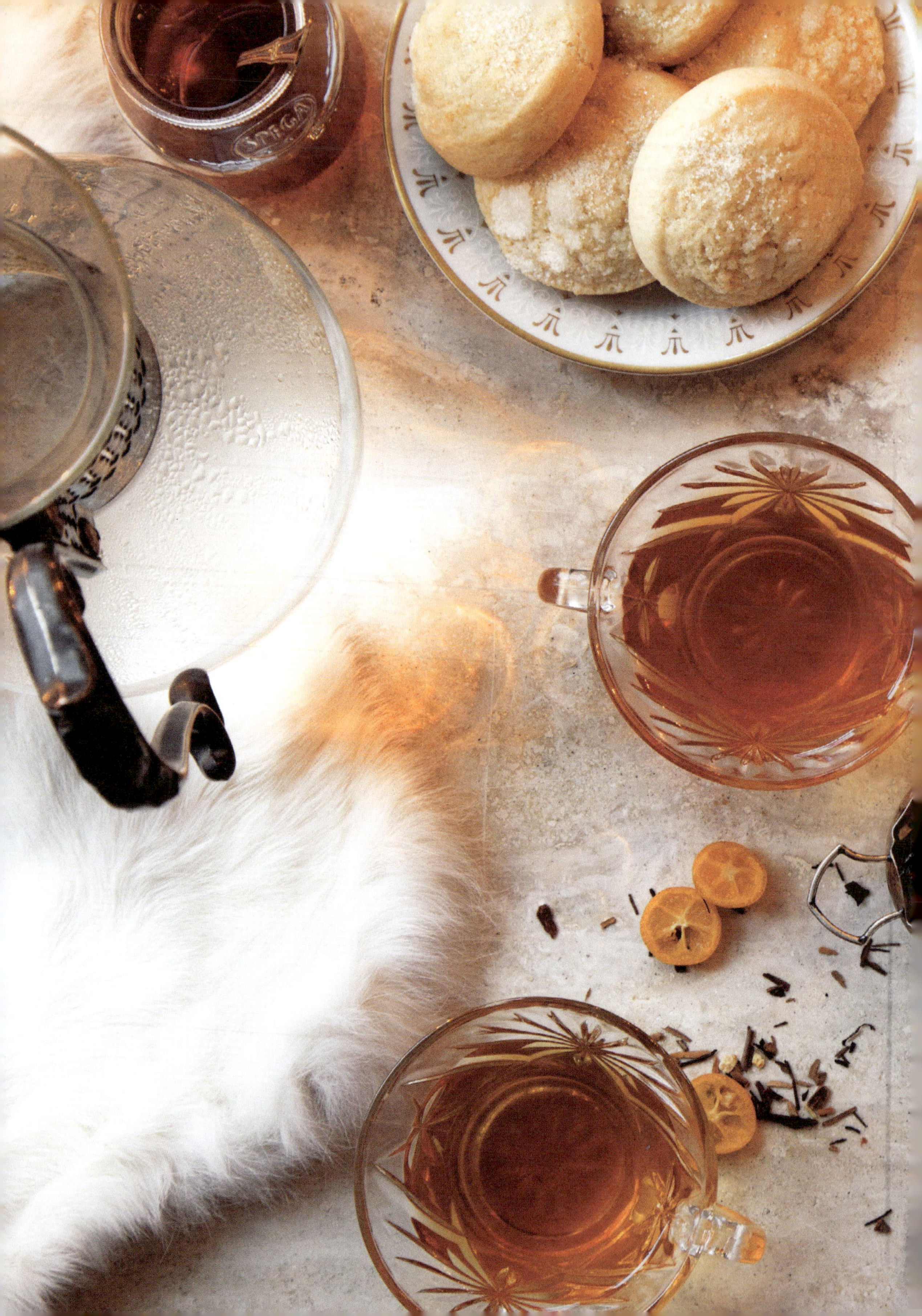

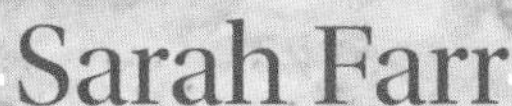

HEILENDE KRÄUTERTEES

101 Kräutermischungen für jede Lebenslage selbst herstellen

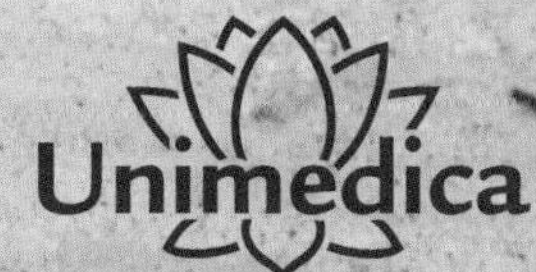

DIESE PUBLIKATION SOLL DEN LESERINNEN UND LESERN BILDUNGSINFORMATIONEN ZUM DARIN BEHANDELTEN SACHGEBIET ZUR VERFÜGUNG STELLEN. ES SOLL NICHT AN DIE STELLE VON PERSÖNLICHER MEDIZINISCHER BERATUNG, DIAGNOSE UND BEHANDLUNG DURCH AUSGEWIESENE MEDIZINISCHE FACHKRÄFTE TRETEN.

IMPRESSUM

Sarah Farr
Heilende Kräutertees
101 Kräutermischungen für jede Lebenslage selbst herstellen

1. deutsche Ausgabe 2022
ISBN 978-3-96257-318-8

Titel der Originalausgabe:
Healing Herbal Teas
Learn to blend 101 specially formulated teas for stress management, common ailments, seasonal health, and immune support

Originally published in the United States by Storey Publishing, LLC

Narayana Verlag GmbH edition published by arrangement with Storey Publishing
210 MASS MoCA Way North Adams,
MA 01247 storey.com

Übersetzung aus dem Englischen: Anja Schmidtke
Coverdesign und Layout: Narayana Verlag GmbH
Coverabbildung: Shutterstock: © tatiana_erendell #2008439234
Autorenfoto: © Sarah Farr
Satz der deutschen Ausgabe: Linda Brummack

Cover photography: Shutterstock: © tatiana_erendell #2008439234
Interior images by © Charity Burggraaf with food styling by Renee Beaudoin, i, xii–xiii, xiv, 4, 6–7, 9, 10, 11, 17, 18, 20, 43, 44–45, 46, 51, 54, 65, 70, 77, 80, 87, 100, 104, 107, 118, 126, 130, 144, 158, 166, 177, 189, 194, 204, 213, 228, 258;
© Charity Burggraaf with food styling by Julie Hopper, ii–iii, vi–vii; © Kyle Johnson, v, viii, 59, 62, 92, 113, 122, 141, 149, 157, 165, 180, 198, 210, 216–217, 218, 223, 238, 243, 244, 249, 250, 256
Additional images by © 3bostonterriers/iStockphoto.com, 73; © ariefprabowo/iStockphoto.com, 102–103; Carolyn Eckert, 75; © Emilio Ereza/Alamy Stock Photos, 97; © ingaspence/Alamy Stock Photos, 173; © jj image/Alamy Stock Photos, 69; © Julie Pigula/Alamy Stock Photos, 197; © Margo Sadkova/Deposit Photos, x, 47, and throughout; Mars Vilaubi, 30, 33, 37, 90, 94, 136, and small images throughout; Michaela Jebb, 14, 26, 29, 84, 85, 86, 91, 115, 125, 184, 185, 202, 203, 226, 230, and small images throughout; © WILDLIFE GmbH/Alamy Stock Photos, 79
Fotos von Shutterstock: 1695948412 © Jolliolly, 56; 2022406823 © Miraniuk Olga, 66; 390025303 © luchioly, 75; 664921513 © IULIIA KAZAKOVA, 76; 1798984132 © Daria Ustiugova, 93; Daria Ustiugova, 96; 1590062902 © VerisStudio, 108; 1457442719 © Daria Ustiugova,110; 407370256 © Anastasia Nio, 116 © Anastasia Nio, 119; © 1746628145 © Daria Ustiugova, 138; © Daria Ustiugova, 143 © Daria Ustiugova, 148 © Tatiana Bezogluk, 154 © Daria Doroshchuk, 159 © Tanya Syrytsyna, 162 © Natalia Hubbert, 174 © mimibubu, 183 © Natalia Hubbert, 196 © Anastasia Nio, 201 © Daria Ustiugova, 206 © Gringoann

Herausgeber:
Unimedica im Narayana Verlag GmbH, Blumenplatz 2, D-79400 Kandern
Tel.: +49 7626 974 970–0
E-Mail: info@unimedica.de
www.unimedica.de

INHALT

TEIL 3 – LEBEN INMITTEN VON HEILKRÄUTERN 216

VORWORT

MIT DEN ERSTEN TIEFEN ATEMZÜGEN über einer frisch aufgebrühten Tasse Tee stimmen Sie Ihre Sinne auf die Energie und den Duft kostbarer Pflanzenextrakte ein.

Menschen aus nahezu allen Zivilisationen dieser Welt kennen diesen besonderen Glücksmoment, der entsteht, wenn wir uns über eine Tasse mit dampfendem Kräutertee beugen. Wir reagieren körperlich und seelisch auf die Wirkung und Inhaltsstoffe der Pflanzen, und schon unseren Vorfahren ging es ganz genauso. Die Freude und Vertrautheit, die sich beim Trinken von Kräutertees einstellen, sind in unseren Genen und in unserer Kultur fest verankert. Der menschliche Körper hat sich parallel und gemeinsam mit einer vielfältigen pflanzlichen Apotheke entwickelt, und Kräutertees gehörten zu den ersten Arzneien der Menschheit. Wenn wir mit Kräutern in der reinen Form von Tee kommunizieren, nehmen wir Anteil an der geschichtsträchtigen Beziehung zwischen Mensch und Natur in all ihrer wunderbaren Vielschichtigkeit.

Die Zubereitung und Komposition von Kräutertees für unser Wohlbefinden und unsere Gesundheit ist eine uralte Tradition, die jeder erlernen kann. Es ist ein sowohl sinnlicher als auch intuitiver und achtsamer Prozess, bei dem wir die Kräuter sehen, riechen, berühren und schmecken. Je mehr wir unsere Sinne schärfen, umso mehr beginnen die Aromen, die Textur und der Duft einer Pflanze, uns eine Geschichte über ihre heilenden Eigenschaften zu erzählen.

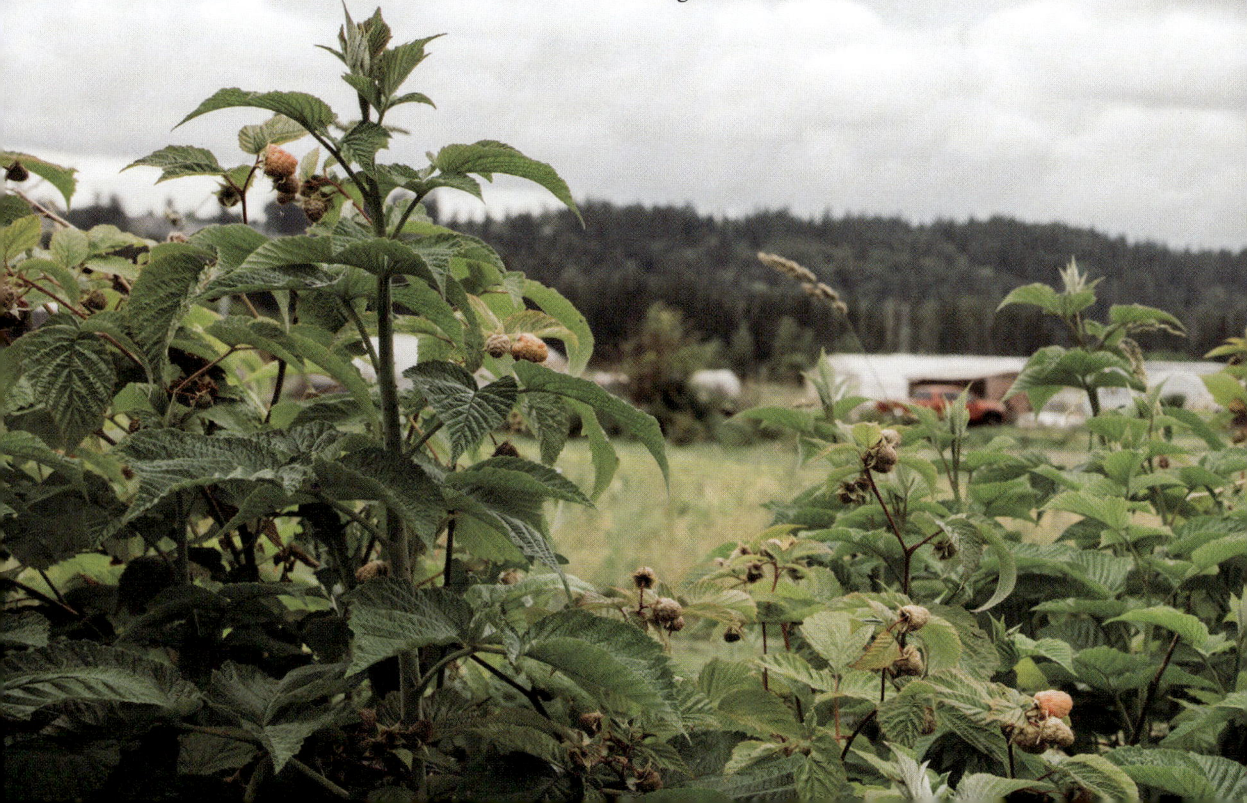

DIE KRAFT DER PFLANZEN

Über ihre Wurzelsysteme, Blätter, Blüten und Samen sind Pflanzen mit unzähligen anderen Organismen verbunden. Diese Verbindungen steigern ihre Widerstandsfähigkeit gegen Krankheiten, unterstützen die Bestäubung und Samenausbreitung und helfen, die Nährstoffaufnahme zu erhöhen. Pflanzen stellen außerdem spezielle chemische Verbindungen her, um mit anderen Organismen in ihrer Nachbarschaft zu kommunizieren, und tauschen mit ihnen Informationen über die ständig schwankenden Bedingungen in ihrer Umwelt aus. Dank ihrer ober- und unterirdischen Verbindungen können sie gedeihen und auch einer Vielfalt anderer Organismen hierbei helfen. Beiderseitig nutzbringende Partnerschaften schaffen in einer Landschaft Stabilität und Widerstandskraft.

Genau wie eine Pflanze ist auch unser Körper darauf angewiesen, Teil einer vernetzten Gemeinschaft zu sein. Unsere körperliche und seelische Gesundheit hängt davon ab, dass wir unsere Umwelt kennen und mit ihr kommunizieren. Kräutertees (einfache Heilkräuteraufgüsse mit Wasser) sind wie eine tägliche Erinnerung an unseren Platz in der Natur und öffnen Herz und Geist dafür, wie Pflanzen uns wieder neu ausrichten können.

Zudem sind wir stark auf das Pflanzenreich angewiesen, denn aus ihm beziehen wir Nahrung, Heilmittel, Sauerstoff, ökologische Stabilität und sauberes Trinkwasser. Indem wir lernen, Heilpflanzen zu beobachten, zu pflegen und zu nutzen, erhalten wir Einblicke in ihre ökologischen Funktionen sowohl in unserem Körper als auch in den Landschaften, in denen wir sie ernten. Dazu braucht es gar kein besonderes Talent, sondern nur Interesse und Aufmerksamkeit.

VON UNSEREN VORFAHREN LERNEN

Direkte Beziehungen mit einer Landschaft prägen die Bedürfnisse der Menschen, die auf Nahrung und Heilmittel aus dieser Landschaft angewiesen sind. Umgekehrt prägt das Handeln der Menschen wiederum die Bedürfnisse der Landschaft. Bei genauer Betrachtung befinden wir uns alle in einem Kreislauf der Gegenseitigkeit. Die Landschaft zieht uns in ihren Bann und bittet uns zu lernen, sie angemessen zu pflegen. Im Gegenzug erhalten wir dauerhaften Zugang zu einigen der heilsamsten und wohltuendsten Pflanzen, die die Natur zu bieten hat. Wir können lernen, unser Handeln so zu verändern, dass wir den Bedürfnissen unseres Lebensorts gerecht werden und uns körperlich und seelisch von ihrem ganzen Reichtum erfüllen lassen.

Vor dem Jahrhunderte andauernden Kolonialismus lebten die indigenen Gemeinschaften Amerikas wie selbstverständlich im Einklang mit den Mustern der Natur, um zu überleben. Sie wussten die Artenvielfalt ihrer Regionen zu nutzen, um Nahrung zu finden, gesund zu bleiben und Ungleichgewichte auszubalancieren. Da alle Mitglieder der Gesellschaft die Sprache der Pflanzen fließend beherrschten und sich im Allgemeinen selbst um die eigene Gesundheit kümmern konnten, besaß nach heutigen Standards jeder von ihnen die Grundfertigkeiten eines Kräuterkundigen. Nahrung und Heilmittel waren untrennbar mit dem jeweiligen Wohnort verbunden.

Indigene Gemeinschaften lebten in der Meeresbucht Puget Sound im heutigen US-amerikanischen Bundesstaat Washington schon lange, bevor meine Familie dorthin zog. Die einzigartige Vielfalt einheimischer essbarer und heilkräftiger Pflanzenarten entwickelte sich gleichzeitig mit diesen Menschen, und die Techniken, die sie entwickelten, um die facettenreichen Ökosysteme des Puget Sound zu pflegen, sind Teil eines reichen Kulturerbes. Wenn ich daher draußen in der Natur Kräuter und Früchte für Tees sammle, übe ich eine uralte Praxis aus, die indigene Kulturen in meiner Region bereits seit Tausenden von Jahren nutzen. Obwohl es mein Ziel ist, das Leben zu ehren und Teil einer Gemeinschaft zu sein, die die einheimische Artenvielfalt würdigt und unterstützt, sind meine Möglichkeiten durch die Geschichte des Kolonialismus, frühere Entscheidungen zur Landnutzung und eine kulturell bedingte Anspruchshaltung geprägt. Ich muss daher eine neue Kultur erarbeiten, die ein anderes, angepasstes Vermächtnis für die hiesige Region sicherstellt, die ich so sehr liebe.

Diejenigen von uns, die nicht zu den Ureinwohnern zählen und sich spirituell arm (oder ausgehungert) fühlen, bewundern oft die erdverbundenen spirituellen Praktiken indigener Völker. Es mag verlockend erscheinen, sich mit den Lehren dieser Kulturen zu identifizieren und sie sich überzustülpen, um unser Gefühl von Leere und Trauer darüber zu kompensieren, dass wir Teil einer Kultur sind, die stolz auf ihre ökologische Vorherrschaft ist. Aber wir müssen lernen, uns selbst neue Wege zu lehren, um die Wunden unserer gewaltvollen Geschichte zu heilen, und gleichzeitig die indigene Kultur würdigen, ohne sie uns anzueignen.

Beim Erlernen von Fertigkeiten, die mir die Arbeit als Kräuterkennerin und Hüterin der Erde ermöglicht, versuche ich, mir der indigenen Wurzeln dieser Fertigkeiten bewusst zu sein. Wenn man sich Kenntnisse über einen bestimmten Ort aneignet, gehört es dazu, sich auch mit seiner unbequemen Geschichte auseinanderzusetzen und diese nicht zu ignorieren. Aber es gibt viele Wege, für die Menschen und die Erde Sorge zu tragen. Wenn wir Zeit in der Natur verbringen und Verbindung zu den Pflanzen aufnehmen, werden uns diese Wege ganz natürlich aufgezeigt.

ÜBER DIE PHILOSOPHIE VON HEIMAT UND HEILUNG

Pflanzliche Nahrungsmittel und Tees können uns lehren, uns gut um unsere innere und äußere Welt zu kümmern. In den vier Jahren, in denen ich nun Inhaberin zweier Teefirmen geworden bin, habe ich enorme positive Veränderungen bei den Kräutertee-Liebhabern hier in der Region festgestellt. Die meisten meiner Kunden leben in der Region Puget Sound, wo kühle, feuchte Winter auf üppig grüne Sommerlandschaften folgen. Die Schönheit und das unebene Terrain des Puget Sound scheinen zu bewirken, dass wir in unserer kulturellen Identität eine gewisse Affinität für Innovation, Kreativität und Anpassungsfähigkeit besitzen. Wir profitieren von einem gesunden saisonalen Gleichgewicht aus innerer Einkehr und Aktivitäten im Freien. Ein Bewusstsein für unsere besondere Ökologie und ihre Wertschätzung stützen ein robustes Netzwerk aus Farmen und regionalen Anbietern von Meeresfrüchten. Immer mehr Menschen möchten Teil einer nachhaltigeren Kultur sein, die starke Bande zwischen regionalen Bio-Herstellern und Verbrauchern schafft.

Kräutertees sind die Schnittstelle zwischen Nahrung, Natur und Medizin, und ich schätze mich glücklich, Mischungen kreieren zu können, die sowohl heilend wirken als auch die unglaubliche biologische Vielfalt der Region aufzeigen, in der ich schon fast mein ganzes Leben lang zu Hause bin. Meine Arbeit wird vom Einfallsreichtum und von der Kunstfertigkeit regionaler kulinarischer Traditionen beeinflusst, und ich war schon immer davon überzeugt, dass jene pflanzlichen Heilmittel am wirksamsten sind, die erschöpfte Organsysteme stärken und jeden Tag unterstützend wirken. Die Tee-Selektionen, die ich für Bauernmärkte zusammenstelle, werden den Energien und Charakteristika der hiesigen Jahreszeiten entsprechend kreiert und von ihnen beeinflusst. Noch dazu schmecken sie so gut, dass viele Menschen sie ihn ihre Routine integrieren.

Tees (möglichst aus regionalem Anbau) selbst herzustellen und zu verwenden, kann sich positiv auf die Umwelt auswirken und Ihren Medikamentenbedarf reduzieren. Wenn Sie einen eigenen Teegarten anlegen oder in der Natur frische Kräuter sammeln möchten, wird es Ihnen sicherlich Freude bereiten, die Landschaft näher kennenzulernen. Ob Sie im Vorfrühling einen Wald auf der Suche nach Brennnesseln erkunden oder sich in Ihrer eigenen Gartenapotheke entspannen – Sie schaffen sich damit eine Gelegenheit, sich in Ihrer Region noch mehr zu Hause zu fühlen.

Kräutertees zu trinken, um Ihr Wohlbefinden zu unterstützen, verbindet Sie nämlich mit Ihrem kleinen Lebensort in dieser Welt, aber es ermöglicht Ihnen auch, Ihre Gesundheit selbst in die Hand zu nehmen. Trotz allem, was die Medien uns erzählen, sind wir alle in der Lage, durch unsere gelebten Erfahrungen verantwortungsvoll für uns und unsere Heimat Sorge zu tragen. Wie die übrige Natur auch ist unser Körper unglaublich intuitiv und darauf ausgelegt, sich selbst zu heilen. Aber wenn wir uns selbst überlasten, erleben wir viele angstvolle, unangenehme Momente, was zu physiologischen Ungleichgewichten führt. Tee kann unserem Körper die schönen Momente, die Motivation und die direkte therapeutische Unterstützung bieten, die er braucht, um sich wieder auf seine Heilung und den Ausgleich der körperlichen, seelischen und energetischen Ebene zu konzentrieren.

Mit Kräutertees feiern wir täglich das Leben, und sie erinnern uns daran, welches Glück wir haben, Teil der natürlichen Kreisläufe der Erde zu sein. Eine Tasse Tee ist eine Form der Verbundenheit, eine Heimkehr.

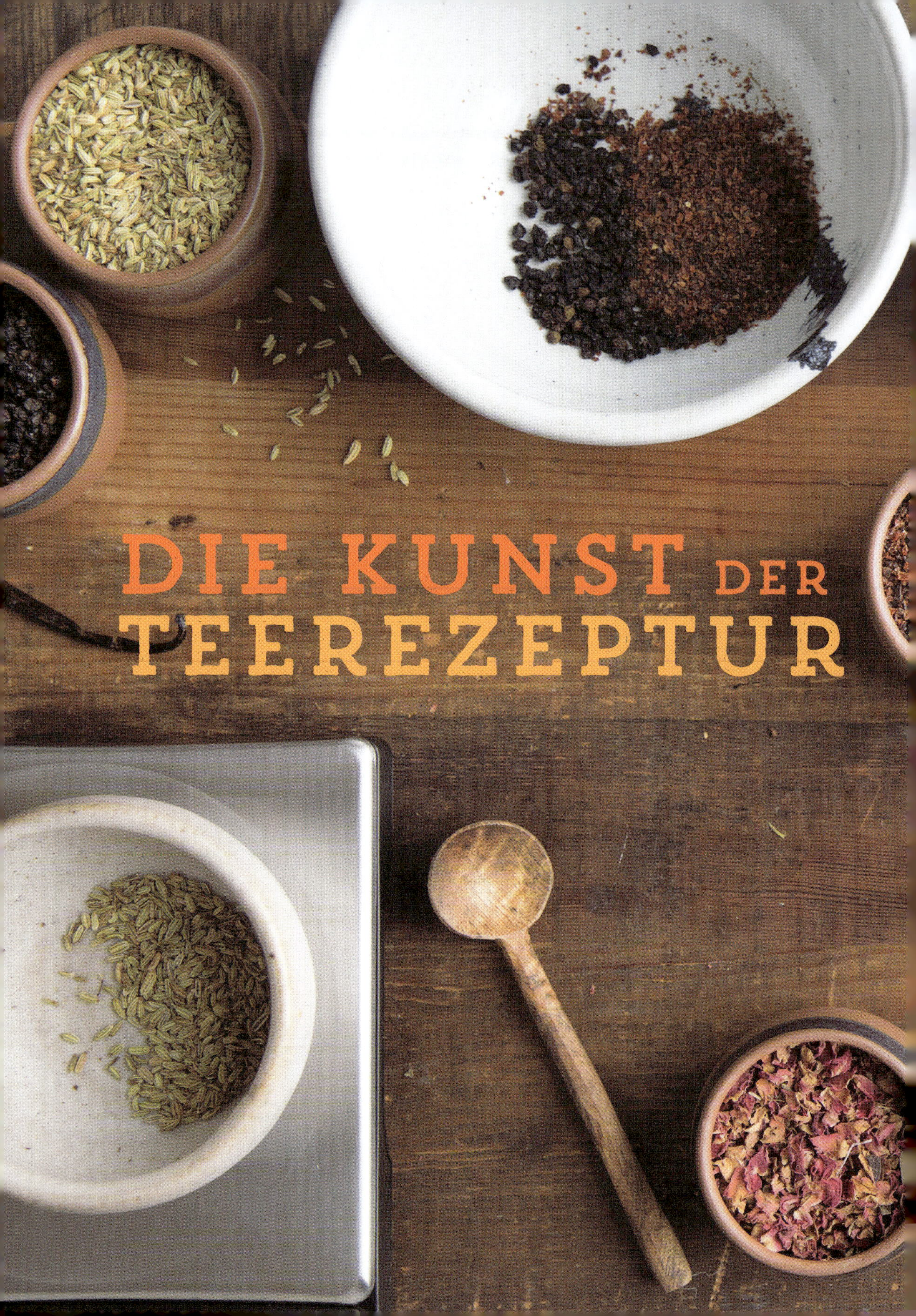

DIE KUNST DER TEEREZEPTUR

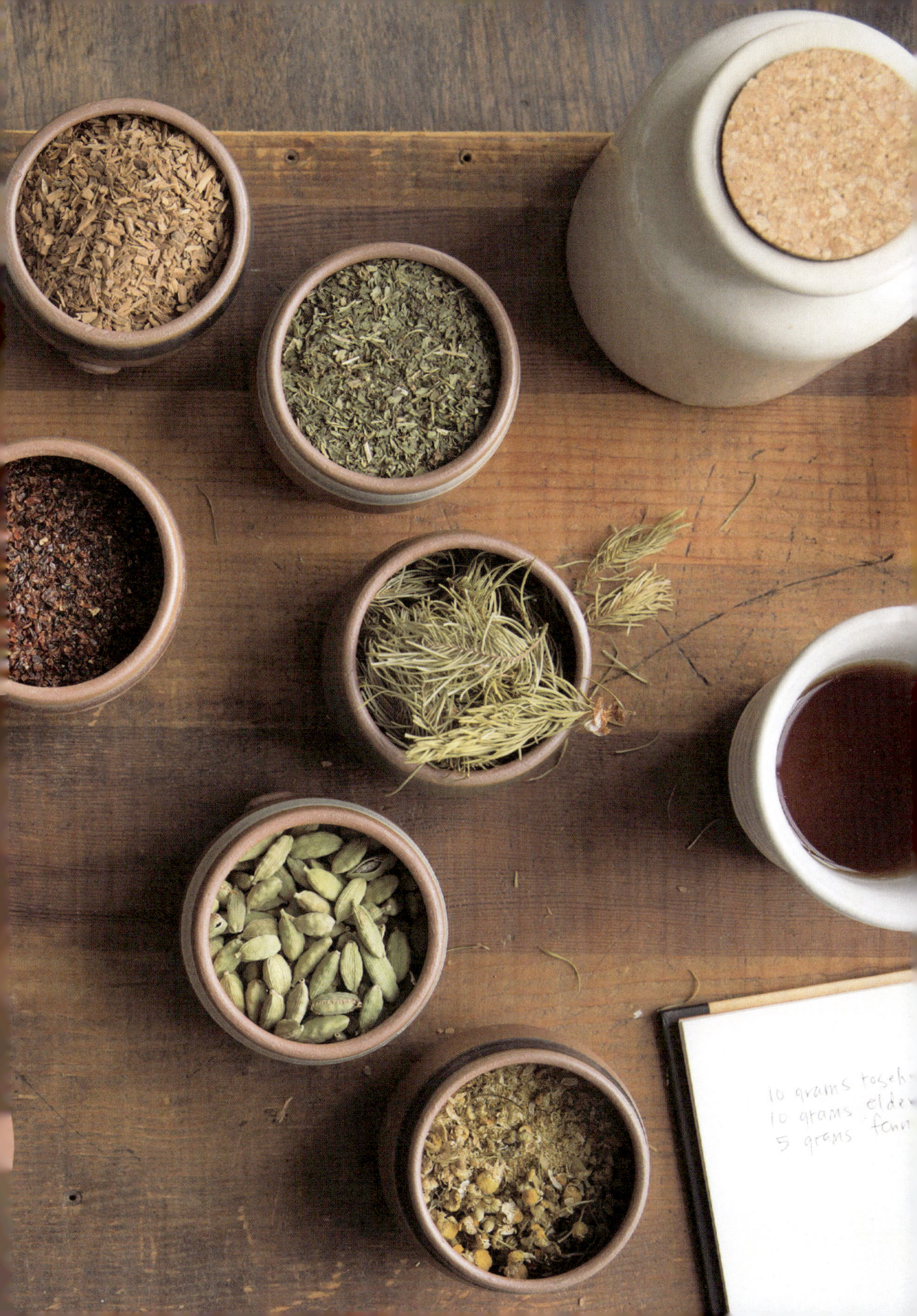
10 grams
10 grams
5 grams

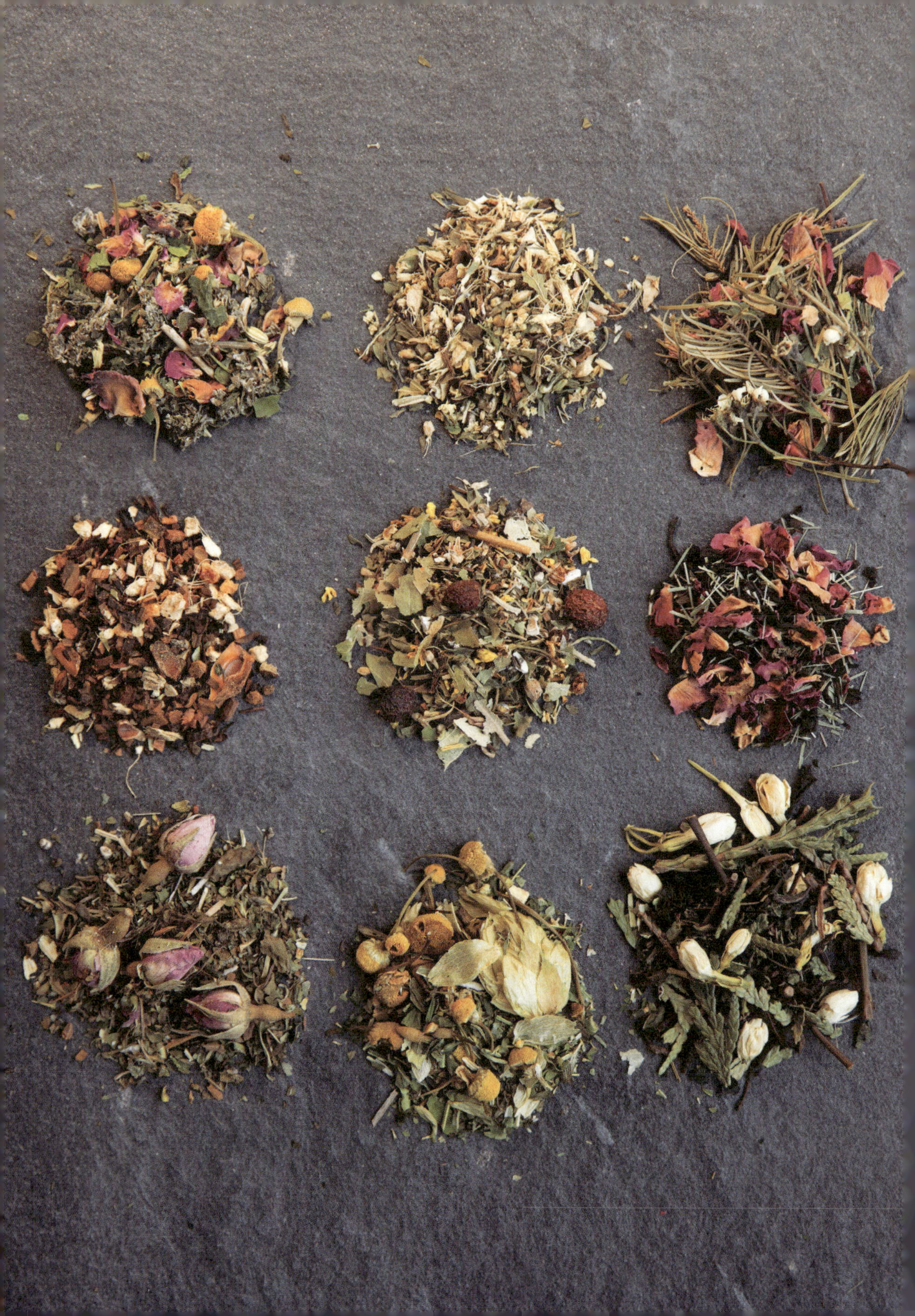

1. KAPITEL

DIE TEE-ZUBEREITUNG

TEE HILFT, DAS BESTE IM MENSCHEN ZUM VORSCHEIN ZU BRINGEN. Eigenen Tee zuzubereiten ist ein fantastischer Weg, Ihre Sinne zu beleben und sich vertrauter mit Heilpflanzen zu machen. Mit eigenen Händen stellen Sie speziell für Ihren Bedarf und Ihre Wünsche etwas her und tragen dadurch aktiv zur Erhaltung Ihrer Gesundheit bei. (Es fühlt sich wirklich gut an, den ersten eigenen Gesundheitstee zuzubereiten, der einen selbst und die Familie gesund durch die Erkältungs- und Grippezeit bringt.)

Im Grunde ist ein gut gemachter Tee eine Gemeinschaft aus Kräutern, die zusammenwirken, um ein gewünschtes Ergebnis zu erzielen. Ob Sie Ihre Nieren unterstützen möchten, Hilfe beim Einschlafen benötigen oder einfach etwas Aufmunterung brauchen, eigene Teemischungen verschaffen Ihnen die Freiheit und Flexibilität, sich zielgerichtet um die Bedürfnisse Ihres Körpers zu kümmern. Wenn Sie ein paar Grundlagen erlernen und durch die Rezepte in diesem Buch stöbern, werden Sie köstliche Tees selbst zusammenstellen können, die Ihren Körper auf den Weg zur Gesundheit bringen.

Jedem Kraut wohnen ein Aroma, eine Energie und ein Zweck inne, die wunderbar einzigartig sind. Die Zubereitung eines Kräutertees ist ein Prozess, mit dem wir die Energie und den Charakter einer jeden Pflanze feinfühlig zu einem festen Korb weben, der stark genug ist, um unserem Körper etwas von der Last des Lebens zu nehmen. Beim Trinken Ihres täglichen Tees wird seine Biochemie zu einem Teil von Ihnen. Diese Verwandlung lässt sich davon leiten, dass wir aufmerksam zuhören und darin vertrauen lernen, dass die Pflanzen den Körper nähren und helfen, ihn vor Stress und Krankheiten zu schützen.

DIE HERKUNFT DER KRÄUTER

Wenn Sie können, ist es immer am besten, Kräuter direkt vor Ort zu beziehen. *Terroir* ist ein Begriff aus der Weinindustrie für die Nuancen, die die Anbaubedingungen eines Weinbergs den Trauben und dem fertigen Wein verleihen. Bei Kräutern ist es nicht anders. Rosmarin aus dem eigenen Garten unterscheidet sich in seiner Farbe, seinem Aroma und seiner Wirksamkeit von anderswo angebautem Rosmarin. Bei einigen Kräutern ist die Abweichung eher gering, bei anderen aber ist der Unterschied gewaltig. Genau das macht angebaute Kräuter aus Ihrer eigenen Bioregion so besonders – sie sind speziell an das lokale Wetter und die saisonalen Muster angepasst und haben mit denselben Stressfaktoren und Klimaschwankungen zu tun wie Sie. Wenn ich Tees zubereite, vertraue ich eindeutig viel mehr der einzigartigen Biochemie von Pflanzen, die gut an meine Region angepasst sind: Gesunde, gepflegte Kräuter, die nahe an meinem Wohnort angebaut werden, werden immer besser für mich sein als Kräuter von anderswo.

Zudem können Sie durch die Unterstützung der regionalen Erzeugung von Bio-Kräutern in kleinem Maßstab dazu beitragen, dass die biolandwirtschaftlichen Netzwerke in Ihrer Region eine vielversprechende Zukunft haben. Zurzeit finden unglaubliche Veränderungen in der heimischen und internationalen Landwirtschaft statt. Wenn Sie Ihre Kräuter regional beziehen, ist das ein direkter, einfacher Weg, um solidarisch die landwirtschaftlichen Methoden zu unterstützen, die genau die nachhaltige Zukunft schaffen, der Sie angehören möchten. Seit Jahrzehnten werden kleine und mittlere Anbieter von Kräutern aus dem heimischen Kräutermarkt gedrängt, weil sie nicht mit billigen Kräutern konkurrieren können, die aus Übersee importiert werden. Wenn Sie lokale Erzeugnisse kaufen, unterstützen Sie die regionale biologische Vielfalt und schaffen Möglichkeiten für Landwirte, auf den Kräutermarkt zurückzukehren.

In der Kräuterheilkunde geht es darum, Teil einer gesunden, ganzheitlichen Gemeinschaft aus Heilenden, Arzneiherstellern, Landwirten, Familienangehörigen und Naturliebhabern zu sein. Zudem erhalten Sie beim Kauf regionaler Erzeugnisse auch meist Kräuter-Produkte mit einer höheren Qualität und einem geringeren CO2-Fußabdruck. Für qualitativ hochwertigere Bio-Kräuter, die nahe an Ihrem Wohnort angebaut werden, werden Sie zwar definitiv ein bisschen mehr ausgeben müssen, aber dafür wird eine geringere Menge an heimischen Kräutern die gewünschte Wirkung erzielen, da regional bezogene Kräuter frischer und wirksamer sind als Kräuter, die vor dem Eintreffen beim Händler monatelang in Schiffscontainern gelagert wurden.

Herkunft aus Übersee

Ich versuche, möglichst auf Kräuter aus dem Ausland zu verzichten. Aber die Wahrheit ist, dass ich die Menge und Vielfalt an Kräutern, die ich für die Tees meines Unternehmens brauche, nicht selbst anbauen und noch nicht einmal regional beziehen kann. Ich verwende auch viele Gewürze, die nur in tropischen oder subtropischen Regionen wachsen, und bin deshalb beim Einkauf im Kräutergroßhandel sehr wählerisch und äußerst kritisch.

Leider ist der kommerzielle Kräutermarkt voller Widersprüche, schlechter Landbewirtschaftungspraktiken, Ausbeutung und Habgier. Häufig stammen die getrockneten Bio-Kräuter, die Sie oder ich über Kräuterläden, Großhandelsunternehmen oder Online-Händler beziehen können, aus sehr großen Produktionsbetrieben in Entwicklungsländern. Ein paar Massenproduktionsbetriebe in den USA und viele in Westeuropa bieten auf dem heimischen Markt Bio-Kräuter an, aber im Großen und Ganzen arbeiten Einkäufer von Kräutern üblicherweise mit Bauern in den ärmsten Ländern der Welt zusammen, wo die Arbeits- und Agrarkosten wesentlich niedriger sind als in den entwickelten Ländern. Es ist schwierig, an genauere Informationen über die Erzeuger zu kommen, von denen die Vertreiber und Großhändler ihre Produkte beziehen, was für mich ein ziemlich rotes Tuch ist. Meist kann ich von meinen Verkäufern bestenfalls Angaben zum Ursprungsland und zum Erntemonat der Kräuter erhalten.

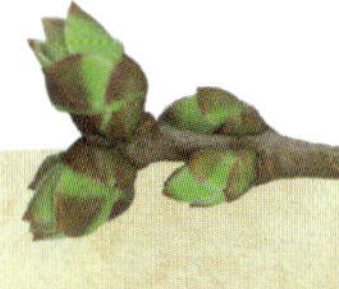

Ins Gleichgewicht finden

Ein Gleichgewicht entsteht, wenn Sie darauf achten, wie Sie sich fühlen und lernen, Kräuter gezielt und verantwortungsvoll zu nutzen, um den Dialog zwischen Ihnen und Ihrem Tee zu gestalten. Ich bin zum Beispiel anfällig für Reizüberflutung und fühle mich oft von sozialen Situationen überfordert und gestresst, die andere Menschen vielleicht entspannend finden. Meine Gene, meine Kultur und meine Lebenserfahrungen haben geprägt, wie ich mich in unserer Gesellschaft und unserer technologisch vernetzten modernen Welt verhalte und darin zurechtkomme.

Es liegt in meiner Verantwortung, meine Tendenzen und Vorlieben wahrzunehmen, über sie nachzudenken und mir ihrer bewusst zu sein, aber auch absichtsvoll zu leben und Muster in meinem Leben zu schaffen, die Sicherheit, Gesundheit und Ausgewogenheit fördern. Da ich mich mittlerweile gut kenne, kann ich mich wohltuenden Aktivitäten und Kräutern zuwenden, die mein Nervensystem stärken, statt es zu ruinieren. Ich nutze Kräuter auch, um mir Hoffnung und Entschlusskraft zu geben, indem ich mir Botschaften, Erinnerungen und Geschichten über die anpassungsfähige Widerstandskraft der Pflanzen vor Augen führe. Durch meine Arbeit mit Kräutertees lerne ich, mitfühlender und achtsamer zu leben, und fördere gesunde Beziehungen.

Einige Händler sind ganz wunderbar und vertrauenswürdig, aber man muss sorgfältig suchen, bis man diejenigen findet, die Qualität, Reinheit und ethischen Einkauf mit Erschwinglichkeit in Einklang bringen können. Wenn ich Kräuter bestellen will, versuche ich immer, vorher beim Vertrieb anzurufen und mehr Informationen zu erfragen, zum Beispiel, wann das Erntedatum war und wie die Kräuter seit der Ernte gelagert wurden. Oft staune ich wirklich, wenn Firmen Chargen verkaufen, die mitunter über zwei Jahre alt sind. Ich kaufe keine Kräuter, die älter sind als die jüngste Erntesaison, selbst wenn der Händler mir sagt, dass die Kräuter laut Tests in seinem Labor weiter eine hohe Wirksamkeit aufweisen.

Um sicherzustellen, dass die Kräuter, die in Ihre Tees kommen, frisch und wirksam sind, braucht es manchmal eine Menge Kleinarbeit, aber es lohnt sich. Bitten Sie um nähere Informationen und nutzen Sie Ihre Sinne, um jede Kräuter-Charge zu prüfen, die Sie erhalten. Sind die Kräuter im Aussehen, Geruch und Geschmack frisch und lebendig? Falls nicht, schicken Sie sie zurück.

Wie Sie Ihre Kräuter beziehen, hat einen starken Einfluss auf die Umwelt. Einige Kräuter reisen um die halbe Welt, bevor Sie in einem Kräuterladen oder bei einem Vertreiber landen. Wahrscheinlich könnten Sie einen Teil genau dieser Pflanzenarten leicht selbst anbauen oder verantwortungsvoll in der Natur sammeln. Bevor Sie ganz automatisch beschließen, Ihre Kräuter aus praktischen Gründen bei einem Vertreiber zu bestellen, schauen Sie doch erst einmal, was bei einem Wildsammler oder einem Biohof in Ihrer Region erhältlich ist.

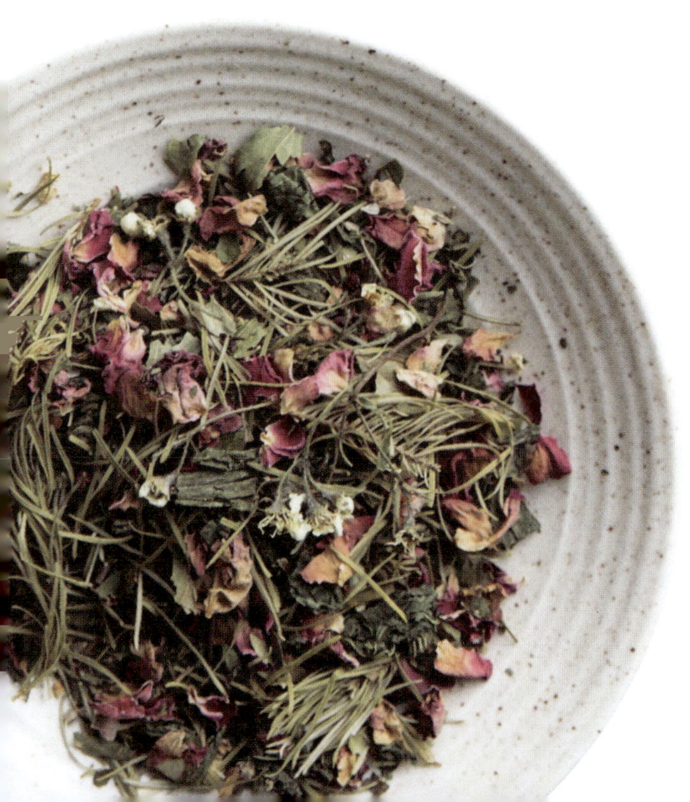

Fair Trade und Direct Trade

Große Vertriebshändler von Bio-Kräutern haben Angestellte, die einen Großteil des Jahres damit verbringen zu reisen und mit Großbauern in armen Ländern zusammenzuarbeiten, um deren Abläufe zu verbessern. Manche Käufer führen auf Vertragshöfen stichprobenartige Überprüfungen durch, um sicherzustellen, dass sie Kräuter gemäß den weltweiten Bio-Standards und den Standards der Kunden produzieren. Obwohl diese Betriebe weiterhin die Nachteile der Großlandwirtschaft und Monokultur mit sich bringen, lassen sich positive Veränderungen in den Beziehungen zwischen armen ländlichen Produzenten und internationalen Käufern erkennen. Zu diesen Veränderungen gehört auch das Erstarken von Fair-Trade- und Direct-Trade-Richtlinien. Idealerweise sind Fair-Trade- und Direct-Trade-Abkommen weniger manipulativ und weniger ausbeuterisch als zwischenstaatliche Freihandelsabkommen, welche die weltweite Agrarindustrie heute größtenteils dominieren.

FAIR-TRADE-Zertifizierungen sollen Landwirte dazu befähigen, einen fairen Preis für ihre Ernten zu erhalten. Fair-Trade-Verträge werden üblicherweise mit Familienbetrieben oder Farmer-Genossenschaften in ruralen Entwicklungsländern abgeschlossen, damit benachteiligte bäuerliche Gemeinschaften besser vom Nutzen der Globalisierung profitieren können.

DIRECT TRADE ist keine Zertifizierung, sondern einfach eine Bewegung ethisch motivierter Käufer, die im vergangenen Jahrzehnt in der Kaffeeindustrie ins Leben gerufen wurde. Obwohl der Begriff noch sehr jung ist, kommt er nun schon seit vielen Jahren relativ häufig zur praktischen Anwendung. Direct Trade geht einen Schritt weiter als Fair Trade, weil er größere Anreize für betriebsspezifische Pflanzen schafft, die den natürlichen Ökosystemmustern entsprechend angebaut werden, zum Beispiel Kakao in den Tropen oder Brennnesseln in gemäßigten Klimazonen. Für eine bessere Landbewirtschaftung werden höhere Preise gezahlt, was auch die Qualität der pflanzlichen Erzeugnisse erhöht und idealerweise auch die Widerstandskraft des Ackerlands steigert. Im Endeffekt sind die Kosten für den Verbraucher wesentlich höher, spiegeln aber die tatsächlichen Kosten eines langfristig nachhaltigen landwirtschaftlichen Systems wider.

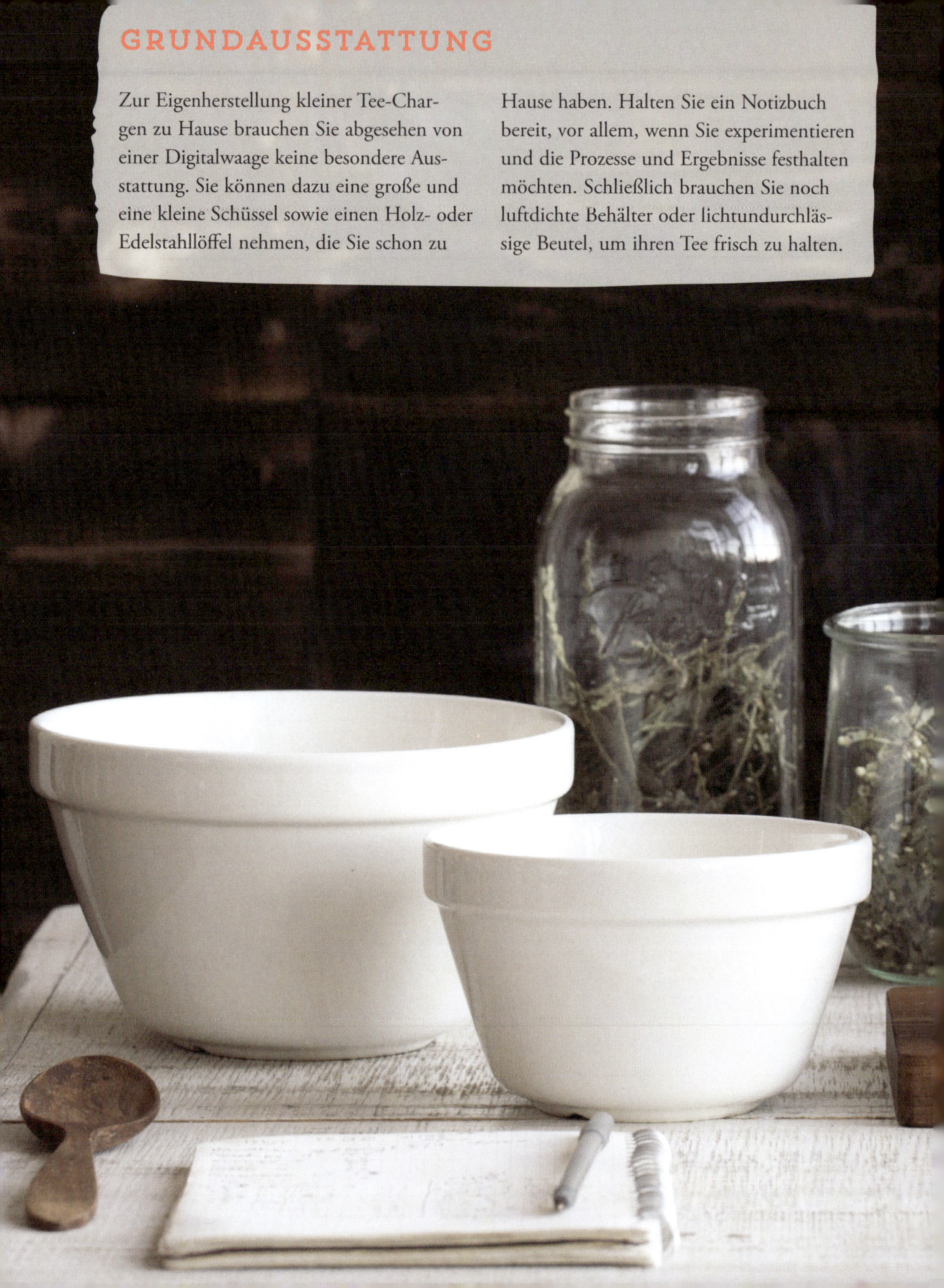

GRUNDAUSSTATTUNG

Zur Eigenherstellung kleiner Tee-Chargen zu Hause brauchen Sie abgesehen von einer Digitalwaage keine besondere Ausstattung. Sie können dazu eine große und eine kleine Schüssel sowie einen Holz- oder Edelstahllöffel nehmen, die Sie schon zu Hause haben. Halten Sie ein Notizbuch bereit, vor allem, wenn Sie experimentieren und die Prozesse und Ergebnisse festhalten möchten. Schließlich brauchen Sie noch luftdichte Behälter oder lichtundurchlässige Beutel, um ihren Tee frisch zu halten.

EINEN GUTEN ARBEITSBEREICH GESTALTEN

Der beste Arbeitsbereich ist ein sauberer Tisch oder eine saubere Arbeitsfläche. Wenn Ihr Arbeitsbereich komplett freigeräumt ist, sind die Pflanzenpartikel und der Staub, die beim Mischen der Tees anfallen, leichter wegzuwischen. Ein Küchentisch ist sehr gut geeignet, aber in den wärmeren Monaten stelle ich wegen der besseren Belüftung lieber draußen einen Klapptisch auf. Draußen zu arbeiten fühlt sich außerdem natürlich an und erleichtert die Reinigung, kann aber bei feuchtem oder windigem Wetter auch zu offensichtlichen bis unerwarteten Problemen führen. Ihre kostbaren Kräuter werden dann nämlich entweder weich und durchnässt oder vom Wind verweht und fallen zurück auf die Erde, aus der sie gekommen sind. Entscheiden Sie also nach bestem Ermessen, ob Sie draußen arbeiten möchten oder nicht.

Ich persönlich zeichne mich definitiv nicht durch übermäßige Ordnungsliebe aus, aber Tees lassen sich wesentlich einfacher mischen und verpacken, wenn ich versuche, meinen Arbeitsbereich sauber zu halten, sowohl für meinen eigenen Seelenfrieden als auch, um eine Kreuzkontamination der Kräuter zu vermeiden. Meist arbeite ich in einem Bereich, der etwas größer ist als tatsächlich nötig, was mich entspannter macht und mir ein organisiertes Gefühl gibt.

Nachdem Sie sich einen sauberen, freigeräumten Arbeitsplatz geschaffen haben, stellen Sie alle Ihre Utensilien zum Mischen der Tees bereit, damit alles griffbereit ist, wenn Sie es brauchen.

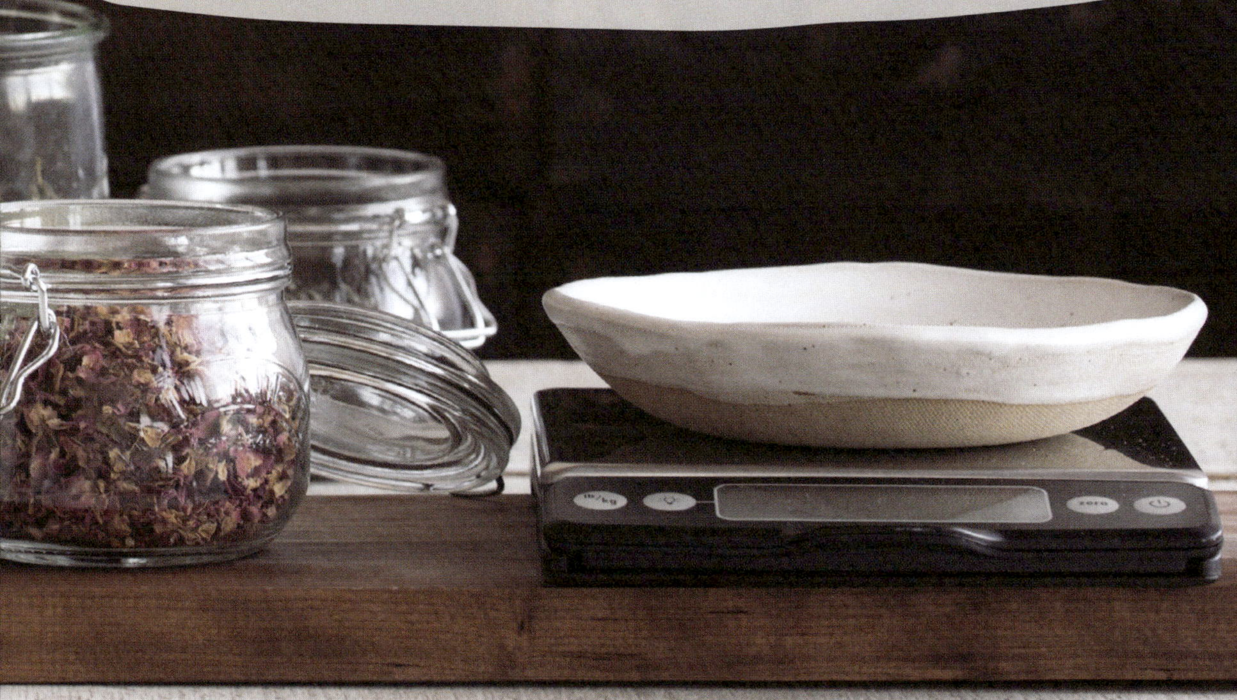

SO ARBEITEN SIE MIT REZEPTANGABEN IN TEILEN

Dieses Buch enthält überwiegend Rezeptangaben in Teilen, sodass Sie die Rezepte ganz einfach an Ihren Bedarf anpassen können. Bevor Sie beginnen, müssen Sie entscheiden, wie viel Tee Sie zubereiten möchten.

Sagen wir, dass Sie 450 g Kraft-Tee zubereiten möchten. Die Rezeptangaben lauten:

* 1,5 Teile Pfefferminze
* 1 Teil Brennnesselblätter
* 1 Teil Himbeerblätter
* 0,5 Teile Fenchel
* 0,5 Teile Rosenblütenblätter

Zuerst müssen Sie ausrechnen, wie viel Gramm in einem Teil enthalten sind. Addieren Sie dazu zunächst alle Teile im Rezept zu einer Summe. Beim Kraft-Tee beträgt die Summe 4,5 Teile. Da Sie 450 g Tee zubereiten möchten, müssen Sie nun 450 durch 4,5 teilen. Jedes Teil entspricht also 100 g. An diesem Punkt runde ich meist auf oder ab, um das Abmessen etwas einfacher zu machen. (Bei diesem Beispiel wäre das allerdings nicht nötig.) Nun multiplizieren Sie jedes Teil mit 100.

Somit lautet unser berechnetes Rezept für 450 g Kraft-Tee:

* 150 g Pfefferminze
* 100 g Brennnessel
* 100 g Himbeerblätter
* 50 g Fenchel
* 50 g Rosenblütenblätter.

Notieren Sie sich alles

Wenn Sie mit eigenen Mischungen experimentieren möchten, ist es unglaublich hilfreich, zuverlässige Aufzeichnungen über erfolgreiche und weniger erfolgreiche Zusammenstellungen zu haben. Ich probiere oft viele unterschiedliche Kräuter-Kombinationen aus, bevor sich eine Mischung wirklich gelungen anfühlt. Um sämtliche Details festzuhalten, führe ich ein Rezept-Notizbuch, das ich jedes Mal nutze, wenn ich Tees herstelle.

Egal wie einfach ein Rezept ist oder wie sehr ich glaube, mich später daran erinnern zu können, zwinge ich mich immer dazu, alles genau aufzuschreiben. Das ganze Jahr über führe ich ein Notizbuch, das wie ein fortlaufendes Tagebuch für Tee-Rezepte und -Ideen ist. Die Tees, die ich schließlich für mein Unternehmen verwende, übertrage ich in eine Online-Tabelle für den Fall, dass mein Notizbuch verloren geht.

Ich finde es auch wichtig, Ideen festzuhalten, die in einer Sackgasse geendet sind. Sie helfen mir, meine Gedankengänge und Absichten nachzuverfolgen. Und ab und zu blättere ich auch noch einmal zurück und überarbeite Mischungen oder Ideen, die beim ersten Mal nicht gut geschmeckt haben oder nicht sinnvoll waren, vor allem wenn ich mich gerade auf einer kreativen Durststrecke befinde. Manchmal überkommt mich das nagende Gefühl, dass ich einen schon existierenden Tee unbedingt überarbeiten muss. Dann macht es Spaß zurückzublättern und sich all die Durchläufe anzusehen, wie eine Mischung entstanden ist. Mitunter suche ich in meinem Rezept-Notizbuch auch nach Anregungen, wenn ich einen Ausgangspunkt für ein neues Konzept brauche. In jedem Fall helfen mir meine Aufzeichnungen, auf Mischungen aufzubauen und sie mit der Zeit weiter zu verbessern. Noch dazu gibt es ja immer wieder Neues über Kräuter und unsere Gesundheit zu erfahren, sodass die Mischungen oft von mir aktualisiert und weiterentwickelt werden.

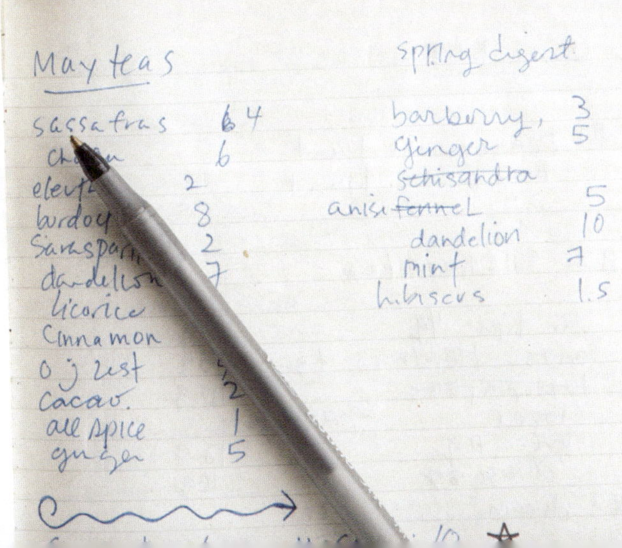

MISCHEN

Nach der Berechnung Ihrer Rezeptmengen können Sie nun mit dem Mischen Ihrer Zutaten beginnen.

1. Vergewissern Sie sich aber zuerst immer, dass Ihre Hände und alle Ihre Utensilien sauber und trocken sind. Schon bei einer kleinen Menge Feuchtigkeit in einer Schüssel oder einem Topf können Kräuter verderben.

2. Wiegen Sie jedes Kraut einzeln in einer kleinen Schüssel ab und schütten Sie sie dann zusammen in die große Schüssel. Falls Ihre größte Schüssel zu klein für Ihre Tee-Charge ist, nehmen Sie stattdessen einen großen Edelstahl-Kochtopf. Wenn ich von Hand größere Mengen von Tee mische, verwende ich einen 20- oder 30-Liter-Edelstahltopf als Mischgefäß.

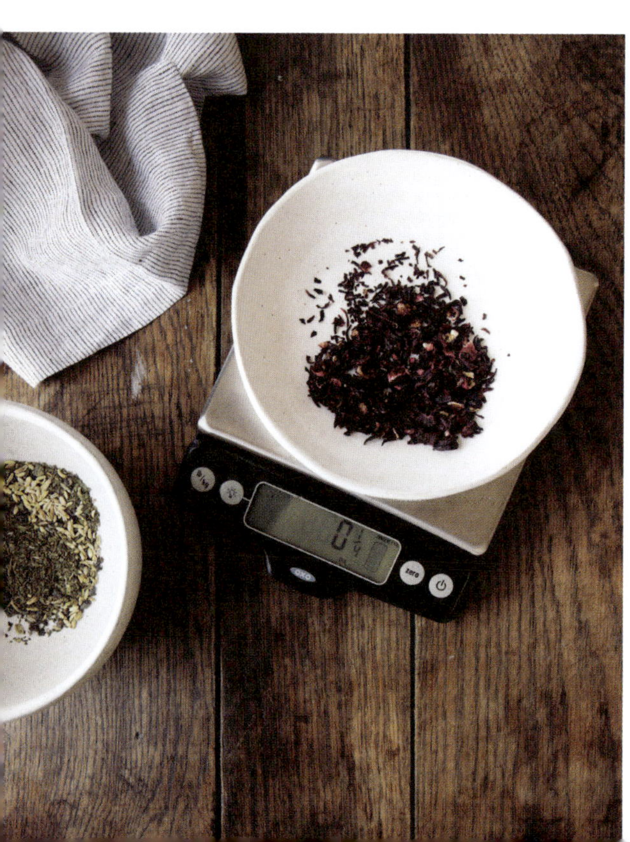

3. Wenn sich alle Kräuter im Mischgefäß befinden, können Sie sie mit sauberen Händen oder einem großen Holz- oder Edelstahllöffel vermischen. Vermengen Sie die Kräuter langsam in einer kreisförmigen Wellenbewegung, um eine gleichmäßige Mischung zu erhalten. Gehen Sie dabei aber nicht zu schnell vor, sonst stehen Sie rasch in einer kleinen Kräuter-Staubwolke, vor allem wenn Sie geschnittene und verlesene Wurzeln vermischen. Je nachdem, wie man es betrachtet, kann es ein Vergnügen oder ein Ärgernis sein, in eine Aromawolke aus winzigen Kräuterpartikeln gehüllt zu sein. Ich gebe zu, dass ich ein Fan von wüstem Durcheinander bin. Mir persönlich macht es deshalb großen Spaß, beim Teemischen mit Kräuterteilchen übersät zu sein. Falls Sie Ihren Arbeitsbereich jedoch lieber blitzsauber haben, mischen Sie Ihre Tees behutsam und vorsichtig. Sie werden die Partikel kaum bemerken, wenn Sie nur kleine Chargen zubereiten. Wenn ich an einem Tag mehrere große Tee-Chargen zusammenstelle, trage ich oft eine Atemschutzmaske, damit keine Staubpartikel in meine Lunge geraten. Ich habe festgestellt, dass meine Lunge verschleimt, wenn ich beim Teemischen zu viel Staub einatme.

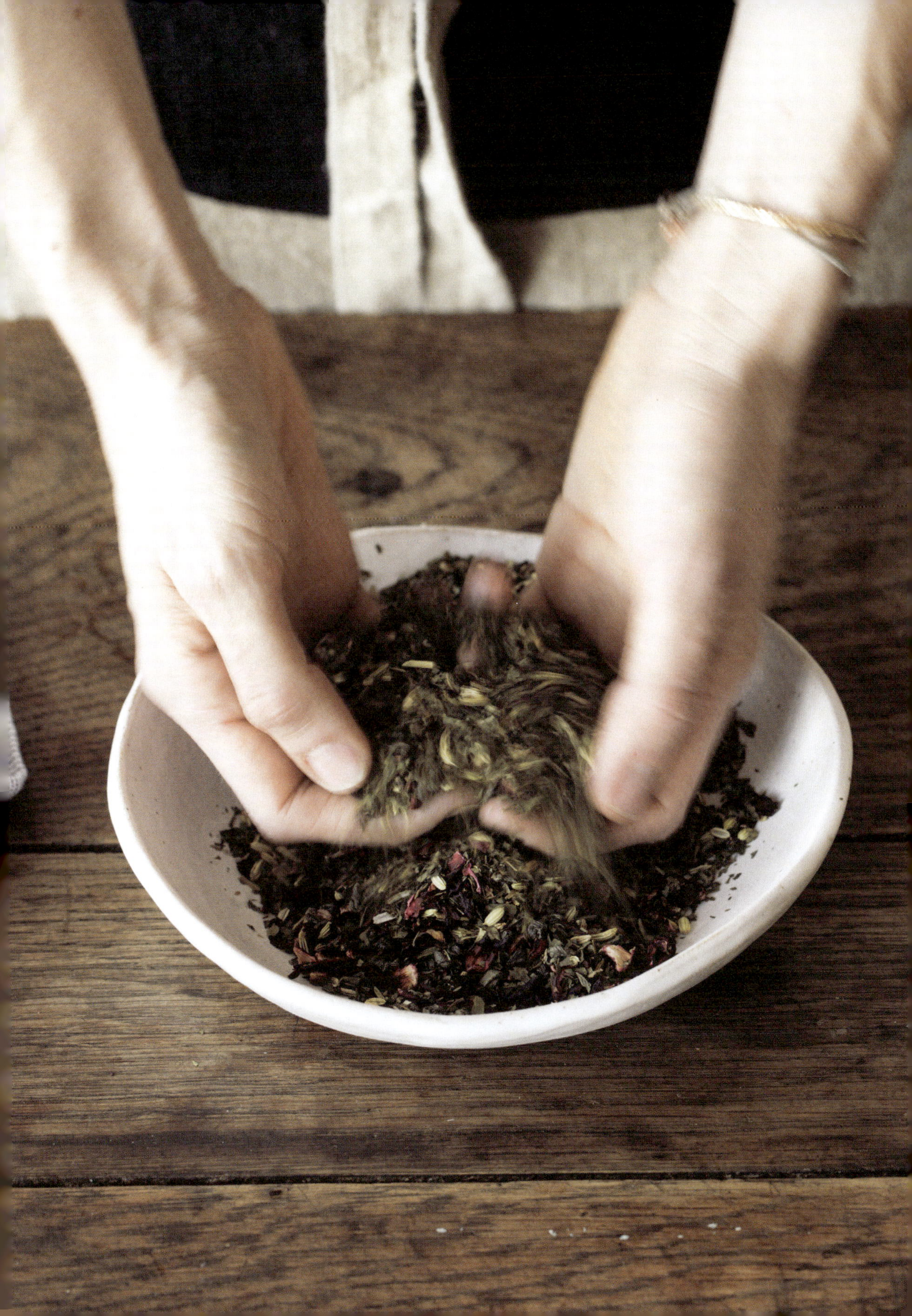

TEES UND KRÄUTER LAGERN

Natürlich ist es praktisch, Tees griffbereit nahe am Herd oder am Spülbecken aufzubewahren, aber bedenken Sie, dass die Kräuter völlig unbearbeitet und frei von Konservierungsstoffen sind. Der beste Weg, die Zeit, Energie und Arbeit anzuerkennen, die aufgewendet werden müssen, die Kräuter anzubauen und zu verarbeiten, ist es, einen eigenen Ort für sie zu schaffen, wo sie sachgerecht gelagert werden können.

Damit Ihre Kräuter und fertigen Teemischungen unversehrt bleiben, müssen Sie sie vor Licht, Feuchtigkeit und Wärme schützen, da sie sonst oxidieren können. Bei unsachgemäßer Lagerung werden die ergiebigen, aromatischen, wirksamen Kräuter rasch blass, fad und medizinisch unwirksam. Versuchen Sie, Ihre Tees (und auch Küchenkräuter und -gewürze) in einem Schrank oder Vorratsraum zu lagern, der das ganze Jahr über eine relativ stabile Temperatur aufweist. Schon nach ein oder zwei Wochen sehen Sie einen deutlichen Unterschied zwischen Tees, die in einem kühlen, dunklen Vorratsraum gelagert werden, und Tees, die auf dem Küchentresen oder in einem Schrank über dem Herd stehen.

Da ich meine Kräuter und Tees in einem kühlen, dunklen Lagerraum auf-

Qualitätskontrolle

Wenn Sie einen Tee mischen, sehen Sie immer ganz genau hin. Falls Sie Verunreinigungen oder Fremdkörper in den Kräutern entdecken, nehmen Sie sie heraus oder fangen Sie noch einmal neu mit einer reinen Charge an. Beim Abwiegen inspiziere ich Kräuter in der Regel genau, und wenn viel „Müll" in einer Charge ist, die ich bei einem Großhändler gekauft habe, informiere ich diesen darüber. Falls ich dann eine weitere Kräuter-Charge erhalte, die nicht vollkommen rein ist, suche ich mir eine andere Bezugsquelle für dieses bestimmte Kraut. In letzter Zeit bin ich beeindruckt, wie selten ich verirrtes Pflanzenmaterial oder kleine Fragmente von Erntesäcken in den Kräutern finde, die ich direkt bei Bio-Bauern oder Händler kaufe.

Wenn ich eigene Kräuter anbaue, ernte ich alles, was ich für Tees verwende, per Hand, um absolut sicher zu sein, dass kein Unkraut dabei ist. (Aber ich glaube auch nicht, dass mir der Anbau besonders Spaß machen würde, wenn ich meine Kräuter nicht eigenhändig ernten könnte.) Das Ernten per Hand im kleinen Rahmen ergibt Sinn, aber im großen, gewerblichen Rahmen erfolgt der Großteil der Pflanzungen und der Ernte mit Maschinen. Daher finden sich in Kräutern aus gewerblichen Quellen öfter verirrtes Pflanzenmaterial, Insekten, Faserstoffe oder Plastik.

bewahre, mache ich mir nicht allzu viele Gedanken über die Behälter, in die ich sie fülle. Viele Menschen kaufen spezielle Teedosen oder lichtundurchlässige Keramikgläser, die toll aussehen und auch perfekt funktionieren. Aber saubere Einmachgläser oder große Joghurtbehälter sind auch völlig ausreichend. Falls Sie Ihre Tees an einer sichtbaren Stelle in Ihrer Küche aufbewahren möchten, ist es definitiv besser, immer nur kleine Tee-Chargen zu mischen und sie in lichtundurchlässigen Behältern statt in durchsichtigen Gläsern zu lagern.

Die Tees in diesem Buch sind hauptsächlich für gesundheitliche und heilende Zwecke gedacht. Die Unversehrtheit der Kräuter macht daher einen enormen Unterschied beim Aroma und bei der medizinischen Wirkung aus. Indem Sie verantwortungsvoll und gewissenhaft einkaufen und umsichtig mit Ihren Kräutertees umgehen, achten Sie die Natur, da Sie die benötigte Menge an Kräutern reduzieren, um die gewünschte therapeutische Wirkung zu erzielen.

Das wiederum senkt die Kosten und entlastet Ihre Kräuterbauern, Wildsammler, Vertreiber und Hobbygärtner finanziell. Im Grunde gilt hier das Motto: Qualität vor Quantität.

Eine Anmerkung zu natürlichen Aromen

Mir fällt auf, dass große gewerbliche Teeanbieter seit etwa fünf Jahren deutlich öfter den Begriff „natürliches Aroma" als Zutat in Arzneitees und nichtmedizinischen Tees angeben. Dieser Trend ist besorgniserregend. Einer der Gründe dafür, dass viele kommerzielle Tees auf dem Markt natürliche und/oder künstliche Aromen (aus chemischen Fabriken) enthalten, liegt darin, dass damit die schlechte Qualität der Kräuter und Gewürze im Tee maskiert werden soll. Durch die Zugabe natürlicher Aromen verlängert sich außerdem die Haltbarkeit des Tees, weil 80 bis 90 Prozent des Volumens eines natürlichen Aromas aus einem Konservierungsstoff bestehen, der das Aroma stabilisiert. Obwohl also die medizinische Qualität der Kräuter normalerweise innerhalb eines Jahres abnimmt, verlängern chemisch unterstützte natürliche Aromen die Haltbarkeit von Tees um einige Jahre, indem sie den Verbrauchern den Eindruck von Frische vermitteln. Natürliche Aromen ahmen den Geschmack und das Aroma echter Inhaltsstoffe nach. Das verschafft den Eindruck, dass die Vorteile von Früchten, Gewürzen und Kräutern im Tee erhalten bleiben, was aber nicht der Fall ist.

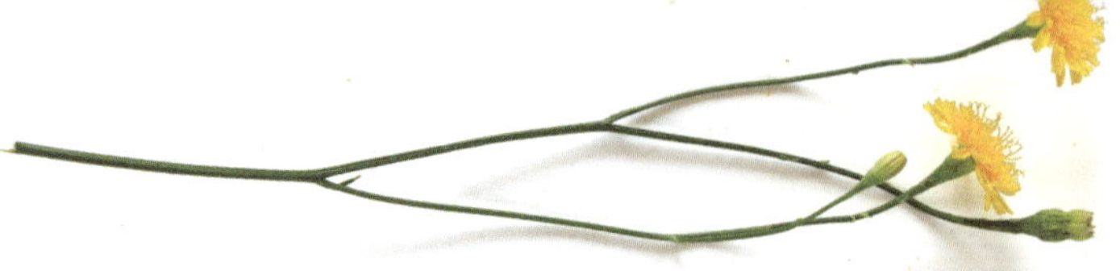

EINE TASSE TEE ZUBEREITEN

Im Herbst und Winter trinke ich gerne mehrere Tassen Tee pro Tag. Wenn das Wetter wärmer wird, ist es oft nur noch eine. Für besonders stressige Zeiten habe ich ein erfolgreiches Programm: Morgens trinke ich einen kräftigen Tee und nachmittags und abends regenerierende Tees. Ich versuche, flexibel zu sein, lasse meinen Körper sagen, was er braucht, und wähle Tees danach aus, wie ich mich fühle. Es gibt Zeiten, in denen ich ständig schlapp bin und monatelang jeden Tag das Bedürfnis nach einem Tonikum aus Pilzen und Wurzeln habe. Irgendwann merke ich dann, dass ich unbedingt eine Pause einlegen muss, und wechsle wieder zu einfacheren Mischungen.

Ich bin davon überzeugt, dass Jahreszeiten-Tees das Nonplusultra für langfristige Vitalität sind. Deshalb versuche ich, mindestens einmal täglich die Tees zu trinken, die ich auch für meinen monatlichen Tee-Abo-Service herstelle. Diese Tees sind dafür gedacht, saisonale Zutaten hervorzuheben und jahreszeitbedingten Stress zu lindern.

Falls Sie kein bestimmtes Ungleichgewicht bei sich feststellen, lassen Sie sich von Ihrem Körper zu den richtigen Tees führen oder wählen Sie Mischungen, die auf Ihre Bedürfnisse, Gesundheit, Belastungen und Energie abgestimmt sind. Wenn Sie das Beste aus einem bestimmten Arzneitee herausholen möchten, trinken Sie zwei- bis dreimal täglich eine Tasse davon. Dies gilt als wirksame Dosis für chronische oder akute Beschwerden. Wenn Sie im Tagesverlauf zwei oder drei Tassen trinken, ermöglichen Sie damit Ihrem Körper, die aktiven Bestandteile über einen langen Zeitraum hinweg langsam aufzunehmen. Bei einer akuten Infektion sollten Sie einen starken Tee zubereiten und ihn trinken, sooft Sie können.

Tees werden als Aufguss oder Abkochung zubereitet, je nachdem, welche Pflanzenteile Sie verwenden und welche Bestandteile Sie daraus gewinnen möchten. Die Rezepte in diesem Buch enthalten genaue Angaben zur Zubereitung, aber die folgenden Informationen werden Ihnen helfen nachzuvollziehen, warum und wie die verschiedenen Methoden angewendet werden.

Aufgüsse

Das englische Wort *infusion* für Aufguss stammt von dem lateinischen Wort *infundere*, das „eingießen" bedeutet. Eigentlich ist ein Aufguss eine Methode der Mazeration (der Zubereitung eines Extraktes anhand einer Lösungsmittelextraktion mit Wasser als Menstruum/Lösungsmittel), bei der Wasser über Kräuter gegossen wird, um die aktiven Bestandteile daraus zu gewinnen. Das in diesem Buch am häufigsten verwendete Verhältnis ist 1 bis 2 EL Kräuter auf 350 ml Wasser. Das hängt aber natürlich auch davon ab, wie stark Sie Ihren Tee haben möchten.

Aufgüsse werden meist mit oberirdischen Pflanzenteilen wie Blättern, Blüten und weichen Beeren zubereitet, bei denen man relativ wenig Zeit in heißem Wasser braucht, um die gewünschten Bestandteile zu gewinnen. Falls Sie aber die zarten Blätter und Blüten kochen, riskieren Sie, dass durch übermäßige Hitze und Verdampfung ein Teil ihrer Wirksamkeit verloren geht. Rinden und Stiele sind Exzentriker und können sowohl in Aufgüssen als auch in Abkochungen verwendet werden.

Für Aufgüsse können Sie Gefäße wie Teekannen, French Press, Einmachgläser oder Teetassen mit Deckel verwenden. Sehr wichtig ist, dass das Gefäß einen Deckel hat, damit nicht allzu viele flüchtige ätherische Öle mit dem Wasser verdunsten. Aufgüsse können heiß oder kalt zubereitet und danach bis zu 24 Stunden aufbewahrt werden.

Zubereitung eines heißen Aufgusses

Gießen Sie 350 ml heißes Wasser über 1 bis 2 EL Tee. Decken Sie das Gefäß ab und lassen Sie den Tee ziehen.

Die meisten Kräutertees sollten 15 bis 20 Minuten ziehen. Das wird Ihnen wahrscheinlich lang vorkommen, aber eine vollständige Extraktion braucht tatsächlich so viel Zeit. Versuchen Sie, geduldig zu sein. Sie können den Tee auch nur 5 bis 10 Minuten ziehen lassen und dies etwas später erneut wiederholen. Lassen Sie Mischungen, die Schwarz- oder Grüntee enthalten, nur 5 Minuten ziehen, wenn Sie die bitteren Tannine vermeiden wollen. Schwarz- und Grüntee können Sie mehrmals erneut ziehen lassen.

Zubereitung eines kalten Aufgusses

Geben Sie circa 1 EL Tee pro 240 ml kaltes Wasser in ein Glas mit Deckel. Schütteln Sie das Glas ein paar Sekunden und stellen Sie es dann für mindestens 2 Stunden an einen kühlen Ort. Ich stelle das Glas meistens einfach für ein paar Stunden in den Kühlschrank.

Kalte Aufgüsse sind wichtig, wenn Sie empfindliche Vitamine, Flavonoide, schleimige Kohlenhydrate und Enzyme aus Kräutern gewinnen möchten. Gut für Kaltextraktionen geeignet sind zum Beispiel Rot-Ulme, Früchte, Himbeerblätter und Eibischwurzel.

Abkochungen

Das englische Wort *Decoction* für Abkochung stammt von dem lateinischen Wort *decoquere*, das „ein- oder verkochen“ bedeutet. Die Abkochung ist eine Methode, bei der grobe Pflanzenteile wie Wurzeln, Rinden, Stiele und Samen in einen Topf mit kaltem Wasser gegeben, abgedeckt und langsam zum Kochen gebracht werden. Die Pflanzen in kaltes Wasser zu geben, ist unerlässlich, weil gröbere Pflanzenteile reich an Albumin sind, einem Eiweiß, das langsam aus den Zellen gewonnen werden muss, während die Wassertemperatur ansteigt. Wenn Sie diese Pflanzen in heißes Wasser geben, gerinnen die eiweißhaltigen Bestandteile in den Pflanzenzellen. So verhindert man, dass die anderen Bestandteile aus den Pflanzenzellen austreten, wodurch sich der Extrakt abschwächen könnte.

Zubereitung einer Abkochung

Geben Sie circa 1 EL Tee pro 240 ml kaltes Wasser in einen Topf mit Deckel. Wenn Sie Zeit haben, können Sie die Kräuter einige Stunden im kalten Wasser einweichen, um das trockene Pflanzenmaterial aufzulockern. Bringen Sie die Kräuter zum Kochen und schalten Sie den Herd herunter. Lassen Sie die Kräuter 20 bis 45 Minuten köcheln. Nehmen Sie den Topf vom Herd und seihen Sie die Kräuter ab.

Verwendung frischer Kräuter

Wenn nicht anders angegeben, beziehen sich die meisten Rezeptangaben in diesem Buch auf getrocknete Kräuter. Falls Sie aber einen Garten haben oder gerne wildpflücken, können Sie Tees auch mit frischen statt getrockneten Kräutern zubereiten. Mir wurde einmal gesagt, dass eine Extraktion mit getrockneten Kräutern wirkungsvoller ist, weil ihre Zellstrukturen durch den Trocknungsprozess brüchig werden. Aber um ehrlich zu sein, sind frische Kräuter ideal für die Zubereitung fein nuancierter Tees, weil sie eher improvisiert und flüchtig sind. Die ganze Begeisterung und Hinwendung, die Sie empfinden, wenn Sie nach draußen gehen und frische Kräuter für einen Tee sammeln, fließen in den Aufguss mit hinein. Ich finde, dass frische Tees ganz anders schmecken als dieselbe Teemischung mit getrockneten Kräutern: Frischer Tee schmeckt einfach lebendig.

Beim Ernten überlege ich oft, wo sich die stärkste Energie in einer Pflanze befindet. Im Frühling wendet die Pflanze enorme Energie für das Wachstum der Blätter auf, sodass ich genau dann die Blätter ernte (lange bevor die Pflanze überhaupt blüht). Ernten Sie Blüten, wenn sie gerade im Knospenstadium sind oder kurz vor der vollen Blüte stehen. Wählen Sie reife Früchte. Sammeln Sie Samen, wenn sie kurz davor sind, von der Pflanze abzufallen. Ernten Sie Wurzeln im Herbst, wenn die Energie der Pflanze sich dorthin zurückgezogen hat, oder im Vorfrühling nach der Winterruhe. Mit dieser Faustregel werden Sie weit kommen, aber es gibt auch reichlich Ausnahmen. So gibt es zum Beispiel viele Einjahrespflanzen, bei denen ich die ganze Pflanze auf einmal ernten würde. Trotzdem ist es wichtig zu wissen, welcher Teil der Pflanze die Nähr- oder Wirkstoffe enthält, die für Ihre Zwecke wichtig sind.

Zubereitung eines heißen Aufgusses mit frischen Kräutern

Getrocknete Kräuter wurden oft schon für Sie geschnitten und verlesen. Frische Kräuter müssen Sie erst vorsichtig zupfen oder mit einem Messer fein hacken. Da frische Kräuter einen hohen Wassergehalt haben, sollten Sie das Glas (oder ein anderes Gefäß) vollständig mit den Kräutern befüllen, wenn Sie einen starken Tee haben möchten.

Gießen Sie heißes Wasser über die Kräuter, decken Sie sie mit einem Deckel ab und lassen Sie sie ziehen, bis der Tee kühl genug zum Trinken ist.

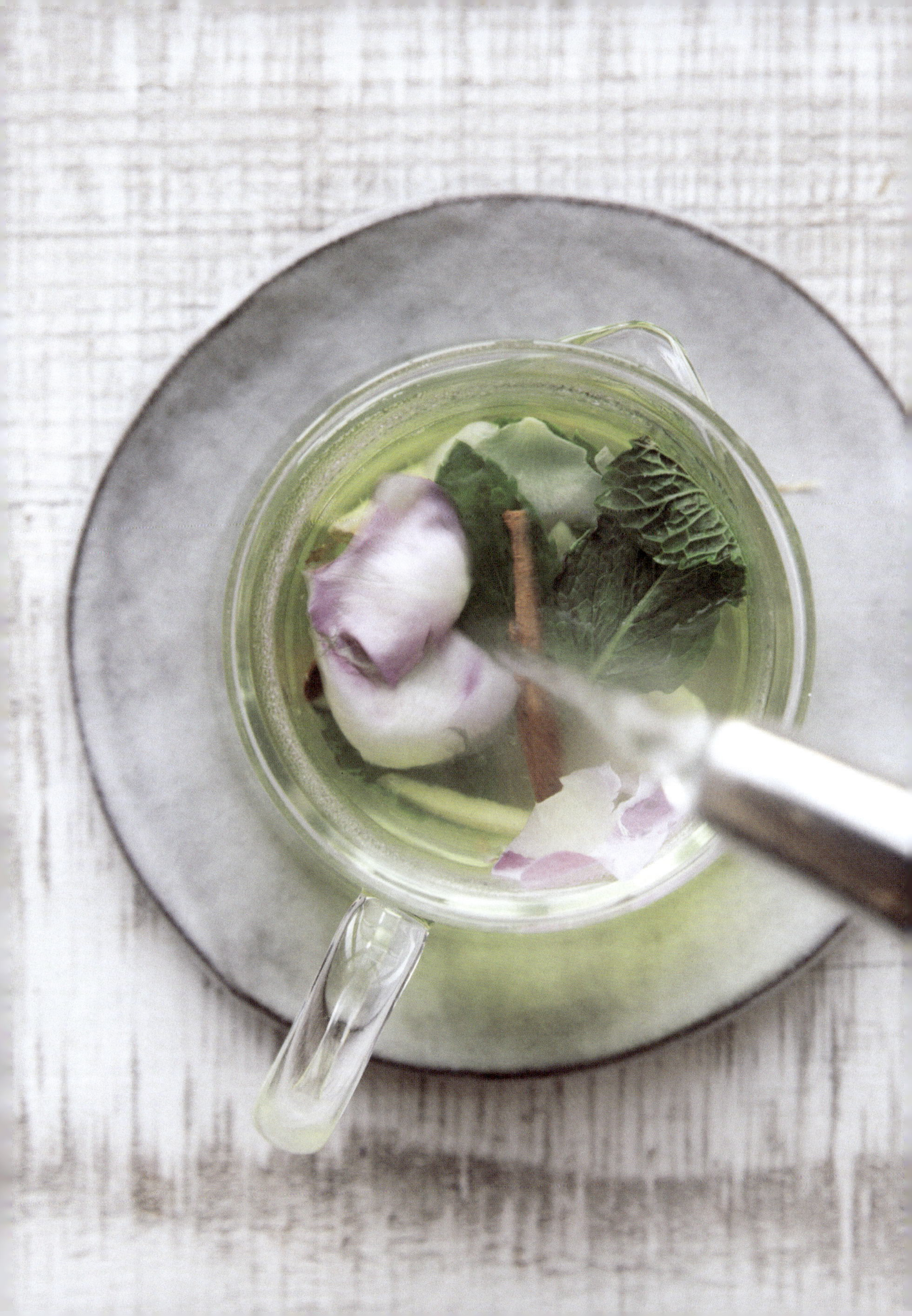

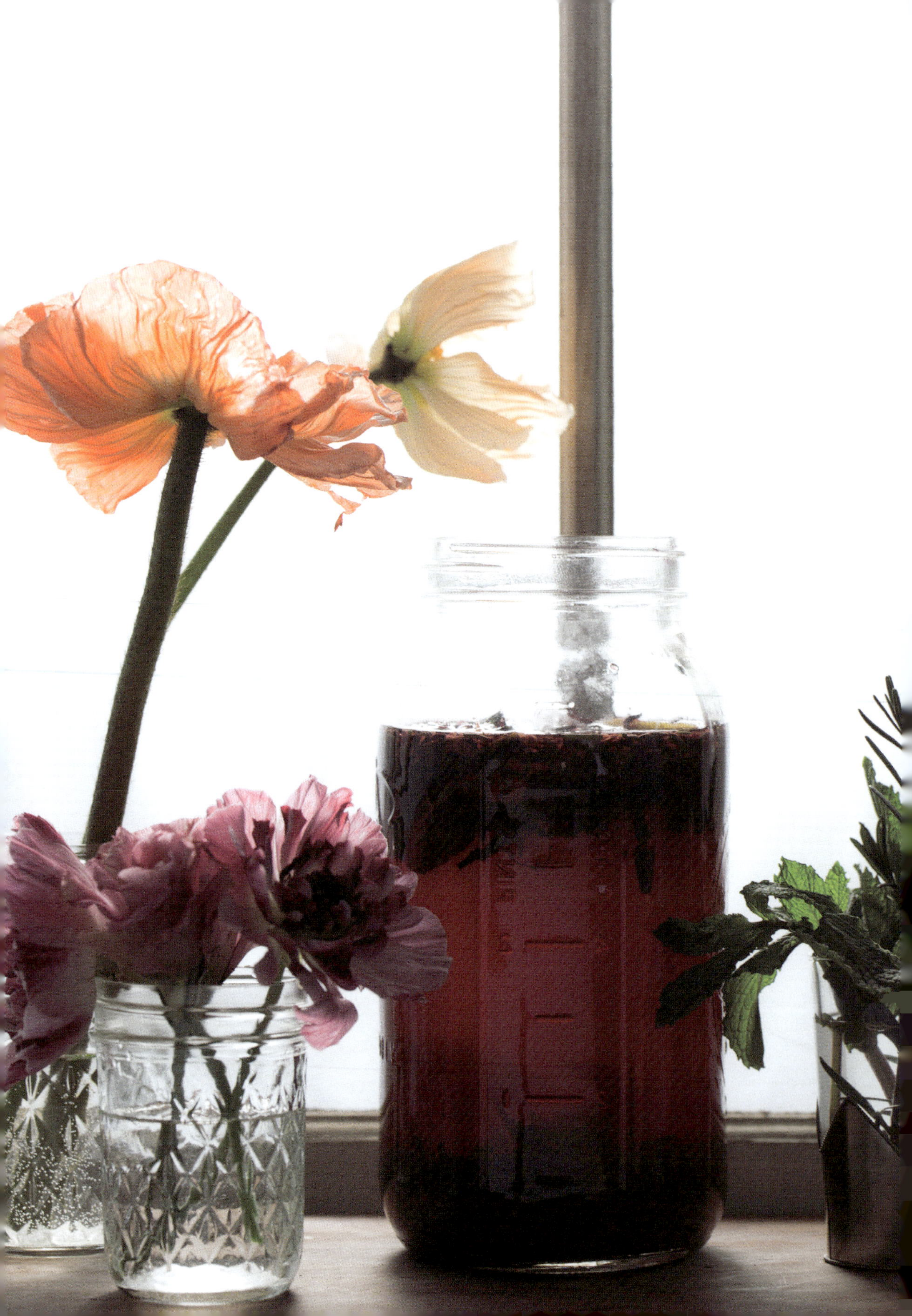

Zubereitung eines kalten Aufgusses mit frischen Kräutern

Füllen Sie das Gefäß mit kaltem Wasser und Kräutern. Vergewissern Sie sich, dass die Kräuter vollständig unter Wasser sind. Decken Sie das Gefäß ab, schütteln Sie es einige Sekunden und stellen Sie es an einen kühlen Ort. Lassen Sie den Tee mehrere Stunden oder über Nacht ziehen. Schon seit Jahrhunderten werden frische Kräuter in kaltes Trinkwasser gegeben, um Krankheitserreger abzutöten, dem Wasser einen erfrischenden Geschmack zu verleihen und ihm Vitamine und Mineralien zuzusetzen.

Zubereitung von Sonnentee

Füllen Sie ein Glas mit Kräutern, Gewürzen und kaltem Wasser. Setzen Sie den Deckel darauf und schütteln Sie das Glas einige Sekunden. Vergewissern Sie sich, dass die Kräuter vollständig unter Wasser sind. Stellen Sie das Glas für einige Stunden auf eine sonnige Fensterbank oder an einen sonnigen Platz in Ihrem Garten. Sonnentees fühlen sich frisch und lebendig an und passen ideal zur wilden Natur selbst gezogener Kräuter. Wenn ich auf meiner Farm arbeite oder wildsammle, trinke ich viel Wasser und stelle daher immer eine Kanne Sonnentee bereit, um nachmittags meinen Körper zu erfrischen.

Teerezepturen fürs Leben

Ein großartiges Geschenk, das wir uns selbst machen können, ist es, einfach einen Gang zurückzuschalten, auf unseren Körper zu hören und Tag für Tag mit Pflanzen unsere Gesundheit zu unterstützen. Und je mehr ich mich um mein eigenes Wohlbefinden kümmere, umso besser fühle ich mich auch in der Lage, anderen bei der Heilung zu helfen.

Jedes Kraut hat seine eigene Geschichte. Inzwischen bin ich mit vielen verschiedenen Kräutern zutiefst vertraut, und durch ihre Wirkungen und Aromen fühlt es sich an, als seien sie in die Zellen meines Körpers eingebettet. Wirklich genial am Kennenlernen von Kräutern ist auch, dass Sie irgendwann feststellen, dass Ihnen die richtigen Kräuter genau dann in den Sinn kommen, wenn Sie sie brauchen.

Wenn Kräuter zu mir sprechen, höre ich ihnen gewöhnlich zu. Vielleicht bin ich gerade auf dem Bauernmarkt oder beim Einkaufen, wenn ich weit im Hintergrund mein Herz fühle, wie es Erinnerungen an Kräuter durchforstet und mir mitteilt, welches mir in genau diesem Moment von Nutzen wäre. Es fühlt sich an, als würde mein Körper nicht nur verarbeiten, wie ich mich in einer Situation fühle, sondern mir auch raten, wo ich hinschauen sollte, um mit meiner Situation umzugehen. Je nach den Umständen könnte ich dann an eine vertraute Stelle gehen, wo ein hilfreiches Kraut wächst, mich auf den Heimweg machen, um etwas Tee zuzubereiten, oder mich kurz auf die Erinnerung an das Kraut konzentrieren, damit ich zur Ruhe komme und die Situation akzeptieren kann. Sie entscheiden, wie Sie auf die Botschaften Ihres Körpers reagieren.

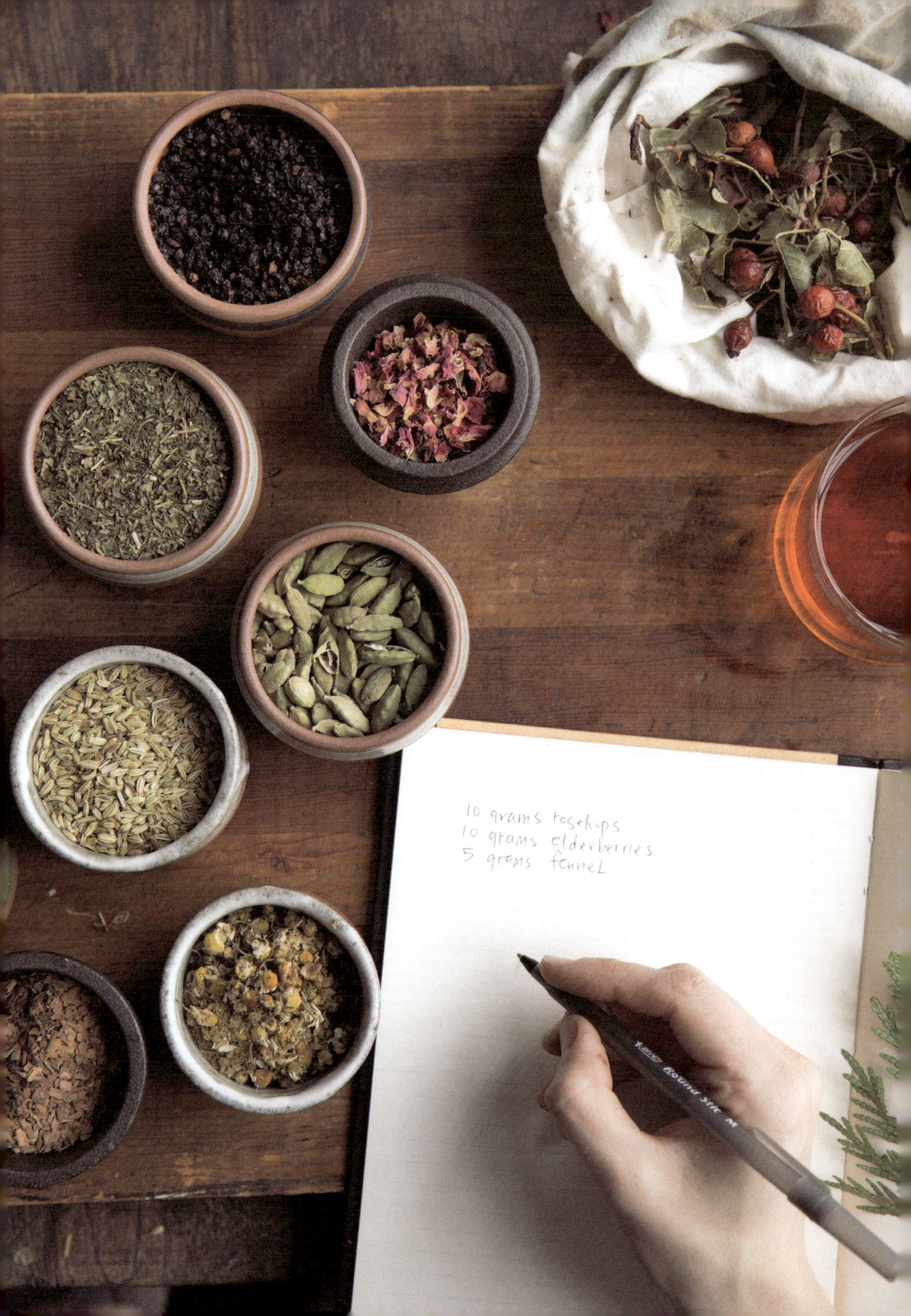
10 grams rosehips
10 grams elderberries
5 grams fennel

2. KAPITEL

REZEPTUREN UND WIRKWEISEN

DIE ZUSAMMENSTELLUNG DER TEEREZEPTUR IST DER PUNKT, an dem die Kunst der Kräuterheilkunde auf die technischeren Details der Pflanzenchemie trifft. Einige Kräutertees, die ich herstelle, sind allein zum Genießen da, um eine Jahreszeit oder einen bestimmten Augenblick zu feiern, während andere Tees als Heilmittel gedacht sind oder die natürliche Widerstandskraft des Körpers gegen Stress und Krankheiten unterstützen sollen. Wenn Sie sich Zeit nehmen, Tee als freudigen Ausdruck der Natur zu erleben und ein wenig über die Wirkungsweisen der Kräuter zu lernen, durch die diese Aromen zustande kommen, dann werden die Tees, die Sie sich zubereiten, viel bedeutsamer sein.

Die meisten Menschen, die anfangen, eigene Tees herzustellen, verwenden dafür Pflanzen, die sie in irgendeiner Weise berührt haben. Gartenrosen und Minze sind inspirierende Pflanzen, zu denen viele Menschen eine starke Verbundenheit spüren. Meine tiefe Liebe zu Zitronengras und Shiso habe ich daher, dass ich sie jahrelang in meinen Gärten angepflanzt habe, als ich auf Hawaii lebte. Wenn ich mit diesen Kräutern Tee zubereite, überkommen mich viele freudige Erinnerungen. Es ist absolut möglich, dass Sie sich in fast jede neue Pflanze verlieben, die Sie entdecken. Meine Lieblingspflanze ist immer diejenige, mit der ich mich zum aktuellen Zeitpunkt am meisten verbunden fühle. Beim Thema Pflanzen sind Herbalisten freizügig unterwegs; mein Ziel ist es, immer mein Herz und meinen Geist zu öffnen, wenn ich entscheide, welche Kräuter ich verwenden möchte.

Kräuter miteinander zu kombinieren, kann unberechenbar sein, aber je mehr Sie üben, desto besser werden Sie. Als ich mit der Tee-Herstellung anfing, war nur jeder zehnte Tee, den ich zubereitete, beim ersten Versuch wirklich gut. Oft musste ich erst eine ganze Weile an der Mischung herumbasteln, bis ich es schaffte, das richtige Verhältnis zwischen Arznei und Aroma zu finden. Zum Glück sind fast alle Kräuter, mit denen ich arbeite, sicher in der Anwendung. Das Schlimmste, was passieren kann, wenn ich neue Tees formuliere oder mit neuen Kräutern arbeite, ist, dass ich die Intensität einer bestimmten Pflanze unterschätze und einen Tee entwickle, der wirklich miserabel schmeckt. Es braucht viel Übung, bis man wohlschmeckende Tees mit Kräutern zubereiten kann, die einen ungewöhnlichen oder starken Geschmack haben. Im Laufe der Jahre habe ich gelernt, Kräuter mit intensiveren Aromen wertzuschätzen, und ich genieße die Herausforderung, köstliche Tees mit starken Kräutern und intensivem Geschmack zu kreieren. Die Arbeit mit Bitterstoffen ist dafür ein gutes Beispiel.

Dieses Kapitel macht Sie damit vertraut, wie wichtig es ist, die einzelnen Pflanzen zu kennen, die Sie zu medizinischen Zwecken oder wegen ihres Aromas verwenden möchten. Zu wissen, wie jedes Kraut schmeckt, das Sie verwenden, ist bei der Kunst der Teezubereitung unglaublich wichtig, mehr noch als bei anderen Formen der Pflanzenheilkunde. Schließlich ist das Aroma ein wichtiger Grund, warum wir Tee trinken. Nur wenige Menschen in der westlichen Welt würden regelmäßig Tee trinken, der nicht schmeckt. Auch lassen sich Kräuter in verschiedene Geschmacksrichtungen einteilen, die mit bestimmten Pflanzenphysiologien und -wirkweisen verbunden sind. In der Naturheilkunde wird dieses einfache,

Von der Natur lernen

Einige meiner ersten Tees waren einfache Mischungen aus üppig wachsenden Wildpflanzen, die ich an der vom pazifischen Klima geprägten Nordwestküste der USA entdeckt hatte. Im Frühling kombinierte ich frische Brennnesseln, Himbeerblätter und Ahornblüten zu einem fröhlich-heiteren Aufguss. Im Sommer liebte ich Mischungen aus wilden und angebauten Früchten, Kräutern und Gewürzen, die ich aus einer inspirierten Laune heraus improvisierte. Ich stelle Tees her, weil ich Pflanzen liebe. Tees sind ein Weg, um die Schönheit und die Aromen der Natur zu feiern und wertzuschätzen. Die essbaren Pflanzen, über die ich beim Beobachten der Natur vieles lernte, halfen mir, die ökologischen Nischen und Funktionen der Pflanzen in ihren natürlichen Ökosystemen besser zu verstehen. Das prägte, wie ich über Pflanzen denke. Indem ich die Natur beobachtete und später auch probierte, entwickelte ich ein Bewusstsein für Pflanzenwirkungen und dafür, wie Pflanzen andere Organismen beeinflussen, mit denen sie in Berührung kommen.

aber bemerkenswert zuverlässige System schon seit Tausenden von Jahren angewendet. In der zweiten Hälfte des Kapitels geht es um die Zusammenstellung der Teerezepturen. Außerdem ich verrate Ihnen kleine Tricks, zu denen ich gerne greife, um Tees zu kreieren, die wirkungsvoll und köstlich zugleich sind.

TRAINIEREN SIE IHREN GAUMEN

Dass wir Tee so lieben, liegt auch daran, dass wir mit ihm den Geschmack und das Aroma von Kräutern erleben – es fühlt sich weniger wie Medizin an, sondern mehr wie ein tägliches, regenerierendes Ritual. Allerdings sind die meisten von uns mit einer eher oberflächlichen Ernährungsweise aufgewachsen, ohne gelernt zu haben, wie unterschiedliche Geschmacksempfindungen den Körper beeinflussen. Verarbeitete Lebensmittel sind selten heilkräftig. Außerdem fehlt es ihnen an starken, durchdringenden Aromen aus echten Kräutern und Gewürzen. In unserer Kultur neigen wir eher zu süßem, salzigem und künstlich aromatisiertem Essen, weil es uns so vertraut ist, während uns die meisten Aromen der Natur relativ fremd sind. Wenn wir uns also mehr auf die Aromen und Eigenschaften von Kräutern einlassen möchten, braucht das Übung und Aufmerksamkeit.

Als erster Schritt zum Verständnis von Geschmacksrichtungen und Aromen sollten Sie einfach genau auf Ihre Empfindungen achten, wenn Sie verschiedene Kräuter probieren. Nehmen Sie zum Beispiel ein Stück frische oder getrocknete Minze und richten Sie Ihre Aufmerksamkeit auf Ihre Empfindungen in Mund und Nase:

* Schmeckt es süß, salzig, sauer, bitter oder scharf? Die meisten Kräuter haben ein Geschmacksspektrum, in dem ein bestimmter Geschmack überwiegt.
* Hat das Kraut, das Sie gerade probieren, eine taktile Qualität, zum Beispiel eine Textur, Adstringenz (ein trockenes Gefühl) oder betäubende Eigenschaften?
* Welches Gefühl gibt Ihnen das Kraut? Woran erinnert Sie sein Geschmack?

Diese Fragen zu stellen (und zu beantworten) hilft Ihnen, eine starke, bewusste Erinnerung an das Kraut aufzubauen. Aber es hilft Ihnen auch, immer besser Geschmacksmuster zu erkennen, die auf die Wirkung der Kräuter hinweisen.

Frische Kräuter schmecken anders als getrocknete. Sie bestehen üblicherweise zu 75 bis 90 Prozent aus Wasser. Wenn Sie also ein getrocknetes Kraut probieren, schmecken einige Aspekte davon konzentrierter. Bei frischen Kräutern sind Zucker, Bitterstoffe und andere Elemente wie hochflüchtige ätherische Öle weniger intensiv. Getrocknete Kräuter lassen die vorherrschenden Geschmacksempfindungen eines Tees deutlicher hervortreten.

Der Geschmack von Kräutern

Wenn Sie frische und getrocknete Kräuter näher kennenlernen, sollten Sie auch verstärkt darauf achten, wie sie als Tee schmecken. Der ganze Tee erreicht ein völlig neues Niveau, wenn dem Teehersteller mit der Wahl der Kräuter ein wirklich gutes Gleichgewicht gelungen ist. Verwenden Sie jedes Mal beim Trinken eines Tees ein paar Minuten darauf, sich auf den Duft, den Geschmack und das „Mundgefühl" zu konzentrieren, die gemeinsam das Aroma ausmachen. Sie werden schon bald eine starke Erinnerung an diesen bestimmten Tee schaffen und anfangen, die einzelnen Aromen zu erkennen, welche die Kräuter der Teemischung verleihen.

Je mehr Kräutertees Sie sich in Erinnerung zu rufen versuchen, umso bereitwilliger wird ihr Geist Assoziationen und Verbindungen knüpfen, wenn Sie verschiedene Kräuter probieren. Wenn ich einen neuen Tee ausprobiere, lasse ich ihn ohne nachzudenken über meinen Gaumen fließen und nehme für ein, zwei Sekunden nur sein Aroma wahr. Es ist ein aufregender, spannender Moment. Für mich fühlt es sich sehr danach an, wie es als Kind war, wenn Staunen und Überraschung tiefe Freude in mir ausgelöst haben. Nach ein paar Schlucken beginne ich, den Geschmack mit bestimmten Kräutern, Erinnerungen und Veränderungen in meinem Körper zu assoziieren. Ich lerne, den Tee auf vielen verschiedenen Ebenen wahrzunehmen, wenn ich ihn achtsam genieße. Manchmal werde ich ganz ausgelassen, wenn ich einen Tee trinke, der mir sofort das Gefühl schenkt, verbunden oder „angekommen" zu sein. Manche Kräuter sind wie alte Freunde: Man kann nicht umhin innezuhalten, um mit ihnen zu plaudern. Eine wirklich schöne Tasse Tee kann mich perfekt im jetzigen Augenblick erden.

Je vertrauter Sie mit dem Geschmack eines Krauts in allen seinen Formen sind, desto intuitiver und pragmatischer werden Sie bei seiner möglichen Verwendung. In meiner Region gibt es zum Beispiel reichlich Exemplare einer wunderbar duftenden Wildrose (*Rosa rugosa*). Doch obwohl die getrockneten Blütenblätter wunderschön in einem Tee aussehen und auch heilkräftige Eigenschaften haben, verflüchtigen sich beim Trocknen die meisten ätherischen Öle, die für den aromatischen Duft verantwortlich sind. Da ich die frische und die getrocknete Form dieser Rose kenne, weiß ich, dass ich sie in Tees nur verwenden sollte, wenn sie frisch ist. Ich verbringe also keine Zeit damit, die Blüten zu ernten und zu trocknen, sondern gebe, wenn die Rosenstöcke gerade blühen, in einen Tee, den ich trinken möchte, einfach frische Rosenblütenblätter. Je mehr Sie mit den Kräutern arbeiten, die in Ihrer Region reichlich vorkommen, desto mehr lernen Sie, die Pflanzen auf bestimmte Arten zu würdigen. Die Wildrose zum Beispiel kann ich als frischen Blütenaufguss nur mit meinem unmittelbaren Umfeld teilen. Aber dieselbe Pflanzenart bildet auch große Hagebutten aus, die ich im Herbst sammle und trockne, um sie für getrocknete Teemischungen zu verwenden.

Mit der Zeit werden Sie auch einen sehr guten Sinn für die Qualität Ihrer Kräuter entwickeln. Ich kann allein anhand des Duftes und Geschmacks sofort sagen, ob eine Charge Tulsi (Heiliges Basilikum) von hoher Qualität ist. Und inzwischen habe ich wegen extremer Qualitätsschwankungen schon eine ganze Reihe von Zitronengras-Anbietern aussortiert. Kräuter von geringerer Qualität registriert Ihr Körper sofort, sobald Sie einmal Ihr Bewusstsein dafür geschärft haben, wie ein Kraut schmecken sollte.

Wenn Sie in die wunderbare Welt der Kräutertees eintauchen, kann ich Sie nur dazu ermutigen, so viele Kräuter wie möglich auszuprobieren, um eine Vorstellung davon zu bekommen, wie jedes Kraut schmeckt und welches Gefühl es Ihnen gibt. Achten Sie auf die Nuancen, die Sie wahrnehmen. Mit der Zeit ermöglicht Ihnen dieses Geschmacksbewusstsein nicht nur, exzellente Tees herzustellen, sondern es ist auch von Vorteil bei der Entscheidung, was Sie kochen und essen wollen. Wenn Sie immer geschickter im Erkennen und Wahrnehmen von Aromen werden, wird Ihre Welt so voller Möglichkeiten sein, dass jede Mahlzeit zu einem Fest der Natur wird.

DIE FÜNF GESCHMACKSRICHTUNGEN UND IHRE BEDEUTUNG

Kräuter lassen sich nach ihrem allgemeinen Geschmack in Kategorien einteilen. Sich näher mit den Geschmacksrichtungen zu beschäftigen, ist eine tolle Methode, um sich mit den Wirkweisen der Kräuter vertraut zu machen und in Berührung mit den Heilkräften der Natur in Ihrer Region zu kommen. Wenn Sie vertrauter mit der Verbindung zwischen dem Geschmack, der Wirkung sowie der Inhaltsstoffe von Pflanzen werden, vertiefen Sie zugleich Ihr Wissen über ihre Verwendungsmöglichkeiten.

Wir können fünf Geschmacksrichtungen unterscheiden: sauer, salzig, bitter, süß und umami. Diese Geschmacksrichtungen werden von unseren Geschmacksknospen erkannt. Scharfe Aromen sind eine weitere Aromakategorie und werden durch andere Arten von Rezeptorzellen im Mund wahrgenommen. Ich werde später auch noch auf die Adstringenz zu sprechen kommen, die eher eine taktile Empfindung als ein Geschmack ist. Die Natur erschafft Tausende von unterschiedlichen Aromen, die in Verbindung mit einem bestimmten Geschmack entstehen. So ist die Schärfe von Pfeffer zum Beispiel völlig anders als die von Angelikawurzel oder Thymian. Köche sind die Ersten, die sagen, dass durch die ausgewogene Kombination all dieser unterschiedlichen Geschmacksrichtungen und Empfindungen die besten Speisen entstehen.

Die fünf Geschmacksrichtungen sind unsere Richtschnur, um die Wirkungen und Funktionsweisen von Pflanzen zu verstehen.

Sauer

Sauer ist eine der wissenschaftlich am wenigsten verstandenen Geschmacksrichtungen. Die chemischen Mechanismen, mit denen wir sauer wahrnehmen, sind anscheinend ziemlich schwer fassbar. Aber wie die meisten aus Erfahrung wissen, kommt sauren Lebensmitteln und Kräutern eine wichtige Rolle dabei zu, wie stark wir andere Aromen beim Essen oder Trinken wahrnehmen. Stellen Sie sich ein Salat-Dressing ohne Essig oder Zitronensaft vor: Wenn Sie die saure Komponente im Dressing weglassen, schmeckt es ziemlich fade und hinterlässt ölige Rückstände im Mund.

Saure Substanzen werden meist dazu verwendet, das Aroma aufzuhellen. Sehr saure Substanzen wie Zitronensaft und Essig verursachen ein leicht prickelndes, taktiles Gefühl, bei dem sich der Mund verzieht, wobei wir oft ein leichtes Brennen im Hals spüren. Einige saure Substanzen sind adstringierend und bewirken ein austrocknendes Gefühl im Mund und Rachenraum.

Der herbe, helle Geschmack und die taktile Empfindung beim Essen von etwas Saurem werden hauptsächlich durch organische Säuren verursacht. Die häufigsten organischen Säuren in Früchten und Kräutern sind Zitronensäure, Ascorbinsäure (Vitamin C), Apfelsäure und Oxalsäure. Früchte und Kräuter nutzen diese natürlichen Säuren, um die Vermehrung bestimmter Bakterienarten zu hemmen, die eine Pflanze schädigen oder töten können, bevor Früchte und Samen reif sind.

Die meisten sauren Aromen im Pflanzenreich stecken in der Frucht, die die Samen der Pflanze umgibt. Die Mechanismen, durch die Pflanzensamen verteilt werden, können darüber bestimmen, wie sauer eine reife Frucht ist. Brombeeren zum Beispiel sind sehr herb und sauer, wenn die Samen und Früchte noch nicht ausgereift sind. Aber sobald die Samen reif sind, werden die Beeren süßer und sind kaum noch herb. Das macht sie überaus anziehend für Tiere, auf die die Brombeerpflanze angewiesen ist, da sie die Beeren fressen und so die Samen verteilen. Durch die Produktion sehr saurer chemischer Substanzen während der Reifung der Früchte hält eine Pflanze Tiere davon ab, die Früchte zu früh zu fressen, und verhindert den mikrobiellen Abbau. Der milde Säuregehalt reifer Beeren fördert tatsächlich die Verdauung der Tiere. Mehrere Stunden, nachdem ein Bär oder Vogel die Beeren gefressen hat, scheidet das Tier die Sa-

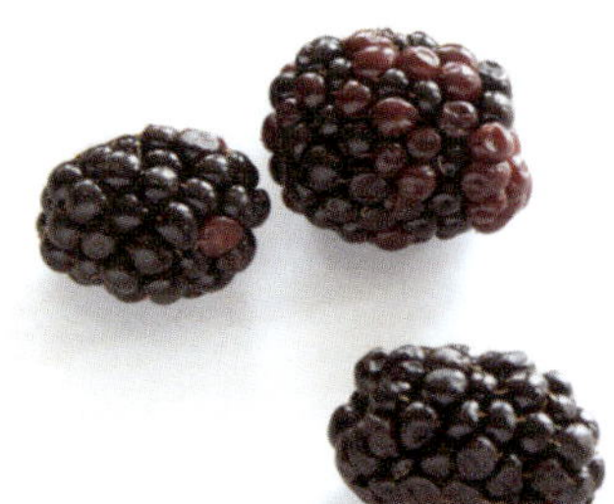

Tee als Nahrungsmittel

Ich bin eine Tüftlerin und lerne vieles aus Herumprobieren und Experimentieren. Mit Mitte Zwanzig habe ich fünf Jahre lang als Köchin gearbeitet. Wenn ich einmal einen freien Moment in der Küche hatte, bereitete ich Tees mit frischen und getrockneten Küchengewürzen, Nüssen und Früchten zu, die wir gerade vorrätig hatten. Im Winter stellte ich Teemischungen her, die ich in hausgemachter Brühe ziehen ließ. Sie schmeckten wunderbar natürlich, erfrischend und köstlich. Bis heute stelle ich im Winter und im Herbst eine ganze Reihe von Tees zusammen, die man in nährender Knochenbrühe ziehen lässt.

Dass ich zu Beginn meiner Reise in die Welt der Pflanzen keine Lehrer oder Ratgeber hatte, hat meine Denkweise über Geschmack, Aroma und pflanzliche Heilmittel erweitert: Ich hatte einfach Freude daran, mit Aromen zu experimentieren und Pflanzen genauer kennenzulernen. Über die medizinischen Aspekte von Kräutern wusste ich nicht besonders viel, das kam erst viel später. Meine Tees sind ein Genuss und helfen dem Körper, mit den verschiedenen Arten von Stress umzugehen, denen wir im Alltag begegnen. Sie sind tatsächlich heilkräftig, aber für mich fühlen sie sich wie erweiterte Nahrungsmittel an. Schließlich sind reichhaltige Currygerichte oder würzige Eintöpfe im Grunde ja auch nichts anderes als Fleisch und Gemüse in einem salzigen Kräutertee.

Es zeigt sich, dass die beim Kochen verwendeten aromatischen Kräuter und Gewürze nicht nur für das Aroma gut sind. Vielmehr helfen sie dem Körper, Fette und Proteine effizient zu verdauen, Blähungen zu lindern und uns vor durch Lebensmittel übertragbaren Krankheitserregern zu schützen. Der Unterschied beim Tee ist, dass die Konzentration der Kräuter darin höher ist, sodass sich die therapeutische Wirkung noch verstärkt. Und während man bei Nahrungsmitteln ein ausgewogenes Aroma herstellt, indem man Kräuter mit Stärke, Proteinen oder Fetten ergänzt, müssen bei Tees die süßen, scharfen, bitteren, sauren und salzigen Aspekte der Kräuter mit anderen Kräutern ausbalanciert werden.

Jahrelanges Erlernen der Kräuterheilkunde über den Weg der Ernährung und meine Liebe zur Natur prägen die pflanzlichen Heilmittel, die ich heute herstelle. Viele meiner Tees sind von der Idee inspiriert, dass die Anerkennung frischer Nahrungsmittel und regionaler Pflanzen meinem Körper, meiner Seele und meinem Geist wirklich Kraft gibt. Essen und Tee sorgen für die kleinen Freuden im Leben, die in unserem Körper und in der Gemeinschaft Hoffnung, Wertschätzung und ganzheitliches Wohlbefinden entstehen lassen. Nichts macht mir mehr Freude, als mit Familie und Freunden gemeinsam zu essen und Tee zu trinken.

men an einem anderen Ort aus, zusammen mit einem Haufen Kompost, der das Potential hat, einen neuen Brombeerstrauch entstehen zu lassen.

Einerseits also können saure Früchte und Kräuter mit starken Säurekonzentrationen Gewebe verbrennen und bestimmte Mikroorganismen abtöten. Andererseits fördern dieselben Säuren bei schwacher Konzentration die Verdauung. Wir verziehen instinktiv das Gesicht, wenn wir in Kontakt mit hoch konzentrierten Säuren kommen. Unsere Fähigkeit, die Intensität von Säure zu erkennen, ist unerlässlich, um starke Säuren und die schädlichen Folgen zu meiden, die sie für uns haben können. In therapeutischen Dosen unterstützen saure Lebensmittel

Wie Geschmack funktioniert

Bei unseren Geschmacksknospen handelt es sich um Zellbündel, die sogenannten Chemorezeptoren, die darauf spezialisiert sind, die Zusammensetzung von all dem zu bemerken und zu analysieren, was wir in den Mund nehmen. Unser Geschmackssinn hat zwei Hauptfunktionen. Erstens können wir mit ihm die Giftigkeit und Nährstoffdichte von Nahrungsmitteln bewerten, was uns hilft zu entscheiden, was wir zu uns nehmen. Außerdem regt der Geschmack die Verdauungsfunktion an, um den Körper darauf vorzubereiten, Nahrungsmittel und Getränke zu verstoffwechseln, nachdem wir sie zu uns genommen haben. Wir Menschen können uns sehr gut an praktisch jeden Geschmack erinnern, den wir seit unserer Kindheit kennengelernt haben, was mit ein Grund dafür ist, warum Geschmack so starke Gefühle und Erinnerungen in uns wecken kann. Selbst mit verbundenen Augen weiß ich sofort, worum es sich handelt, wenn ich eine Blutorange, Rosenwasser, Estragon oder Schafgarbe schmecke.

Es ist erstaunlich und ein großes Glück, dass wir dank unseres Geschmackssinns so ein geschärftes Bewusstsein haben. Unsere Fähigkeit, anhand des Geschmacks Dinge einzuordnen und vorauszusagen, hat unsere Spezies nun schon lange erfolgreich gemacht. Aufgrund der starken Kombination aus Geschmack und Geruch können wir uns an mit Aromen verbundene Muster erinnern, die sich auf unsere Gesundheit auswirken. Arzneipflanzen haben oft komplexere und intensivere Aromen als die meisten anderen Nahrungsmittel. Die meisten Menschen in den entwickelten Ländern haben allerdings vergessen, ihren Geschmackssinn zu nutzen, um den Nährstoffgehalt von Nahrungsmitteln und Getränken zu bestimmen. Als Kräutertee-Fan haben Sie die tolle Möglichkeit, sich dieses verlorene Wissen wieder anzueignen. Das wird zugleich die Qualität und das Aroma aller Speisen und Getränke verbessern, die Sie zubereiten.

und Kräuter die Verdauung, stärken das Gewebe, fördern eine gesunde Darmflora (vor allem fermentierte Lebensmittel) und löschen den Durst. Einige Säuren helfen unserem Körper auch, Nährstoffe und Mineralien besser aufzunehmen. Ein übermäßiger Verzehr von sauren Lebensmitteln und Kräutern wiederum kann das Gewebe schädigen und Karies und Zahnfleischprobleme verschlimmern.

Viele saure Kräuter, Früchte und Beeren sind gleichzeitig reich an nützlichen Enzymen und vielen antioxidativen Eigenschaften. Ziemlich sicher ist, dass sich manche Vorteile saurer Lebensmittel und Kräuter für die Verdauung aus der Synergie ihrer organischen Säuren, Antioxidantien und Enzyme ergeben. Eine der großartigsten Eigenschaften von Kräutern ist, dass sie sich aus Tausenden unterschiedlichen Bestandteilen zusammensetzen, durch die ihr einzigartiges Aroma entsteht. Bei der sauren Geschmacksrichtung bestimmen die relativen Konzentrationen organischer Säuren im Verhältnis zu den süßen, scharfen, salzigen oder bitteren Bestandteilen darüber, wie intensiv der saure Geschmack ist.

Es macht Spaß, mit sauren Kräutern zu experimentieren, da sie sich meistens hell und kühlend am Gaumen anfühlen und die aufmunternde Energie blumiger und scharfer Aromen noch verstärken. Mein

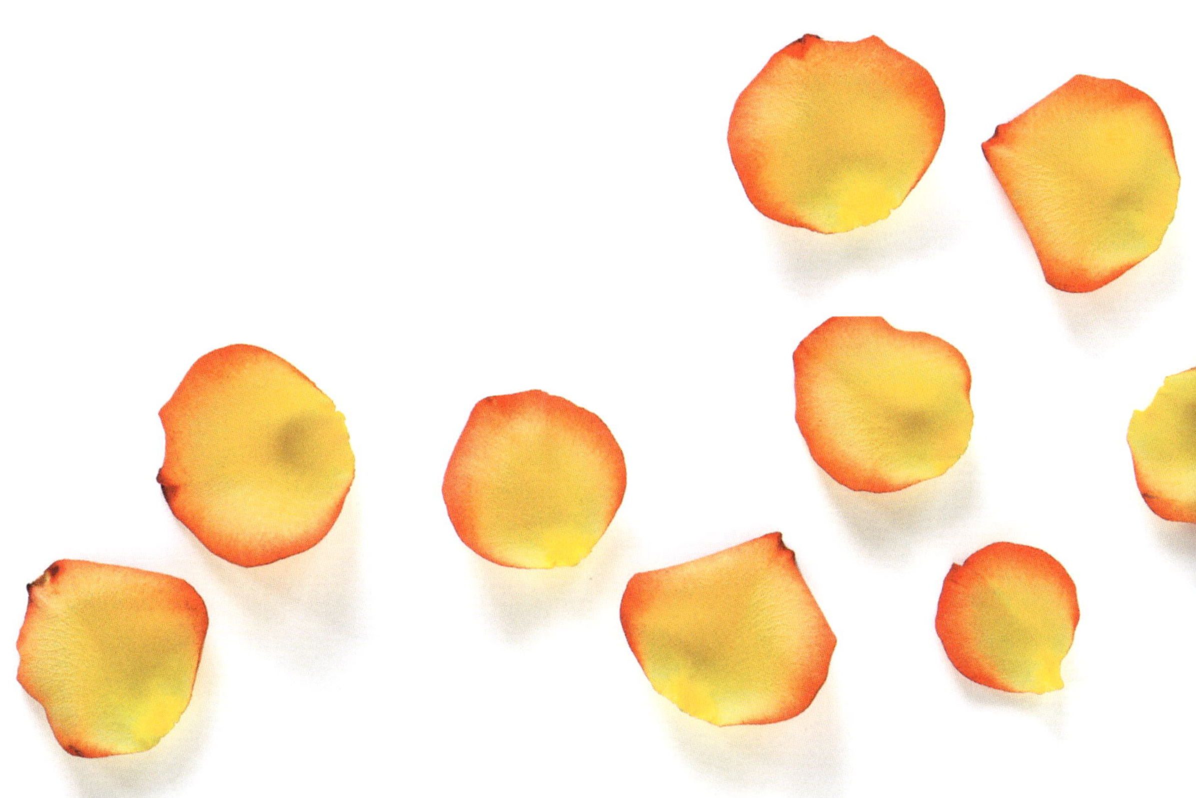

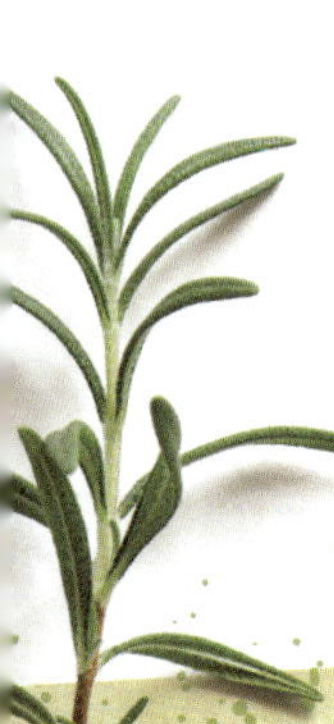

Körper bemerkt und reagiert auf saure Bestandteile fast sofort; erst danach nimmt er andere Aromen wahr. Zitrone, Schisandra, Cranberry, Linde, Pfirsichblatt, Tannennadelspitzen und Amla werden allesamt in Kräutertees verwendet und haben einen sehr sauren Geschmack. Beeren, Himbeerblätter, Hibiskus, Weißdorn und Rosen dagegen schmecken nur leicht sauer.

Adstringenz

Das austrocknende Gefühl, das bei Cranberries oder Hibiskus entsteht, wird auch Adstringenz oder Herbheit genannt. Adstringenz ist kein Geschmack, sondern eher eine taktile Empfindung aufgrund von organischen Säuren, sauren Nahrungsmitteln oder Polyphenolen, die meist in bitteren Nahrungsmitteln vorkommen. Diese Substanzen geben uns das Gefühl, als würde uns buchstäblich die Spucke wegbleiben. Das liegt daran, dass adstringierende Wirkstoffe dafür sorgen, dass Gewebe sich verengt und zusammenzieht. Durch das Zusammenziehen verringert sich vorübergehend die Produktion der Schleimhäute, was uns dieses trockene Mundgefühl beschert. Nicht alle adstringierenden Pflanzen sind sauer, aber viele saure Pflanzen haben unterschiedliche Adstringenz-Intensitäten. Pflanzen mit deutlicher Adstringenz sind zum Beispiel Himbeerblätter, Brombeerblätter und Grüntee.

Innerlich angewendet kräftigen adstringierende Pflanzen einige Körpergewebearten. Adstringierende Pflanzen werden allgemein verwendet, um Gewebesekrete zu verringern, übermäßigen Durchfall zu stoppen, weiches Gewebe zu stärken und innere oder äußere Blutungen zu stillen. Oft haben sie antiseptische Eigenschaften und werden eingesetzt, um Harnwegs-, Mund- und Halsinfektionen zu behandeln. Energetisch betrachtet sind adstringierende Pflanzen oft kühl und allgemein befeuchtend.

Adstringierende Pflanzen sind sehr wichtig und verleihen Tees einen einzigartigen Charakter. Es ist lohnenswert, die Wirkung der Adstringenz auf das Mundgewebe schätzen zu lernen. Tannine, eine weitere Klasse adstringierender Substanzen, schenken dem Tee-Aroma Körper und Tiefe; ich liebe sie in niedrigen Konzentrationen. Teemischungen mit stärkeren Konzentrationen an Kräutern, die Tannine enthalten, werden oft mit süßen und aromatischen Kräutern vermischt, um die Adstringenz am Gaumen abzumildern.

Salzig

Salz ist ausgesprochen gut erhältlich. Nur sehr wenige Menschen in entwickelten Ländern leiden unter Salzmangel. Ausgesprochen salzig schmeckende Kräuter sind unglaublich selten. Ich habe noch nie einen Tee getrunken, der stark salzig war (auch wenn ich manchmal eine winzige Prise Salz dazugebe, um die süßen und scharfen Aromen der Kräuter hervorzuheben). Einige Kräuter haben jedoch einen subtil salzigen Charakter. Algen und mineralhaltige Kräuter wie Kletten-Labkraut, Grüner Hafer und Schachtelhalm sind pflanzliche Quellen wichtiger Mineralien wie Natrium, die unser Körper für seine grundlegenden zellulären Funktionen braucht.

Natriumionen verursachen einen herben, metallischen Geschmack im Mund. Salz in süßen oder scharfen Speisen scheint wie durch ein Wunder das Aroma zu intensivieren. Wir empfinden Lebensmittel als verbessert, wenn wir Salz hinzugeben. Wenn Sie Salz aber in saure oder bittere Speisen geben, werden Sie merken, dass diese Aromen dadurch unterdrückt werden. Die Hinweise mehren sich, dass Salz das Aroma nicht wirklich verbessert, sondern einfach bitteren und sauren Geschmack neutralisiert. Dadurch entsteht der Eindruck, dass die Geschmacksrichtungen süß und scharf verbessert werden. Ich frage mich oft, ob Salz uns hilft, Zucker stärker wahrzunehmen, um uns dazu anzuhalten, Früchte und Gemüse zu essen, die reich an Magnesium, Natrium und Kalium sind und ansonsten zu bitter oder sauer schmecken könnten.

Der Geschmack von Salz selbst steigert den Appetit und fördert die Verdauung. Da Salz Wasser absorbiert (wodurch wir durstig werden), gelten in den meisten Kräutertraditionen salzige Substanzen als nass und schwer. Salz erhöht das Blutvolumen und befeuchtet das Gewebe, und zu viel davon kann Wassereinlagerungen verursachen und den Blutdruck erhöhen.

Obwohl ihr salziges Aroma im Vergleich zu Speisesalz dezent ist, sind einige Kräuter sehr reich an Natrium und Kalium. Dazu gehören Pfefferminze, Petersilie, Seetang, Benediktenkraut, Klettenwurzel, Selleriesamen, Kamille, Vogelmiere, Löwenzahnwurzel, Gotu Kola, Schachtelhalm, Süßholzwurzel, Hafergras, Hagebutten, Salbei, Thymian und Kurkuma.

Bitter

Wir alle haben wahrscheinlich schon einmal die unerfreuliche Erfahrung gemacht, eine Pflanze zu essen, die unangenehm oder überraschend bitter ist. Pflanzen produzieren oft Bitterstoffe als Reaktion auf Stress und um Fraß zu vermeiden. Öle, Tannine, Alkaloide, Phenole und Flavonoide sind nur einige der großen chemischen Gruppen, die Bitterstoffe herstellen können. Wir haben den angeborenen Reflex, stark bittere Aromen abzulehnen, vor allem wenn sie uns überraschen, denn oft sind sie ein Zeichen für Giftigkeit. Aber ein wenig Bitteres aus den richtigen Quellen kann enorm nutzbringend sein.

Unser Körper ist für die Geschmacksrichtung bitter wesentlich empfindlicher als für süß, sauer und salzig. Wenn die Zunge Bitteres erkennt, reagiert sofort das

Verdauungssystem: Die Speichelsekretion steigt, was wiederum die Verdauungsprozesse auf Touren bringt. (Bitte beachten Sie, dass Sie bittere Kräuter wirklich schmecken müssen, damit sie der Verdauung nützen!) Da der Abbau von Bitterstoffen sehr viel Energie braucht, regt ein bitterer Geschmack die Bauchspeicheldrüse und die Leber an, was die Fähigkeit des Körpers erhöht, Substanzen zu verstoffwechseln und sich selbst zu entgiften. In unserem von intensivem Stress und Fastfood geprägten Zeitalter braucht unser Körper Bitteres.

Bittere Kräuter unterstützen auch oft das natürliche Abwehrsystem des Körpers. Viele Hausmittel zur „Blutreinigung" schmecken bitter; wir nennen diese Kräuter auch „Alteranzien". Diese helfen, gesunde katabole Prozesse und Stoffwechselvorgänge zu fördern, indem sie die Ausscheidungsorgane (Haut, Leber, Nieren) und das Lymphsystem unterstützen. Sie stärken die Neubildung von Gewebe, ver-

Was ist Salz? Und warum können wir ohne Salz nicht leben?

Salz ist eine Substanz, die durch die ionische Bindung zwischen einer Säure und einer Base definiert wird. Natrium, Kalium, Kalzium, Magnesium und Eisen sind allesamt Basen mit einer positiven Ladung. Um ihre positive Ladung zu neutralisieren und zu stabilisieren, binden sie sich an bestimmte Säuren mit negativer Ladung, wodurch Salz entsteht. Natriumchlorid (NaCl) zum Beispiel ist Meersalz/Speisesalz. Wenn wir allgemein von Salz sprechen, meinen wir damit meistens Natriumchlorid.

Salz ist für den menschlichen Körper lebenswichtig. Vor mehreren hundert Millionen Jahren lebte die gesamte Tierwelt der Erde im salzreichen Meer. Landtiere entwickelten sich aus Meerestieren und benötigen auch weiterhin Salz für einen Großteil ihrer biologischen Prozesse. Da wir auf Salz angewiesen sind, haben wir Geschmacksknospen entwickelt, die es absolut köstlich finden.

Salz spielt eine wichtige Rolle in allen Zellfunktionen. Natrium und Kalium sind für die elektrische Spannung verantwortlich, die für die Muskelanspannung, Nervenkommunikation und Flüssigkeitsregulierung in den Körperzellen notwendig ist. Das meiste Natrium erhalten wir aus Meersalz oder Speisesalz in Form von Natriumchlorid, aber wir benötigen auch noch weitere Mineralien wie Kalium-, Magnesium- und Kalziumsalze aus Nahrungsmitteln und Pflanzen, um das richtige Gleichgewicht an Salzen im Körper aufrechtzuerhalten. Bei unserer täglichen Nährstoffzufuhr profitiert unser Körper von einem Verhältnis zwischen Kalium- und Natriumsalzen von mindestens 3:1.

bessern die Absorption und Assimilation von Nährstoffen und helfen dem Körper, sich gegen Krankheiten zur Wehr zu setzen. Sonnenhut, Säckelblume, Mahonie, Kurkuma, Krauser Ampfer und Löwenzahn sind verbreitete Alterantien.

In vielen Jahrhunderten des Zusammenlebens mit Pflanzen haben wir gelernt, welche Bitterstoffe gut für uns sind und welche wir meiden sollten. Lassen Sie sich von Ihrem Gaumen und Ihrer Erfahrung leiten, wenn Sie das vielfältige Angebot gut dokumentierter bitterer Kräuter und Lebensmittel erkunden, die sicher für den menschlichen Verzehr sind. Menschen nutzen seit Tausenden von Jahren ausgewählte bittere Pflanzen in der Ernährung und als Heilmittel. Einige der beliebtesten und wirkungsvollsten Arzneien kommen von Pflanzen mit ausgesprochen bitterem Geschmack: Engelwurz, Kurkuma, Osha-Wurzel, Alant, Löwenzahn, Schafgarbe, Holunderblüte, Kakao, Tee und Kaffee, um nur einige zu nennen.

Wie viel bitteren Geschmack wir tolerieren, hängt oft mit den anderen Bestandteilen der Pflanze oder den anderen Zutaten in einem Rezept zusammen. Unser Gaumen akzeptiert wesentlich mehr bitteren Geschmack, wenn in der Pflanze oder der Mischung gleichzeitig Zucker oder Salze enthalten sind. Mit einem Löwenzahnblatt aus Ihrem Garten können Sie ein kleines Experiment machen: Probieren Sie ein kleines Stück vom Blatt pur und dann ein weiteres Stück mit einer Prise Salz. Das zweite Stück sollte deutlich weniger bitter schmecken. Wirklich gute Köche und Teehersteller kennen bewusst oder intuitiv die Beziehungen

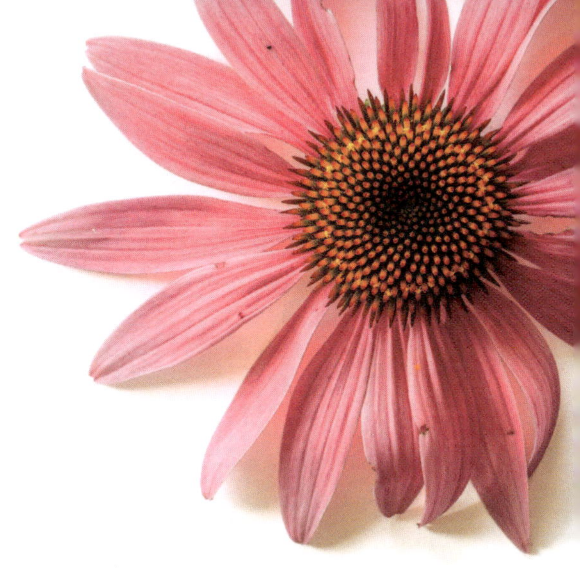

zwischen den Geschmacksrichtungen und wissen, wie Aromen dadurch hervorgehoben, abgemildert und ausbalanciert werden können.

Wenn Sie eine Arzneimischung mit bitteren Kräutern herstellen, hilft die Zugabe von Früchten, Süßholzwurzel oder einem Löffel Honig, einen intensiveren bitteren Geschmack zu tolerieren. Aber wenn Ihr Instinkt Ihnen natürlich sagt, dass Sie alles ausspucken sollen, dann ist der Geschmack zu stark. Bitter kann auch ein tiefes Grundaroma sein, das süßen oder mäßig sauren Kräutern einen interessanten Akzent verleiht. Ich kombiniere oft Kamille mit Hibiskus als Basis für sommerliche Eistees, weil das leicht Bittere der Kamille anscheinend die Intensität des Hibiskus abmildert. Nach dem Essen mag ich auch gerne leicht bittere Getränke, weil das Bittere hilft, meinen Appetit auf Zucker zu dämpfen.

Mit leicht bitteren Kräutern zu experimentieren, die mit Ihrer gewünschten Wirkung im Einklang stehen, ist ein guter Weg zu lernen, wie Sie Bitteres in einen gut ausgewogenen Tee integrieren können. Da bitter schmeckende Kräuter oft eine leicht kühlende Wirkung auf den Körper haben, sollte man, wenn man ständig friert, wärmende Bitterstoffe wie Alant, Kurkuma, Engelwurz, und Orangenschale verwenden oder Tees zusammenstellen, die das kühlende Wesen von Bitterstoffen mit aromatischen, wärmenden Kräutern ausbalancieren. Wenn Sie vertrauter mit den bitteren Nuancen und der geschmacklichen Intensität der Pflanzen werden, wird es immer einfacher, mit intensiveren bitteren Kräutern wie Hopfen, Löwenzahnblatt und Mahonienwurzel zu arbeiten.

Süß

Süß schmeckende Lebensmittel sind für unseren Körper ein Zeichen für Energie!

Und nicht nur das: auch für Vitamine und Antioxidantien. Viele adaptogene Kräuter (die das zentrale Nervensystem unterstützen und dem Körper helfen, die schädlichen Auswirkungen von Stress zu bekämpfen) schmecken süß. Süßholzwurzel, Dang Shen und Astragalus sind perfekte Beispiele für süße adaptogene Kräuter. Unser Gehirn und unsere Muskeln brauchen Zucker, besonders wenn wir aktiv sind, weshalb Zucker uns so wahnsinnig gut schmeckt. Süße ist außerdem wichtig dafür, wie sehr wir uns für Essen begeistern und es wertschätzen. Emotional greifen wir zu Zucker, um uns einen Energieschub zu verleihen und Glücksmomente zu erleben. Unverarbeitete, natürlich süße Nahrungsmittel sind einfach wunderbare Geschenke der Natur.

In Tee gemischt sind rohe Trockenfrüchte und süße Kräuter eine reichhaltige Quelle an Vitaminen, Mineralien und Antioxidantien, die jeden Tag helfen, unsere Zellen zu regenerieren. Hauptsächlich unverarbeitete, unkonzentrierte Zucker auf Früchtebasis sind ein hervorragender Weg, um den ganzen Ausdruck und die Vielschichtigkeit der Süße zu erleben, die die Natur zu bieten hat, ohne dass wir übermäßig hohe Zuckerkonzentrationen zu uns nehmen. Bei der Herstellung von Kräutertees verwende ich getrocknete Beeren und Früchte in vielen Mischungen, um ihnen Süße und ein fruchtiges Aroma zu verleihen. Wenn ich einen bitteren oder sauren Aspekt eines Tees abmildern möchte, gebe ich oft Süßholzwurzel, Ysop oder Stevia hinzu – meine erste Wahl für mehr Süße.

Reife Früchte weisen kurze *Saccharid*-Ketten (aus Zuckermolekülen) auf. Glucose und Fructose gehören zu den wichtigsten einfachen Zuckern, die wir konsumieren. Sie schmecken am Gaumen sofort süß. *Polysaccharide* sind komplexe Zuckerketten mit einer stärkehaltigeren Textur und Geschmacksrichtung. Sie schmecken im Rohzustand oft weniger süß und kommen als gespeicherte Energie in Wurzeln, Zwiebeln und Knollen vor. Wie man Zucker gewinnt, hängt von der Zuckerart in der jeweiligen Pflanze ab. Einfache Zucker in Früchten werden oft durch Aufgüsse extrahiert, während komplexere Zucker in Wurzeln, Knollen und Pilzen stärkehaltig sind und sich besser durch Abkochung gewinnen lassen.

In der Pflanzenheilkunde sind *Mucopolysaccharide* eine wichtige Gruppe mäßig süßer Zucker, die in Kräutern zu finden sind. Mucopolysaccharide kühlen und beruhigen entzündetes oder trockenes Gewebe. Unser Körper bildet zwar schon

Pflanzliche Abwehr

Geschmack und Duft sind kein Zufall und genau auf die Pflanze abgestimmt, von der sie stammen. Die vielfältigen Aromen in der Welt entwickeln sich ständig weiter und spiegeln die chemischen Substanzen wider, die sich herausgebildet haben, um Pflanzen bestimmte Vorteile in ihren Ökosystemen zu verschaffen. Kräuterbauern setzen ihre Pflanzen oft absichtlich etwas unter Stress, um eine größere Produktion sekundärer Stoffwechselprodukte zu bewirken, der chemischen Verbindungen, die hauptsächlich für die medizinischen Eigenschaften einer Pflanze verantwortlich sind. Pflanzen können nicht aufstehen und weglaufen, wenn sie mit Stress konfrontiert werden. Daher produzieren sie diese chemischen Substanzen, um sich vor Fraß, Oxidation, Trockenheit und Krankheitserregern zu schützen.

Menschen haben allerdings auch gelernt, bittere Bestandteile aus vielen kommerziellen Nahrungspflanzen herauszuzüchten, und mit ihnen auch viele sekundäre Stoffwechselprodukte. So wurden zum Beispiel gängige Salatsorten aus bitteren Wildsalaten gezüchtet, etwa *Lactuca serriola*. Statt Nahrungsmittel aufgrund ihres ausgewogenen Nährstoffgehalts und der angeborenen Fähigkeit der Pflanze auszuwählen, eigenständig zu überleben, wählen wir in unserer Kultur Pflanzen mit schwachem Aroma und höherem Zucker- oder Stärkegehalt. Durch dieses Herauszüchten des bitteren Geschmacks sinkt die Anpassungsfähigkeit der Pflanze und entsteht eine gefährliche Situation, in der höhere Pestizidkonzentrationen notwendig sind, um die Pflanze in der landwirtschaftlichen Umgebung zu schützen. Dadurch wird unser Ernährungssystem stark aus dem Gleichgewicht gebracht.

Wir müssen die Züchtung von Nahrungspflanzen überdenken und unseren Gaumen neu trainieren, um Ernährungssysteme mit Pflanzen zu unterstützen, die ihren wilden Vorfahren näher sind und ohne intensive chemische Eingriffe durch den Menschen überleben können. Wenn Sie wiederum lernen, regelmäßig Nahrungsmittel und Pflanzen aus der Natur zu verwenden und wertzuschätzen, brauchen Sie ganz von allein immer seltener starke Medikamente, weil Sie täglich eine Dosis natürlich vorkommender Antioxidantien, Vitamine, entzündungshemmender Substanzen, antimikrobieller Öle und mehr zu sich nehmen.

von Natur aus Schleim, eine Mucopolysaccharid-Substanz, um Gewebe zu befeuchten und zu beruhigen. Aber manchmal brauchen wir noch ein bisschen mehr Unterstützung. Zu den Kräutern, die reich an Mucopolysacchariden sind, gehören Malven, Süßholzwurzel, Aloe Vera und Rot-Ulme. Sie produzieren eine Substanz, die unserem eigenen Schleim ähnelt. Wenig überraschend haben sie eine schleimige Beschaffenheit, die Gewebe überzieht und hilft, Entzündungen zu hemmen. In Tees beruhigen sie trockenes, entzündetes Gewebe im Mund, im Rachen und im Verdauungssystem.

Viele nährende Tees haben eine leichte, süße Komponente im Gesamtaroma. Wenn ich einen Tee mit einem stark „medizinischen" Aroma zusammenstelle, gebe ich manchmal nährende, süße Kräuter hinzu, um ihn auszubalancieren und die Toleranz für den bitteren oder starken Geschmack anderer Kräuter zu erhöhen. Mit dem Wissen über süße Kräuter und Früchte und ihre richtige Verwendung, um einen stark schmeckenden Tee in seiner Wirkung zu unterstützen, können Sie Ihre Arznei zu einer erfreulichen statt einer unangenehmen Erfahrung machen.

Umami

Umami ist ein wichtiger Aroma-Aspekt in Nahrungsmitteln und Getränken, der in den westlichen Gesellschaften gerade erst die gebührende Anerkennung bekommt. Umami zeichnet sich durch ein schmackhaftes, appetitliches Aroma aus, das mit Proteinen im Zusammenhang steht. In Umami-Aromaprofile lassen sich zum Beispiel Algen, Brennnesseln, Nüsse, Heilpilze und proteinreiche Wiesenkräuter wie Alfalfa einordnen. Auch Fischsauce und reichhaltige Knochenbrühen haben ein starkes Umami-Aroma.

Die Umami-Geschmacksrezeptoren regen den Speichelfluss und positive Assoziationen mit Glutamat an, einer weit verbreiteten Aminosäure (einem Protein) im Pflanzen- und Tierreich. Je höher die Glutamatkonzentration in einem Lebensmittel ist, umso herzhafter und fleischiger schmeckt es. (MSG ist übrigens eine synthetische Glutamat-Substanz.)

Während Umami eine wichtige Rolle dabei spielt, wie attraktiv bestimmte Lebensmittel sind, gibt es über die medizinischen Aspekte von Umami fast keine evidenzbasierten Untersuchungen. Wir wissen aber sehr wohl, dass der menschliche Körper (Haut, Knochen, Muskeln, Haare und Enzyme) hauptsächlich aus Proteinen besteht. Proteine haben außerdem einen wichtigen Anteil an einem gesunden Zellstoffwechsel. Anders als Kohlenhydrate und Fette speichert unser Körper Proteine generell nicht. Um unser Gewebe gesund zu erhalten, müssen wir also häufig Proteine zu uns nehmen.

In einigen Tees in diesem Buch sind Reishi-Pilze, Chaga-Pilze, Nüsse oder Brennnesseln Hauptbestandteile der Mischung. Wenn ich starke Abkochungen von Reishi- und Chaga-Pilzen herstelle, bin ich immer wieder erstaunt, wie anziehend der Tee auf mich wirkt. Das Aroma selbst ist nicht besonders dynamisch oder umwerfend, aber ich empfinde ein tiefes Bedürfnis nach dem Tee und fühle mich sehr davon erfüllt. Mit Heilpilzen und -wurzeln wie Kletten zu arbeiten, kann

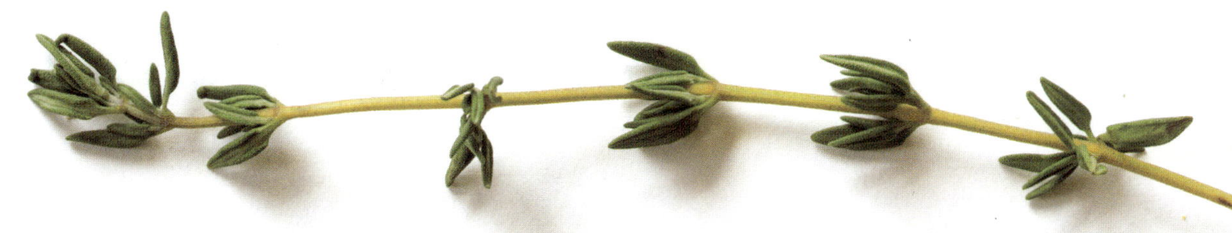

etwas knifflig sein, aber sie haben wichtige Eigenschaften, die Blätter und Blüten nicht bieten können. Zum Glück haben Pilze und viele Wurzeln Umami-Aspekte an sich, die sie immer wieder anziehend für uns machen.

Scharf

Der scharfe Geschmack steht nicht mit den Geschmacksknospen in Verbindung, sondern ist vielmehr ein Empfinden von Hitze. Scharfe Kräuter und Chilis binden sich im Mund an Thermorezeptoren, deren Hauptaufgabe es ist, uns mitzuteilen, wenn etwas heiß ist. Wenn sie angeregt werden, verursachen sie ein Gefühl von Hitze und (manchmal) Schmerz.

Scharfe Kräuter sind wichtige Heilmittel. Zahlreiche aromatische Blätter und Wurzeln erhalten ihren Duft und ihr belebendes Aroma aus flüchtigen ätherischen Ölen, die oft scharf sind. Pflanzen produzieren scharfe ätherische Öle teilweise, um sich vor Krankheitserregern und Insekten zu schützen. Da diese Öle antimikrobiell sind, schützen sie das Pflanzengewebe vor Erkrankungen durch Pilze oder Bakterien. Ingwer, Zimt, Pfeffer, Minze, Basilikum und Thymian sind dank ihrer ätherischen Öle gute Beispiele für Kräuter mit pikanter Schärfe.

Scharfe Kräuter sind oft wärmend: Sie können fühlen, wie die Wärme durch Ihr Blut strömt, wenn Sie einen würzigen Tee trinken oder eine Speise mit pikanten aromatischen Kräutern essen. Ich erröte dann meistens leicht. In therapeutischen Dosen bringen scharfe Kräuter uns zum Schwitzen, was helfen kann, Fieber zu senken und auch bei Sommerhitze den Körper zu kühlen. Wärmende Kräuter, die schweißtreibend sind, werden als *Diaphoretika* bezeichnet.

Im Winter lindern wärmende aromatische Kräuter Stauungen. Würzige Tees sind schweißtreibend und erhöhen den Abtransport von Stoffwechselabfällen über die Haut. Scharfe Kräuter spielen außerdem eine wichtige Rolle bei der Immunabwehr. Einige steigern die Durchblutung und die Körpertemperatur, sodass Krankheitserreger abgetötet werden. Andere enthalten flüchtige ätherische Öle, die aufgrund ihrer antimikrobiellen Eigenschaften Krankheitserreger zerstören können. Viele beliebte digestive Kräuter wie Ingwer, Tulsi, Basilikum und Thymian interagieren positiv mit Verdauungssystemen und regen die Verdauungsprozesse an. Ich trinke morgens würzige Tees, wenn ich mich müde und träge fühle. Sie helfen, den Körper zu beleben, und motivieren mich, in den Tag zu starten.

DIE RICHTIGE REZEPTUR

Mit der Rezeptierung von Kräutermischungen stellen Kräuterprofis und -laien das passende Heilmittel für einen bestimmte Person oder eine bestimmte gesundheitliche Verstimmung zusammen.

Manchmal ist ein einzelnes Kraut schon alles, was Sie brauchen, um Ihr gewünschtes Ergebnis zu erzielen. Meiner Erfahrung nach reagieren aber die komplexen, und individuellen Verstimmungen in einem Menschen gut auf mehrere unterschiedliche Kräuter. Zudem wissen Menschen das ausgewogene Aroma sehr zu schätzen, das Kräutermischungen bieten können.

Interessenten, die gerne selbst Kräutertees zusammenstellen möchten, können nur auf wenige Artikel oder Erörterungen über Teerezepturen zurückgreifen, und die meisten Bücher über Kräuter enthalten nur die Rezepte selbst. Ich finde es aber wichtig, dass Tee-Fans auch die Kunst der Rezeptierung erlernen können, um Tees für bestimmte Geschmacksvorlieben und Bedürfnisse zubereiten zu können.

Wenn Sie den ersten Schritt von kulinarischen Tees mit verschiedenen Geschmacksrichtungen hin zu Arzneitees machen möchten, zweifeln Sie vielleicht, ob Sie dafür überhaupt genug Kenntnisse über Kräuter haben. So geht es auch mir heute noch regelmäßig. Aber auf Ihrer Reise durch die Welt der Kräuterheilkunde werden Sie sich von ganz allein motiviert fühlen zu lernen, was Sie lernen müssen. Und je mehr Sie durch die Teezubereitung über Kräuter lernen, umso präziser werden Sie, wenn Sie sie dann medizinisch nutzen. Die meisten Kräuter, mit denen Sie arbeiten werden, sind sicher in der Anwendung. Ich verwende für meine Arzneitees so ziemlich genau dieselben Kräuter wie für alle anderen Tees, die ich herstelle. Der Unterschied liegt in der Stärke der aktivsten Zutaten in der Mischung.

Für Anfänger ist es immer eine gute Idee, erst einmal mit Tees zu beginnen, die sichere, sanfte Heilmittel sind. Mit zunehmender Erfahrung werden Sie auch immer besser darin werden, komplexere physiologische Ungleichgewichte zu erkennen und die feinen Unterschiede der Kräuter zu verstehen, die zur Behandlung dieser Ungleichgewichte genutzt werden. Sich im eigenen Handwerk weiterentwickeln zu können, gehört zu den großen Freuden des Lebens.

Die Rezeptierungs-Pyramide

Jedes Kraut hat üblicherweise eine dominante Wirkung oder ein vorherrschendes Aroma sowie eine Fülle von weiteren Feinheiten. Ob Ihr Tee also medizinische Eigenschaften haben soll oder nicht: Es ist in jedem Fall praktisch, ein zuverlässiges System zu haben, wenn Sie neue Mischungen erfinden möchten. Mit zunehmender Übung wird die Rezeptierung irgendwann zu einem kreativen, intuitiven Prozess. Aber am Anfang wissen die meisten einfach noch nicht, wo sie beginnen sollen. Die Kräutertee-Rezeptierungs-Pyramide ist ein Basisdiagramm mit einer Struktur, der Sie so strikt oder so ungefähr folgen können, wie Sie das möchten.

Die Idee hinter der Pyramide ist, dass sie dazu anregt, über die Wirkweise unterschiedlicher Kräuter nachzudenken. Mit ihr lassen sich auch ganz einfach Mengenverhältnisse berechnen. Sie wird Ihnen auch helfen, die Funktionen einzelner Kräuter besser zu verstehen, die Sie in anderen Teemischungen sehen. Sie können diese Methode der Teerezeptierung auf zweierlei Arten nutzen: Beginnen Sie entweder mit der Wirkung einer Pflanze (zum Beispiel, um einen Verdauungstee oder einen Tee gegen Halsschmerzen zu mischen) oder mit einer Pflanze, die Sie gerne mögen (zum Beispiel Rosen, Ingwer oder Zitronengras), um dann eine Mischung rund um das Aroma dieser bestimmten Pflanze zu entwickeln.

Die Pyramide hat drei Stufen. Die Basis ist die „aktive" Pflanze in der Mischung – diejenige mit dem ausgeprägtesten Aroma und der deutlichsten Wirkkraft. Wenn Sie zum Beispiel einen Tee zusammenstellen möchten, um die Verdauung zu stärken, werden Sie als aktiven Bestandteil wahrscheinlich eine leicht bittere Pflanze wie Löwenzahnwurzel wählen, die die Leber unterstützt. Die zweite Ebene der Pyramide bilden die „unterstützenden" Pflanzen, die das jeweilige Organsystem sanft unterstützen. Unterstützende Pflanzen für einen Verdauungstee könnten Fenchel, Minze oder Eibischwurzel sein. Die „katalytische" Pflanze der dritten Ebene wird als Aromaakzent hinzugegeben oder um die Funktion der aktiven Pflanze zu verbessern. Ingwer ist ein tolles Beispiel für eine katalytische Pflanze in einem Verdauungstee. Die Wärme im Ingwer weckt das Verdauungssystem und verstärkt das Verdauungsfeuer.

Sie können die Pyramidenmethode auch anders nutzen, indem Sie einen Tee rund um eine bestimmte Pflanze zusammenstellen, die Sie besonders mögen. Ich liebe zum Beispiel Tulsi. Nehmen wir es also einmal als Hauptkomponente oder aktiven Bestandteil. Wenn Sie mit Tulsi arbeiten möchten, sollten Sie es zunächst

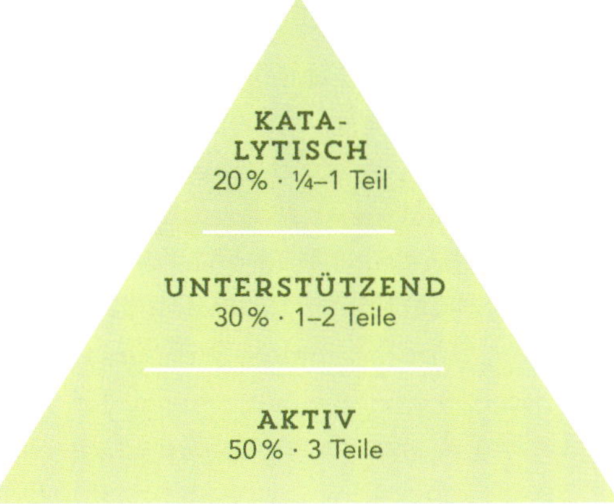

einmal probieren. Lassen Sie Tulsi in heißem Wasser ziehen und nehmen Sie sein vielschichtiges Aroma wahr. Erstellen Sie eine Liste mit allen Dingen, wonach Tulsi schmeckt. Dann können Sie anfangen zu überlegen, welche Pflanzen bestimmte Aspekte von Tulsi betonen würden. Wenn ich Minze hinzugebe, verstärken sich dadurch seine basilikumähnlichen Eigenschaften. Wenn ich Rose hinzugebe, werden einige süß-blumige Aspekte von Tulsi hervorgehoben. Durch die Zugabe von etwas Spritzigem oder Zitronigem treten die lebendigen Kopfnoten des Aromas stärker hervor. Beachten Sie auch, dass bei der Betonung eines Aspektes andere Aspekte gedämpft werden. Wenn Sie zum Beispiel Süßholz oder Stevia zu Tulsi hinzugeben, wird sein würzig-pfeffriger Biss gedämpft. Wenn Sie Ingwer hinzugeben, verblasst die feine Süße. Es braucht Übung, um vorherzusagen, was passieren wird, wenn Sie Pflanzen miteinander kombinieren. Hilfreich ist aber, sich zuerst einmal das Aroma-Spektrum einer Pflanze bewusst zu machen und dann zu entscheiden, welche medizinischen und aromatischen Aspekte Sie verstärken oder dämpfen wollen. Das charakterisiert am Ende Ihre Mischung und macht sie absolut einzigartig.

Das Beste an der Rezeptierung nach der Pyramidenmethode ist ihre Einfachheit. Sie können damit wunderbare Mischungen kreieren, die auf der Heilkraft und dem Aroma einer bestimmten herausgestellten Pflanze basieren. Die unterstützenden und katalytisch wirkenden Pflanzen geben der Hauptkomponente Ausgewogenheit und Orientierung.

Die freie Rezeptierung

Meine Technik zur Teerezeptierung ist im Laufe der Zeit immer personalisierter geworden. Ich habe gelernt, meine Erfahrung und Intuition zu nutzen, um präzise Mischungen zusammenzustellen. Diese Erfahrung stammt aus jahrelanger Beobachtung, welche Wirkung die Kräuter in meinen Tees auf die Menschen in meinem Umfeld haben. Das Tolle am Verkauf pflanzlicher Produkte auf Bauernmärkten ist, dass ich dort Feedback von meinen Kunden erhalte – und all dieses Feedback fließt dann in neue Tees ein.

Bei meinem Teeversand sind all jene Tees am erfolgreichsten, welche die Kluft zwischen Medizin und exzellentem Aroma überbrücken. Jeder Teehersteller sollte diesen Optimalpunkt anstreben: Wenn Ihre Tees ein tolles Aroma erreichen, ohne dass ihre therapeutischen Eigenschaften geschmälert und natürliche Aromen hinzugefügt werden, wird es Ihnen mühelos gelingen, dass Kunden, Klienten oder Freunde begeistert Ihre Tees trinken. Am schwierigsten an der Arbeit mit Pflanzen und Kunden ist für einen Arzneihersteller und Kräuterkundigen die Mitarbeit der Patienten. Wenn Kunden die Arznei so gar nicht mögen, haben sie vielleicht nicht unbedingt die Disziplin, sich an die Vorgaben zu halten.

Als ich anfing, Tees für Harbor Herbalist zu mischen, hatte ich Grundkenntnisse über die Teerezeptierung und arbeitete mit der Pyramide. Mein Ziel war, einfache Heiltees oder Tonika zu entwickeln, die meiner Ansicht nach meinen Mitmenschen helfen und bei ihnen Anklang finden würden. Ich begann mit einer Reihe von Basis-Tees, die verschiedene Körpersysteme unterstützten. Diese Tees basierten stark auf meiner Region, meinen Vorlieben und meiner Ausbildung.

Als ich in meinem Handwerk sicherer wurde, wichen meine Tees langsam immer mehr von der Pyramide ab. Einerseits bekam ich Interesse daran, saisonale

Die Vorteile von Kräutermischungen

Mit der Kombination verschiedener Kräuter können wir mehrere Dinge erreichen:

1. Die Hauptwirkung der Mischung verstärken.
2. Tonische Mehrzweck-Mischungen herstellen.
3. Mehr als einen Aspekt eines Ungleichgewichts angehen.
4. Tees mit einer besseren Aroma-Balance herstellen.

Mischungen aus Kräutern und Gewürzen herzustellen, die ich anbaute oder wildsammelte, wodurch ich die Teerezepturen mit der Zeit anders sah. Andererseits vertiefte ich auch immer weiter meine Kenntnisse über die Geschmacksrichtungen und Wirkungen der Pflanzen. Ich habe gelernt, ihre Feinheiten wahrzunehmen, sodass ich ihren Einfluss auf den Körper besser vorhersagen und sie besser mit anderen Pflanzen kombinieren kann, um einen wirklich synergistischen Effekt zu erzielen. Ich bemerke kleinste Details an den Pflanzen, seit ich nun schon so lange regelmäßig mit ihnen arbeite.

Meine jetzigen Methoden zum Mischen zu erklären, ist gar nicht so einfach, da ich keiner bestimmten Formel mehr folge. In den meisten meiner heilkräftigen Kräuterteemischungen werden die Jahreszeit, der Geschmack und die Verfügbarkeit der Kräuter berücksichtigt, aber genauso auch der ganze Mensch und was er gerade erlebt (nicht nur ein bestimmtes Ungleichgewicht). Beim Mischen von Arzneitees versuche ich, nicht nur die unmittelbaren Symptome miteinzubeziehen, sondern auch die Wurzel des Ungleichgewichts sowie sekundäre Ungleichgewichte, wie etwa die seelischen Folgen einer Verletzung. Die Arbeit auf dieser Komplexitätsstufe erfordert von mir oft, dass ich von der Pyramide abweiche und weitere Kräuter hinzugebe, um eine ganzheitliche Mischung zu kreieren.

Für Jahreszeiten-Tees fange ich meist mit einer Handvoll Kräutern an, die entweder gerade Saison haben oder wirkungsvolle ausgleichende Kräuter in der jeweiligen Jahreszeit sind, und sammle dann Tee-Ideen. Oft lasse ich meine Gedanken schweifen und knüpfe Verbindungen zwischen Kräutern, dem Wetter, wie ich mich seelisch fühle und wie andere Menschen auf die Jahreszeit und aufeinander reagieren. Ich schaue nach Veränderungen in der Pflanzenwelt und in der Energie der Menschen um mich herum. Im Grunde versuche ich, die natürliche Welt so gut ich kann wahrzunehmen, und kreiere Tees, die mir und anderen ein Gefühl von Ausgeglichenheit schenken.

Normalerweise bereite ich neue Tees in ihrer entsprechenden Saison zu. Nur selten mische ich einen neuen Immuntee im Sommer oder einen Allergietee im Herbst. Ich warte auf den richtigen Moment, um achtsam zum Beispiel für eine bestimmte Art von Stress den richtigen Tee zur richtigen Zeit zusammenstellen zu können. Dass ich so gut wie möglich auf leichte Schwankungen in meinem Umfeld und meiner Bioregion achte, macht die Wirkung meiner Kräutertees aus. Außerdem lasse ich mich ganz und gar von meiner Leidenschaft für die Pflanzen um mich herum einnehmen. Im Frühling und Sommer bin ich ganz besessen von Blumen und improvisiere Unmengen von Blütentees. Von blühenden Blumen kann ich gar nicht genug bekommen. Im Winter verwende ich Blüten in Tees nur als Akzente, als aufmunternde Erinnerung daran, was sich auf der anderen Seite des Saisonkalenders befindet.

Ich habe mehr Jahre gebraucht, als mir lieb ist, um zu einer scharfen Beobachterin mit allen Sinnen zu werden. Mein natürlicher Impuls ist es, in Eile zu sein und dabei zu vergessen, die Natur zu sehen und ihr zu lauschen. Die Teezubereitung hat mich verändert. Ich achte jetzt wesentlich mehr darauf, was um mich herum geschieht, als in der Zeit, bevor ich die Teeherstellung zum Beruf machte. Da ich mich verändert habe, haben sich auch meine Methoden zur Rezeptierung verändert. Anfangs war ich sehr dankbar für die Pyramide und ich finde, dass sie für Anfänger einen tollen Zweck erfüllt. Mit der Zeit werden Sie Ihren eigenen Stil ganz nach Ihren persönlichen Neigungen entwickeln. Teilweise deshalb gibt es so viele verschiedene Tees auf dem Markt: Jeder von uns sieht die Welt auf seine Art, daher arbeiten wir auch ganz unterschiedlich mit Kräutern. Solange Sie zielgerichtet bleiben und die gewünschte Wirkung im Blick behalten, gibt es unzählige Möglichkeiten und Kombinationen, mit denen Sie an Ihr Ziel gelangen können.

Das Geschenk des Tees

In der Kräuterheilkunde sind die Möglichkeiten des Zusammenwirkens schier endlos. Wenn wir älter werden, begegnen wir manchmal unvorhergesehenen Gesundheitsproblemen wie Bluthochdruck oder Arthritis. Persönliche Tees für geliebte Menschen mit chronischen Gesundheitsproblemen zusammenzustellen, ist ein toller Weg, um sich mit ihnen zu verbinden und ihnen eine köstliche Unterstützung aus der Natur zu schenken. Ich erhalte viele dankbare Rückmeldungen von geliebten Menschen, wenn ich ihnen Tees zubereite, die genau auf ihre persönlichen Umstände abgestimmt sind und ihre Vorlieben berücksichtigen. Es zeigt, dass Sie zugehört haben und aufmerksam sind. Manchmal kann dieser einfache Akt der Aufmerksamkeit mit zu der Unterstützung gehören, die jemand von anderen braucht. Ich würde nie im Leben anderen Leuten meine Tees aufzwingen; in der Regel stelle ich individuelle Tees nur für Menschen zusammen, denen bereits gefällt, was ich tue, und die einen maßgeschneiderten Arzneitee nicht als Bevormundung empfinden.

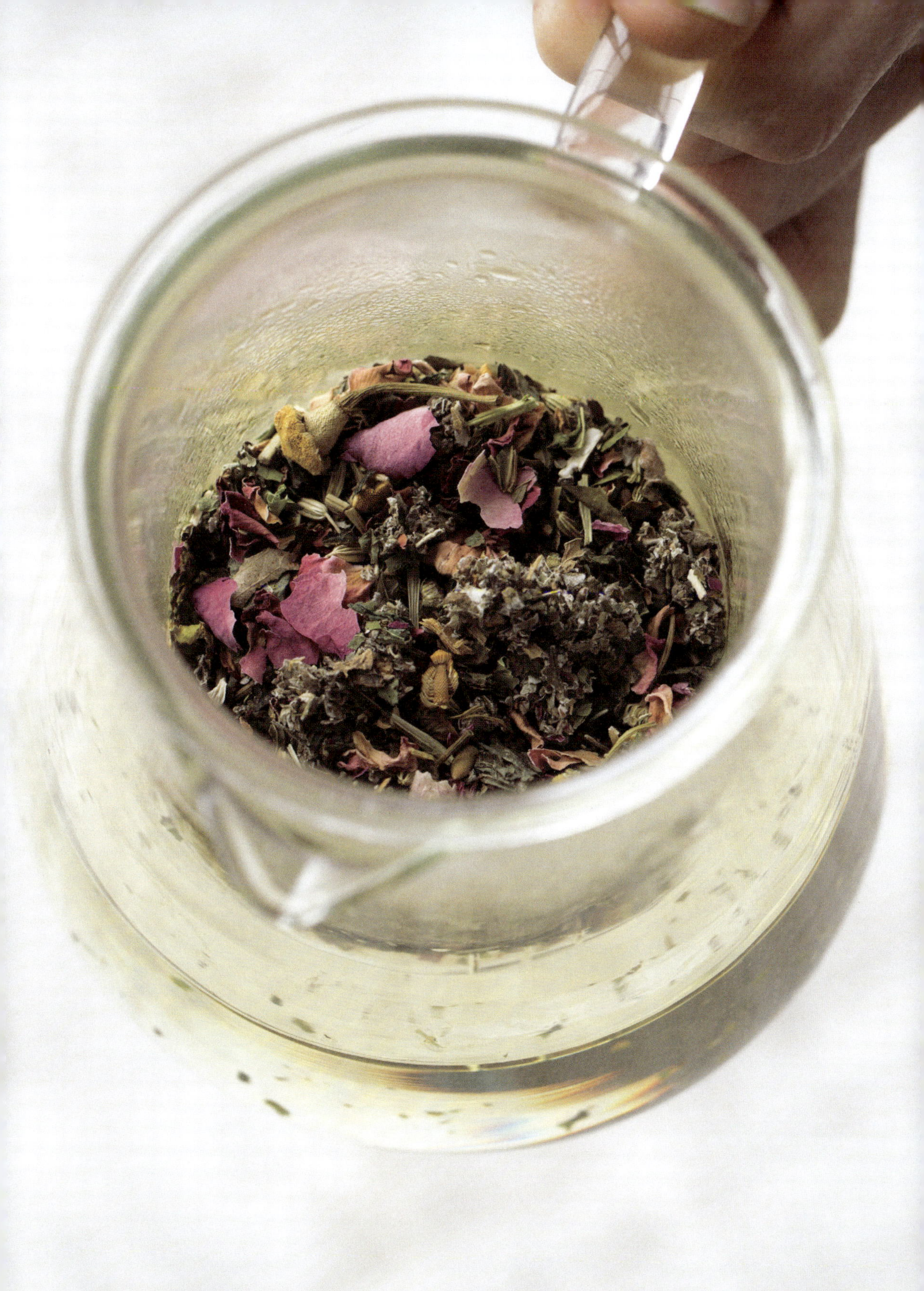

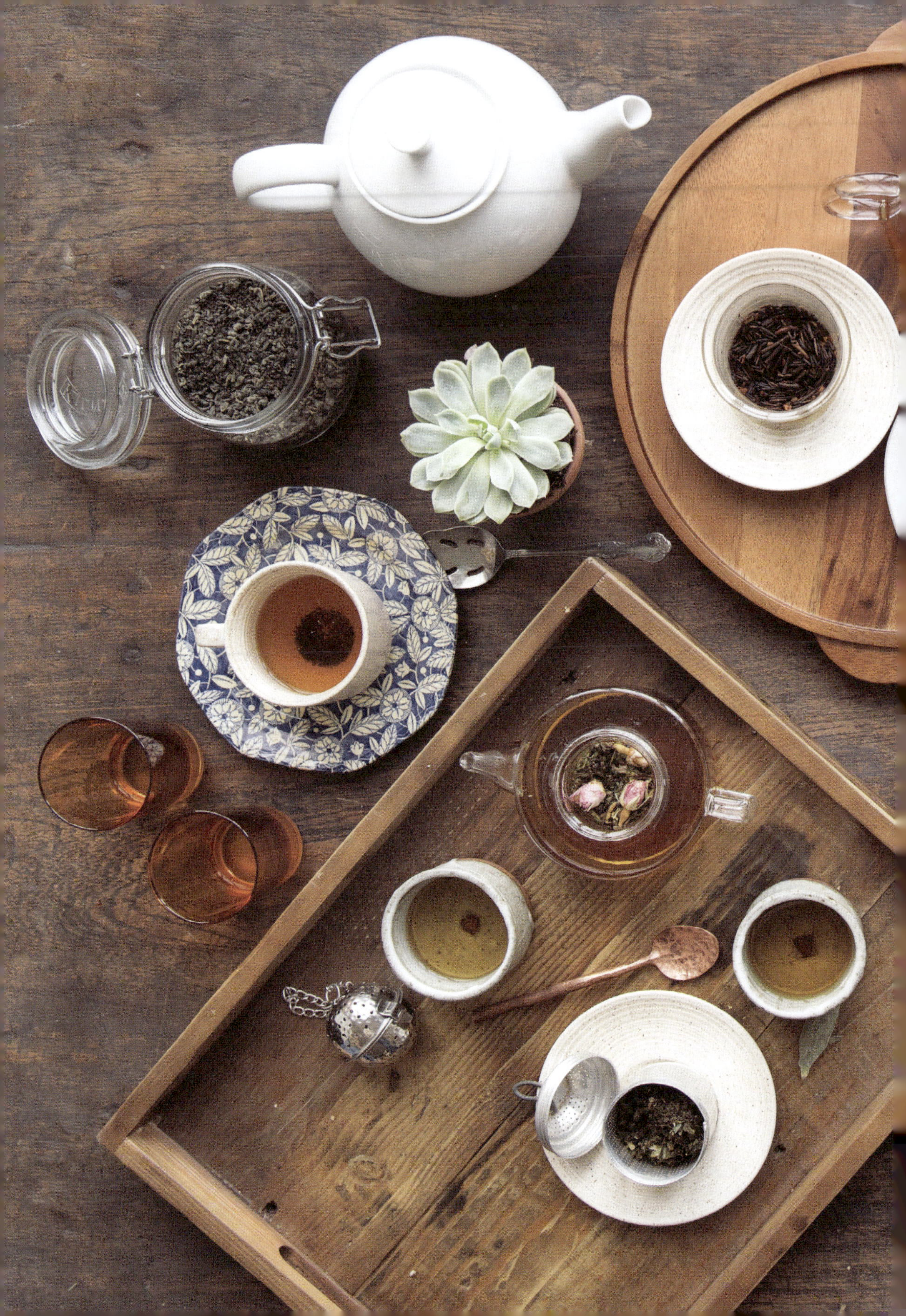

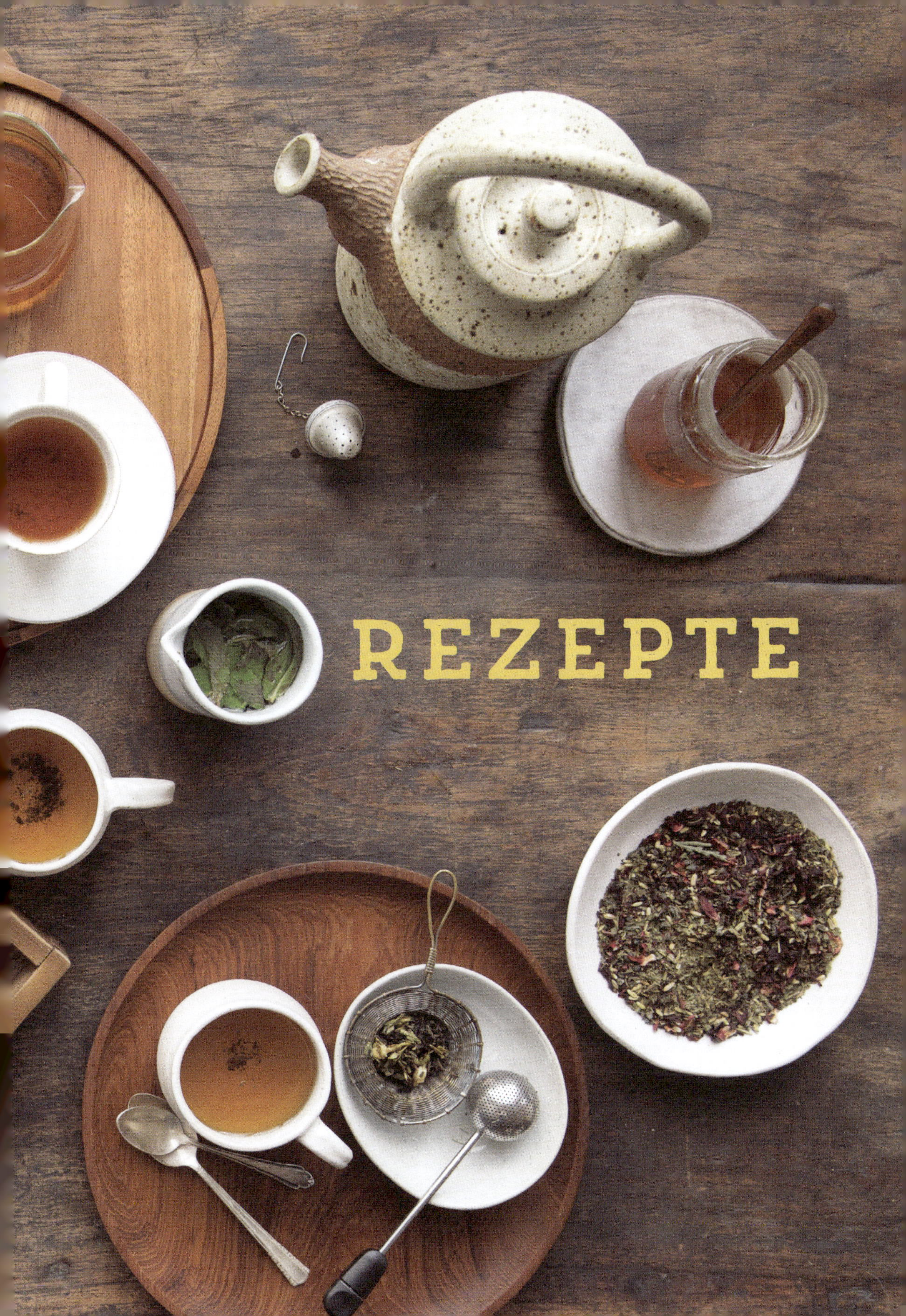

REZEPTE

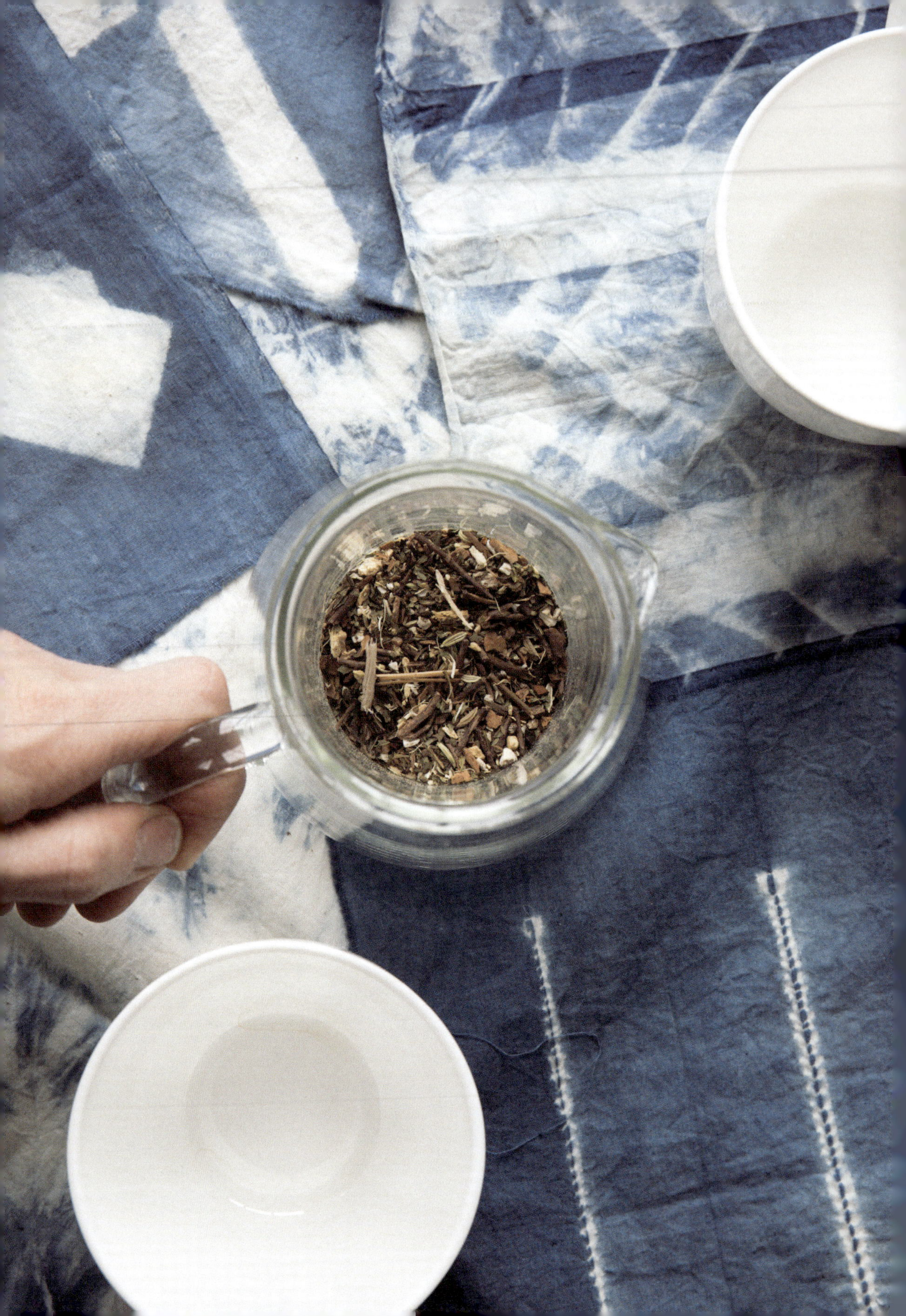

3. KAPITEL

TONIKA FÜR GANZHEITLICHE GESUNDHEIT

PRAKTISCH ALLE GANZHEITLICHEN ANSÄTZE IN DEN BEREICHEN GESUNDHEIT und Heilung enthalten auch immer altbewährte Rezepte für Tonika. In der westlichen Kräuterheilkunde beschreibt der Begriff *tonisch* eine allgemein regenerierende Wirkung einer Pflanze oder Pflanzenmischung. Tonika wirken ausgleichend auf viele Organsysteme und erhöhen insgesamt unsere Vitalität, Energie und Ausgeglichenheit. Das tun sie, indem sie den Zellen zahlreiche Vitamine und Mineralien zuführen, die für einen gesunden Zellstoffwechsel notwendig sind. Durch die regelmäßige Verwendung tonischer Kräuter zusammen mit einer gesunden Lebensweise tragen Sie sehr dazu bei, dass Ihr Körper kraftvoll und in Form bleibt.

Dank ihrer Kraft und Vielseitigkeit sind tonische Kräuter allseits beliebte Pflanzen für die ganze Familie. Sie sind Schätze, die sich über Kontinente und Meere hinweg in der ganzen Welt verbreitet haben. So ist es zu einer weltweiten Verbreitung vieler nun eingebürgerter tonischer Pflanzen wie Kurkuma, Kletten, Süßholzwurzel, Löwenzahn, Petersilie und Ginseng gekommen. Wo immer Sie auch leben, Sie müssen nur selten lange suchen, um einige der besten Tonika für jeden Tag zu finden, die genau an die klimatischen Bedingungen vor Ort angepasst sind. Die Natur und die menschliche Pflege sorgen dafür, dass genau die regenerierenden Pflanzen, die wir brauchen, immer in unserer Nähe sind.

Ich teile Tonika in drei Hauptgruppen ein: nährende, verjüngende und aphrodisierende Tonika. Nährende Tonika sind vitamin- und mineralienreiche Kräuter, die Gewebe und Blut stärken. Verjüngende Tonika dienen dazu, Körper, Geist und Seele auszubalancieren und zu unterstützen. Oft arbeiten sie über das Nervensystem und helfen dem Körper, Stress zu bewältigen, Energiereserven aufzustocken und die emotionale Belastbarkeit zu unterstützen. Aphrodisierende Tonika fördern die Nähe zur übrigen Welt. Für gewöhnlich sind es keine „sexuellen", sondern vielmehr sinnliche Tonika. Sie bauen Spannungen ab, heben die Stimmung und helfen, die ganze sinnliche Schönheit und Freude der Welt zu erleben.

Auf den folgenden Seiten stelle ich Teemischungen in denjenigen Kategorien vor, in die sie meiner Ansicht nach am besten passen. Einige können für mehr als eine Kategorie geeignet sein. Wie dem auch sei – alle sind köstlich und ergeben wunderbare Tees für den Alltag. Probieren Sie viele Mischungen aus und lassen Sie Ihren Körper entscheiden, welche für Sie am besten sind.

Wie viel Tee ergibt eine therapeutische Dosis?

Die therapeutische Dosis für einen Kräutertee ist wesentlich höher, als Sie wahrscheinlich glauben. Wenn Sie zum Beispiel im Laden einen Tee in Teebeuteln kaufen möchten, brauchen Sie für sich selbst mindestens vier Teebeutel für eine therapeutische Dosis. Ich bereite lose Blatt-Tees üblicherweise in einem Verhältnis von mindestens 2 gehäuften EL Tee pro Portion zu und trinke gewöhnlich mindestens 480 ml Tee pro Portion. Wenn Sie lieber milderen Tee mögen, können Sie 950 ml für Ihre Portion zubereiten. Die Dosierung hängt wirklich davon ab, wie viel Tee Sie verwenden. Die Menge Wasser ergibt sich aus Ihren Geschmacksvorlieben. Ich habe eine French Press für 950 ml Flüssigkeit. Meist fülle ich sie fast zu einem Viertel mit Tee, bevor ich Wasser hinzugebe, manchmal auch mehr, falls ich wirklich eine medizinische Dosis brauche.

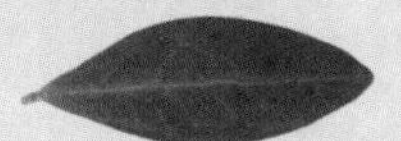

NÄHRENDE TONIKA

NÄHRENDE TONISCHE TEES STÄRKEN SANFT DEN KÖRPER und regenerieren Gewebe, das durch Stress oder Krankheiten geschwächt oder erschöpft ist. Sie enthalten zahlreiche Vitamine und Mineralien, erhöhen Flüssigkeiten und stärken Blut und Lymphe. Nährende Tonika versorgen auch das Muskelsystem, da sie bioverfügbare Mineralien liefern, die unerlässlich für die gesunde Muskelfunktion und -erholung sind.

Wenn Sie nährende Tees zusammenstellen, denken Sie daran, dass viele vitamin- und mineralienreiche Kräuter süß und leicht salzig schmecken. Süße Kräuter haben eine kühlende, lindernde Wirkung auf das Gewebe. An warmen Tagen im Frühling und Sommer empfindet man oftmals frische, süße, mineralienreiche Tees als wunderbar erfrischend und wohltuend. Nährende Kräuter können jedoch während der Wintermonate etwas zu kühlend sein, wenn unser Gewebe sich ohnehin schon schwer und kalt anfühlt. Um den kühlenden Effekt dieser Kräuter auszugleichen, gebe ich daher sehr gerne auch einige wärmende Gewürze (wie beispielsweise frischen Ingwer, Sternanis, Zimt, Cayenne, Orangenschale) oder aromatische Kräuter (wie Rosmarin, Thymian und Salbei) dazu.

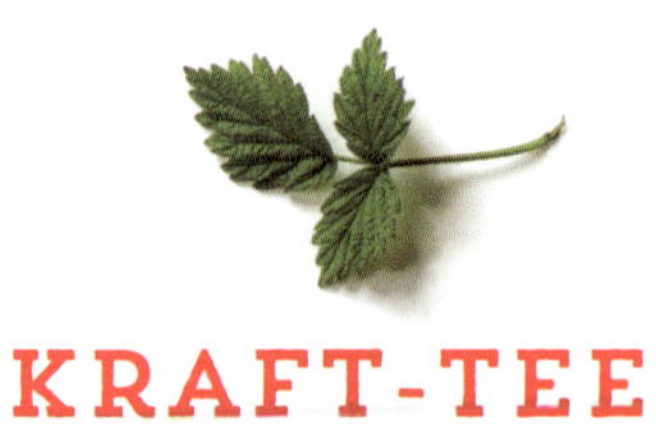

KRAFT-TEE

Der Kraft-Tee ist ein wirkungsvolles Tonikum aus einigen unserer dankbarsten und beliebtesten Frühlingskräutern. Diese Kräuter sind oft ein fester Bestandteil der Landschaft und sehr widerstandsfähig. Und zu unserem Glück durchdringen sie auch unser Gewebe sanft mit diesen Eigenschaften, indem sie reichlich Nährstoffe aus den Blättern in unser eigenes Fleisch und Blut übertragen.

Im Vorfrühling sehnen wir ungeduldig das erste frische Grün herbei und können es kaum erwarten, dass die Erde sich endlich aufwärmt und Frühlingspflanzen sprießen. Brennnessel, Himbeerblatt und Minze brauchen kaum Zuspruch, um himmelwärts zu wachsen, sobald die Luft rein und klar ist. Die Brennnessel hat ein tiefes, erdiges Aroma mit einer leicht bitteren Note. Manchmal riechen und schmecken Brennnesseln ein winziges bisschen nach Fisch, aber auf eine gute Art. Wie viele Angehörige der Familie der Rosengewächse sorgen die Blätter roter Himbeeren für ein erdiges, saures Aroma und eine leichte Adstringenz. Alle drei sind reich an Mineralsalzen, die die Süße der Pfefferminze verstärken und bittere und adstringierende Eigenschaften abmildern. Diese Mineralien-Kraftpakete stillen unser Verlangen nach frischen Kräutern und Nahrungsmitteln, während Fenchel und Rosenblütenblätter die Mischung zu einer aromatischen Köstlichkeit ausbalancieren.

ZUBEREITUNG

HEIẞER AUFGUSS: 350 ml heißes Wasser über 2 EL Tee gießen. 10 bis 15 Minuten ziehen lassen.

KALTER AUFGUSS: 480 ml kaltes Wasser und 1 bis 2 EL Tee in ein Glas mit Deckel geben. Das Glas schütteln, damit der gesamte Tee vom Wasser durchtränkt wird. Für mindestens 2 Stunden in den Kühlschrank oder an einen kühlen Ort stellen.

ZUTATEN

- 1,5 Teile Pfefferminze
- 1 Teil Brennnesselblätter
- 1 Teil Himbeerblätter
- 0,5 Teile Fenchel
- 0,5 Teile Rosenblütenblätter

GESCHMACK: eine wirklich gute Kombination aus grasigen, aromatischen, süßen und blumigen Aromen

WIRKUNG DER PFLANZEN: nährend, regenerierend, entspannend (nervenberuhigend)

UNTERSTÜTZTE SYSTEME: weibliche Fortpflanzung; Muskeln, Kreislauf, Verdauung, Nerven; Nieren, Leber

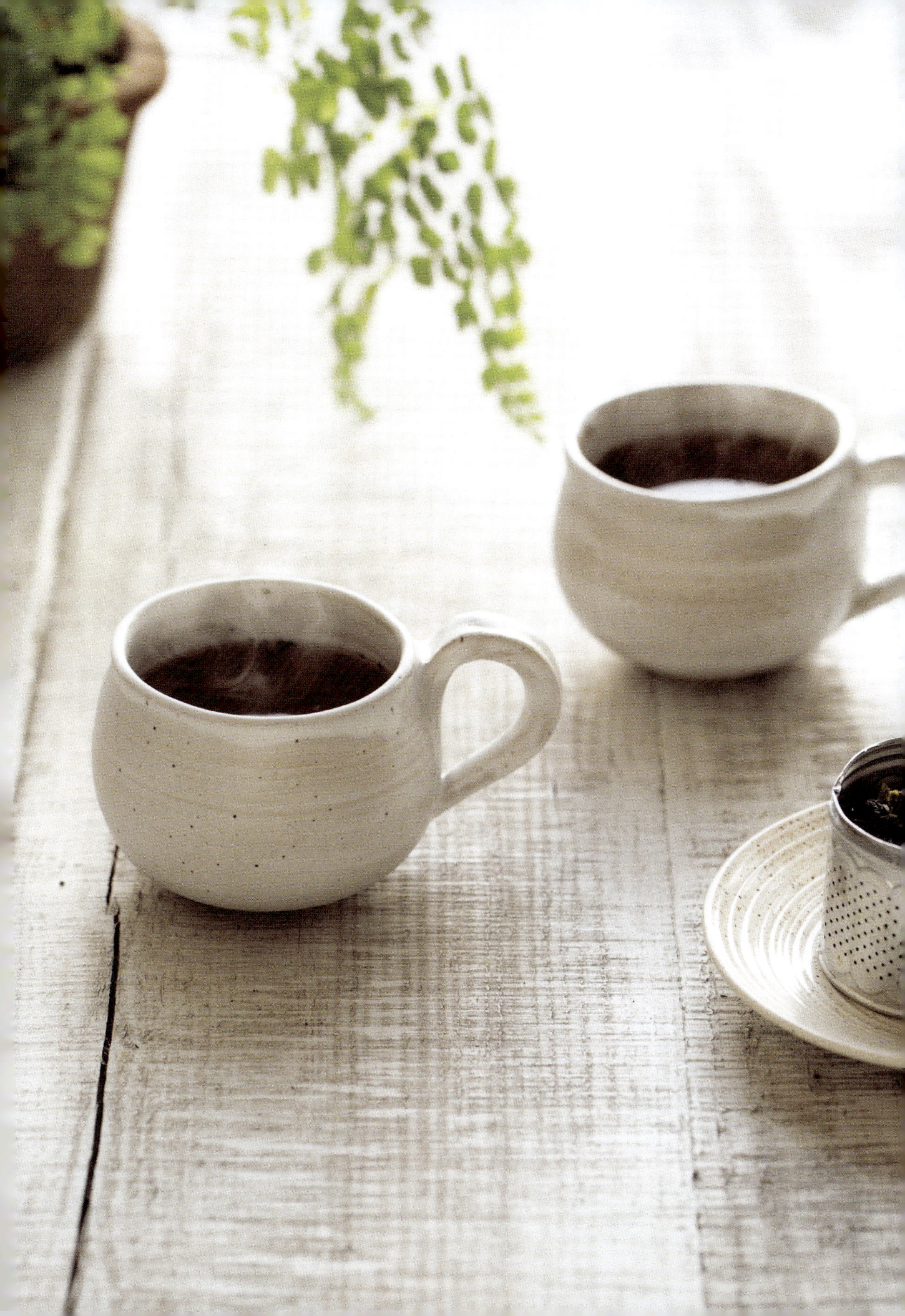

Adaptogene bei Stress

Stress ist weltweit die häufigste Ursache der meisten nichtinfektiösen Erkrankungen. Wenn wir einen stressigen Tag haben oder einen angstvollen Augenblick erleben, ist unser Körper darauf eingerichtet, sich durch Ruhe und Entspannung wieder zu erholen. Aber wenn wir chronischen Stress haben, der Tage, Woche, Monate oder Jahre andauert, werden wir am Ende chronisch erschöpft und können nach extrem stressigen Begegnungen nicht so gut wieder Tritt fassen.

Die lose Kategorie der sogenannten Adaptogene unter den Kräutern hilft uns, durch verschiedene Mechanismen mit chronischem Stress umzugehen. Als Kräuter, die allgemein unsere Gesundheit und unser Wohlbefinden steigern, wirken Adaptogene prophylaktisch, indem sie die Widerstandskraft des Körpers gegen physische, emotionale, umweltbedingte und biologische Stressfaktoren ankurbeln. Sie spielen eine schützende und regenerierende Rolle im zentralen Nervensystem, unterstützen nachweislich die normalen Stoffwechselprozesse und wirken ausgleichend. Einige sind beruhigend, andere belebend. In Kombination mit nervenberuhigenden Kräutern wie Helmkraut und Fenchel sind sie auch hilfreich, um die Auswirkungen von starkem Stress zu lindern.

Die meisten Adaptogene, die wir kennen, stammen aus Russland, Indien und China, da diese Länder sie schon seit langer Zeit zur Regeneration und für ein langes Leben verwenden. Ginseng, Süßholz, Tulsi, Eleuthero, Dang Shen, Ashwagandha und Astragalus sind beliebte Beispiele dafür.

Wie wir auf Stress reagieren, bestimmt über unsere langfristige Gesundheit. Als viel beschäftigte Landwirtin und Unternehmerin habe ich in meinem Berufsleben tagtäglich mit Stress und Ungewissheiten zu tun. Tees zu trinken, die helfen, meinen Körper vor den negativen Auswirkungen von chronischem Stress zu schützen, macht viel aus, um gesund zu bleiben. Außerdem achte ich auf viel Schlaf und Bewegung und ernähre mich gesund, um alles dafür zu tun, Stress zu reduzieren und die Grundnährstoffe zu erhalten, die mein Körper zur Regeneration braucht. Adaptogene haben sich für mich als hilfreich erwiesen, um anpassungsfähig zu bleiben. Sie funktionieren aber am besten, wenn ich sorgfältig darauf achte, den täglichen Stress zu reduzieren.

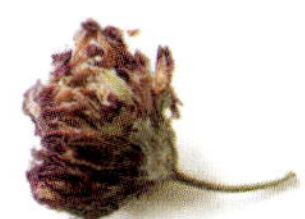

MINERALIENTEE FÜR JEDEN TAG

Nur allzu oft versäumen wir es, unserem Körper genügend Vitamine und Mineralien aus natürlichen pflanzlichen Quellen zuzuführen. Dies ist einer meiner Lieblings-Vitamin- und Mineralientees für einen aktiven Lebensstil. Er bereichert Ihre tägliche Ernährung mit unglaublich vielen Mikronährstoffen. Mineralienreicher Tee kann eine tägliche Mineralien-Nahrungsergänzung überflüssig machen. Noch dazu werden Mineralienquellen in Form von ganzen Pflanzen vom Körper oft besser aufgenommen als von gekauften Multivitamintabletten.

Im Winter trinke ich täglich eine kräftige, heiße Tasse und im Sommer bereite ich einen ebenso kräftigen, aber kalten Aufguss zu und gieße eine Tasse davon in meine Wasserflasche, wenn ich draußen arbeite. Sie können aus dieser Mischung auch einen Sonnentee zubereiten. Er kann eine Woche lang kalt im Kühlschrank aufbewahrt werden.

ZUBEREITUNG

HEIẞER AUFGUSS: 350 ml heißes Wasser über 2 EL Tee gießen. 10 bis 15 Minuten ziehen lassen.

KALTER AUFGUSS: 480 ml kaltes Wasser und 1 bis 2 EL Tee in ein Glas mit Deckel geben. Das Glas schütteln, damit der gesamte Tee vom Wasser durchtränkt wird. Für mindestens 2 Stunden in den Kühlschrank oder an einen kühlen Ort stellen.

GESCHMACK: süß und grasig mit wunderbarem Aroma durch Anis und Minze

WIRKUNG DER PFLANZEN: nährend, regenerierend

UNTERSTÜTZTE SYSTEME: Muskeln, Nerven

ZUTATEN

- 3 Teile Bockshornkleesamen
- 2 Teile Grüner Hafer
- 2 Teile Grüne Haferspitzen
- 2 Teile Gojibeeren
- 2 Teile Minze
- 1 Teil Alfalfa
- 1 Teil Brennnesselblätter
- 1 Teil Eleuthero (Sibirischer Ginseng)
- 1 Teil Anissamen
- 0,5 Teile Färberdistel
- 0,25 Teile Rotkleeblüten

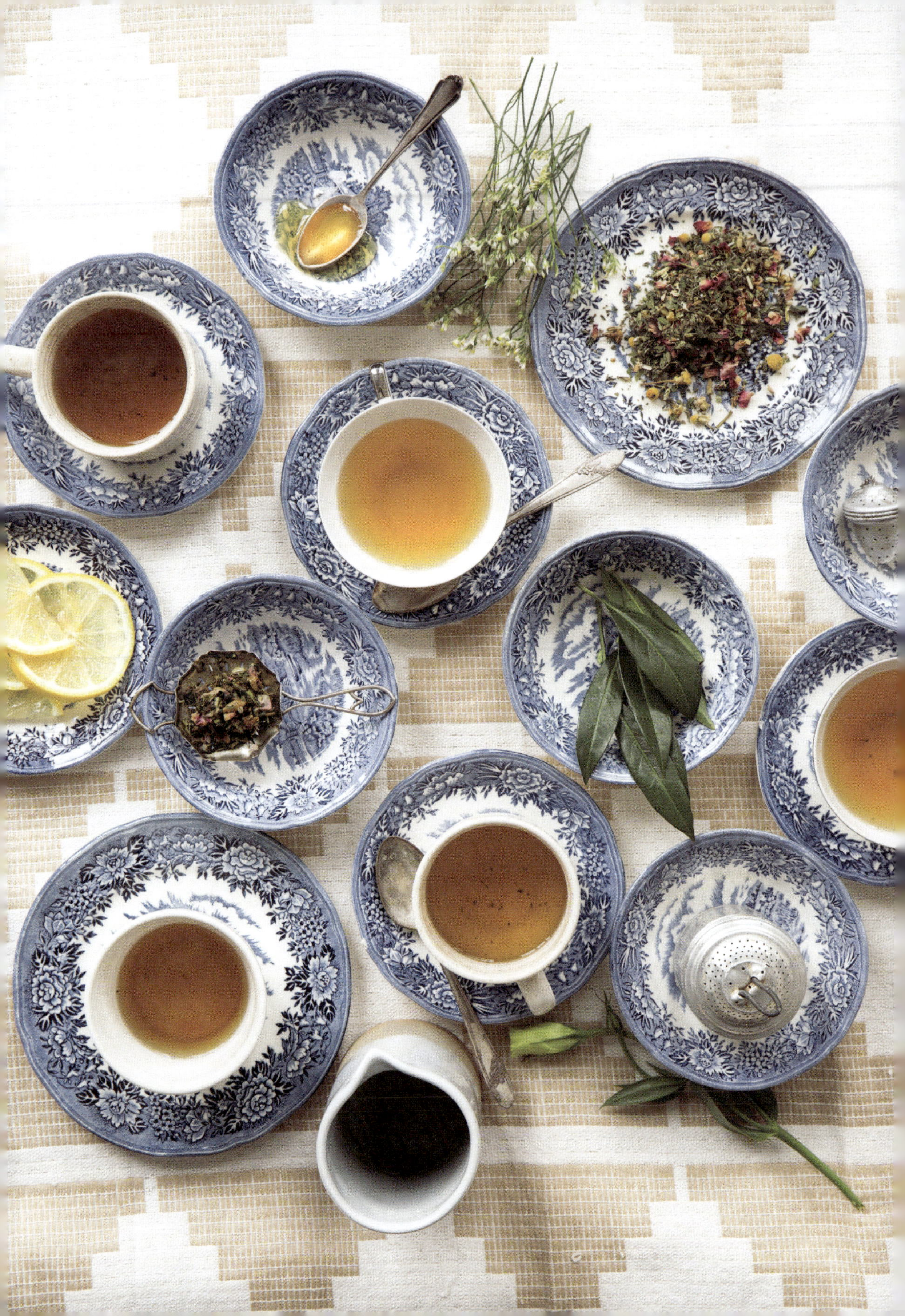

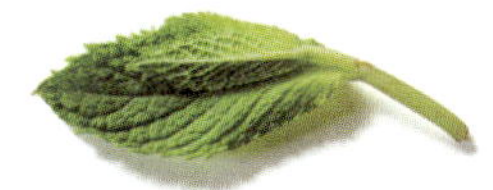

ERHOLSAMER NERVENTEE

Dies ist ein wunderbares Mineralien-Tonikum mit nervenberuhigenden Eigenschaften. Ich bereite den Tee oft zu, wenn ich mich von einem anstrengenden Tag ein wenig erschöpft fühle oder gestresst bin. Jede der Pflanzen nährt das Nervensystem und unterstützt gesunde Knochen, Blut und Muskeln. Dieser Tee ist kühlend; geben Sie daher etwas frisch geriebenen Ingwer oder Zimt dazu, falls Sie sich ohnehin schon energetisch kalt fühlen.

Die Basis für den Erholsamen Nerventee ist ähnlich wie beim Kraft-Tee (Seite 50), aber zusätzlich mit drei leicht bitteren Kräutern (Kamille, Katzenminze und Helmkraut) und Süßholz, um die Intensität am Gaumen zu mildern. Bei Kräutertees ist es allgemein nutzbringend, kräftige Aromen schätzen zu lernen. Bittere Kräuter sind oft richtig bitter, und die Kräuter, die wir zum Süßen von Tees verwenden, neigen oft dazu, den restlichen Geschmack zu dominieren. Heilkräuter haben wesentlich weniger Verständnis für unseren empfindlichen Gaumen als Küchenkräuter, die wir zu weicheren, angenehmeren Versionen ihrer wilden Verwandten gezüchtet haben. Als Teemischerin werden Sie lernen, ständig die Intensität der verschiedenen Kräuter auszuhandeln.

ZUBEREITUNG

HEIßER AUFGUSS: 350 ml heißes Wasser über 2 EL Tee gießen. 10 bis 15 Minuten ziehen lassen.

KALTER AUFGUSS: 480 ml kaltes Wasser und 1 bis 2 EL Tee in ein Glas mit Deckel geben. Das Glas schütteln, damit der gesamte Tee vom Wasser durchtränkt wird. Für mindestens 2 Stunden in den Kühlschrank oder an einen kühlen Ort stellen.

GESCHMACK: weiche, bekömmliche Kombination aus bitter und süß

WIRKUNG DER PFLANZEN: nervenberuhigend, regenerierend

BETROFFENE SYSTEME: Nerven, Muskeln

ZUTATEN

- 1,5 Teile Anissamen oder Fenchel
- 1,5 Teile Minze
- 1 Teil Brennnesselblätter
- 1 Teil Kamille
- 1 Teil Rosenblütenblätter oder 0,25 Teile Lavendelblüten
- 1 Teil Helmkraut
- 0,5 Teile Himbeerblätter
- 0,5 Teile Katzenminze
- 0,25 Teile Süßholzwurzel (oder 1 Löffel Honig pro 240 ml)

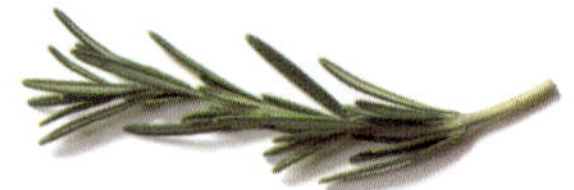

ERHOLSAMER NERVENTEE *ohne Minze*

Diese Mischung hat ähnliche Eigenschaften wie der Erholsame Nerventee (Seite 55), enthält aber keine Minze. Wie viele tonische Tees hat auch diese Mischung einen angenehmen Geschmack und fördert das allgemeine Wohlbefinden. Außerdem hat der Tee leicht beruhigende Eigenschaften, sodass er eine tolle Option ist, wenn Sie sich gestresst und erschöpft fühlen. Um die Süße der Kräuter hervorzuheben, geben Sie pro 240 ml einen TL Honig dazu.

ZUBEREITUNG

HEIẞER AUFGUSS: 350 ml heißes Wasser über 2 EL Tee gießen. 10 bis 15 Minuten ziehen lassen.

KALTER AUFGUSS: 480 ml kaltes Wasser und 1 bis 2 EL Tee in ein Glas mit Deckel geben. Das Glas schütteln, damit der gesamte Tee vom Wasser durchtränkt wird. Für mindestens 2 Stunden in den Kühlschrank oder an einen kühlen Ort stellen.

ZUTATEN

- 1 Teil Grüne Haferspitzen
- 1 Teil Grüner Hafer
- 1 Teil Brennnesselblätter
- 1 Teil Ingwer
- 1 Teil Hagebutten
- 0,5 Teile Kamille
- 0,5 Teile Zitronengras
- 0,25 Teile Rosmarin

GESCHMACK: erdig, süß, würzig

WIRKUNG DER PFLANZEN: allgemein nährendes Tonikum, nervenberuhigend

BETROFFENE SYSTEME: allgemein nährendes Tonikum

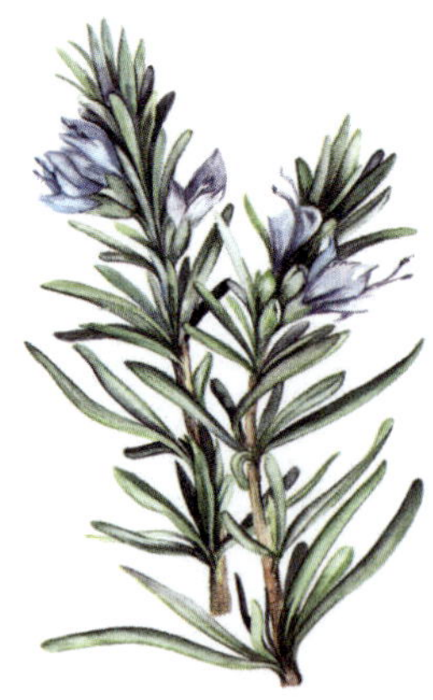

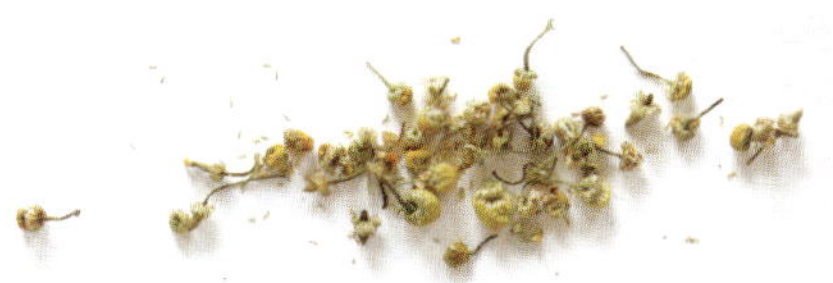

TRAUMTEE

Dieser einfache Tee fördert Entspannung und Schlaf. Ich liebe diese Mischung, weil jeder diese Kräuter problemlos im Garten anpflanzen kann und sie sanft und wirkungsvoll einen rastlosen Geist zur Ruhe bringen, Muskelverspannungen lösen und allgemeine Entspannung fördern, sodass der Körper sich ganz natürlich müde fühlt und einschläft.

Ich verwende den Traumtee oft tagsüber, wenn ich besonders viel Stress habe. Auch Kinder reagieren sehr gut auf diese Mischung, wenn sie als beruhigender Schlafenszeit-Tee verwendet wird.

ZUBEREITUNG

HEIẞER AUFGUSS: 350 ml heißes Wasser über 2 EL Tee gießen. 10 bis 15 Minuten ziehen lassen.

KALTER AUFGUSS: 480 ml kaltes Wasser und 1 bis 2 EL Tee in ein Glas mit Deckel geben. Das Glas schütteln, damit der gesamte Tee vom Wasser durchtränkt wird. Für mindestens 2 Stunden in den Kühlschrank oder an einen kühlen Ort stellen.

ZUTATEN

- 1,25 Teile Kamille
- 1 Teil Katzenminze
- 1 Teil Helmkraut
- 1 Teil Minze
- 0,375 Teile Süßholzwurzel
- 0,25 Teile Hopfen

GESCHMACK:
erdig, bittersüß, mit einem Hauch Minze

WIRKUNG DER PFLANZEN:
nervenberuhigend, regenerierend

BETROFFENE SYSTEME: Nerven, Muskeln

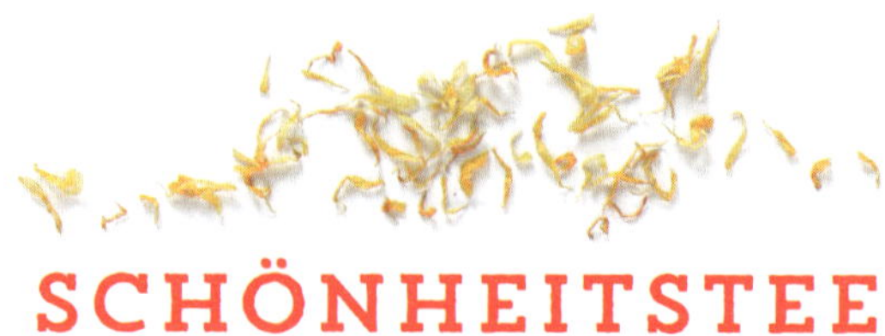

SCHÖNHEITSTEE

Dies ist mein Basis-Detox-Tee. Er unterstützt Leber und Nieren. Wenn diese Organe gut versorgt sind, sehen Sie das an klarer, natürlich strahlender Haut und Sie fühlen sich energetisiert.

Sowohl Löwenzahn als auch Kletten sind sanft und stärkend für Leber und Nieren. Sie wirken am besten, wenn sie regelmäßiger Bestandteil der Ernährung sind. Energetisch sind Kletten „Antreiber" und unterstützen die Ausscheidung von Giftstoffen aus dem Körper. Außerdem sind sie hilfreich für eine gesunde Darmflora. Als Nahrungsmittel kann Klettenwurzel in Eintöpfen und Suppen verwendet werden. Auch Löwenzahn ist eine häufig vorkommende Pflanze, die praktisch überall wächst, wo auch Menschen leben. Die meisten Menschen betrachten ihn als Ärgernis oder Unkraut, aber im Körper wirkt er Wunder. Getrocknete Löwenzahnwurzel wird in Tee verwendet, um Bluthochdruck, einen hohen Cholesterinspiegel und einen anormalen Blutzuckerspiegel zu behandeln. Außerdem ist sie außerordentlich nützlich für die Leber und ihr bitterer Geschmack regt die Gallenproduktion an.

Brennnesseln sind unglaublich nährstoffreich. Im Frühling mildern frische Brennnesseln aus der Region dank ihrer Eigenschaften als natürliches Antihistaminikum saisonale Allergien. Brennnesseln sind weit verbreitet und randvoll mit Vitaminen, Mineralien, Proteinen und Chlorophyll, was sie zu einem Kraut erster Wahl für Mineralien-Tonika macht. Sie unterstützen die Gesundheit der Nieren und geben diesem Detox-Tee eine stärkende Qualität.

ZUBEREITUNG

ABKOCHUNG: 3 EL Tee und 710 ml kaltes Wasser in einen Topf mit Deckel geben. Langsam zum Köcheln bringen, ohne dass das Wasser überkocht. Bei niedriger Hitze mindestens 20 Minuten köcheln lassen. Abseihen und genießen.

ZUTATEN

- 1 Teil Löwenzahnwurzel
- 1 Teil Klettenwurzel
- 0,5 Teil Brennnesselblätter
- 0,25 Teile Süßholzwurzel
- 0,15 Teile Ringelblumenblüten

GESCHMACK: erdig, bittersüß

WIRKUNG DER PFLANZEN: entgiftend, tonisch

BETROFFENE SYSTEME: Leber, Nieren, Haut, Hormone

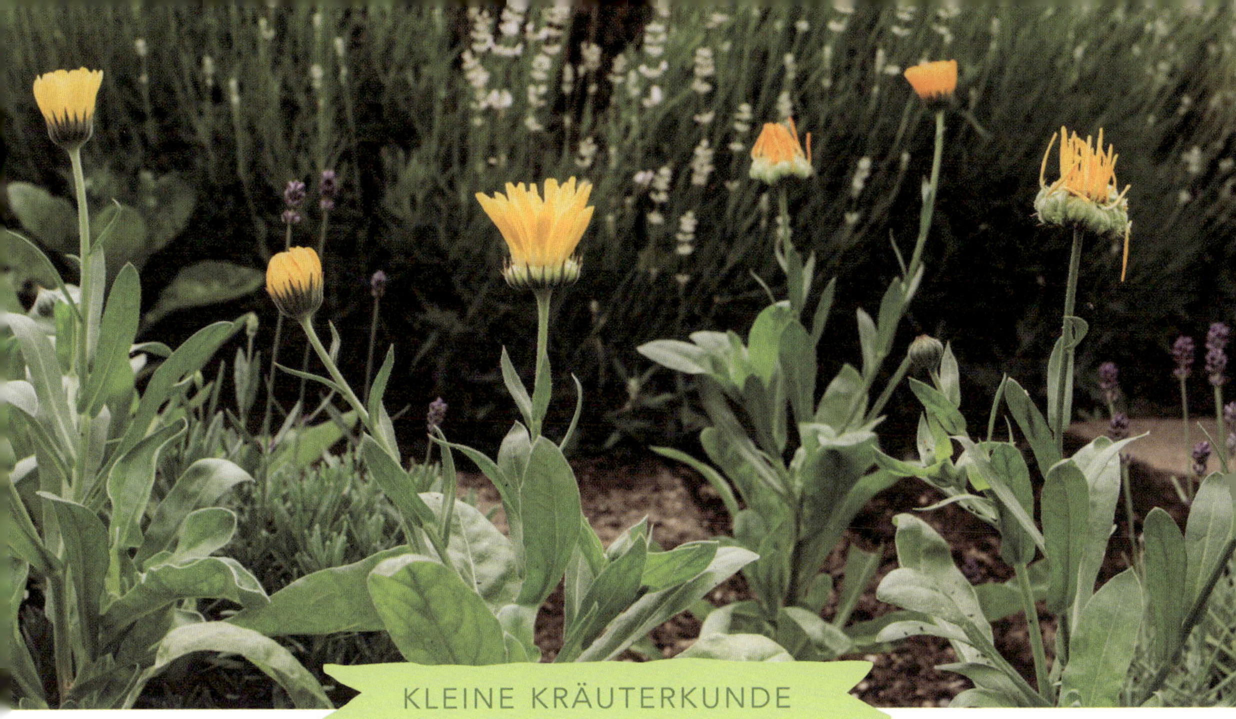

KLEINE KRÄUTERKUNDE

RINGELBLUMEN

Ringelblumen können schnell Ihren Garten erobern, wenn Sie die leuchtenden, aufmunternden Blumen nicht rechtzeitig vor der Samenbildung pflücken. Ein Garten voller Ringelblumen ist ein freudiger Anblick. Eine meiner schönsten Erinnerungen ist die Zeit, in der ich während eines Sommerpraktikums beim Bio-Anbauern mehrere Tage die Woche Ringelblumen von großen Feldern erntete. Wir ernteten restlos alle Blüten von den Feldern und zwei Tage später zeigten sich schon wieder neue.

Die Kraft und das bewusste Wesen der Ringelblume sind inspirierend. Ich bewundere ihre Fähigkeit, Wunden und Hautreizungen zu heilen und zu lindern. Innerlich haben Ringelblumen eine schweißtreibende Wirkung, was die Ausscheidung über die Haut durch Schwitzen beschleunigen kann. Sie sind gut für alle geeignet, die unter ungelösten Stauungen im Lymphsystem leiden, was sich durch ständig geschwollene Lymphknoten zeigt.

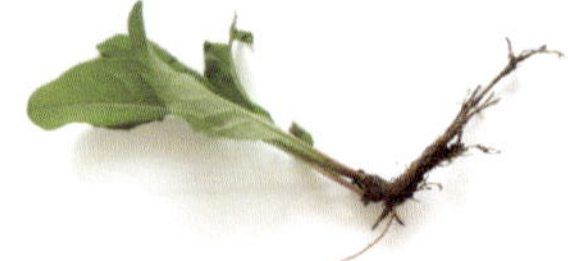

TONIKUM FÜR DIE VERDAUUNG

Dieses köstliche Tonikum (besonders vor oder direkt nach dem Essen) hilft, das Verdauungssystem auszugleichen und Verdauungsbeschwerden zu lindern. Es handelt sich um einen Allzweck-Basis-Tee für das Verdauungssystem, der täglich getrunken werden sollte. Die Kräuter lassen sich leicht im eigenen Garten anbauen. Ihre Verdauung zu unterstützen, gehört zu den besten Dingen, die Sie für Ihre tägliche Gesundheit tun können. Ein gesundes Verdauungssystem kann langfristig viele Krankheiten verhindern.

Falls Sie mit gelegentlichem oder ständigem Sodbrennen zu tun haben, geben Sie in jedem Fall Eibischwurzel mit hinzu. Mit ihrer süßen, dicklichen Beschaffenheit ist die Eibischwurzel ein schleimiges Kraut, das kühlend und beruhigend für Hals und Magen ist. Dieser Tee hat vielen meiner Kunden und Freunde geholfen, Sodbrennen zu lindern.

Die Löwenzahnwurzel mit ihren bitter schmeckenden Substanzen ist dabei hilfreich, die Freisetzung von Gallensaft in den Magen anzuregen und unterstützt die Leber. Ingwer, eines der wirkungsvollsten und wichtigsten Kräuter, die weltweit seit der Antike genutzt werden, wärmt das Verdauungssystem und lindert zudem Magenschmerzen, Blähungen, Übelkeit und Verstopfung. Löwenzahnwurzel und Ingwer unterstützen gleichermaßen das Verdauungsfeuer und ermöglichen, dass Speisen im Magen gründlich verarbeitet werden. Je schneller Speisen vollständig verdaut werden, umso schneller sind auch Nährstoffe in den Zellen verfügbar. Eine starke, gesunde Verdauung sorgt außerdem dafür, dass Abfallprodukte des Stoffwechsels schnell aus dem Körper transportiert werden. Die ideale Verarbeitungszeit vom Essen bis zur Ausscheidung beträgt 18 bis 24 Stunden. Fenchel ist ein fantastisches verdauungsförderndes Kraut, das dem Körper hilft, überschüssiges Gas im Verdauungstrakt zu absorbieren. Weniger bekannt ist die Fähigkeit von Fenchel, auch zur Entspannung beizutragen. Fenchel beruhigt außerdem entzündetes Gewebe und hat einen leicht süßen, lakritzartigen Geschmack. Minze ist beruhigend, hilft dem Körper, nach dem Essen zu entspannen und verleiht dem Tee ein angenehmes Aroma.

ZUTATEN

3 Teile Löwenzahnwurzel
1 Teil Fenchel
1 Teil Ingwer
1 Teil Pfefferminze
1 Teil Grüne Minze

OPTIONALE ERGÄNZUNGEN

Kamille (circa 0,5 Teile) ist ein weiteres tolles Kraut für Verdauungstee, besonders abends. Kamille beruhigt das Nervensystem, was wiederum eine gesunde Verdauung unterstützt. Eine Prise Rot-Ulme oder Eibischwurzel pro 240 ml beruhigt entzündetes Gewebe im Hals oder Darm.

ZUBEREITUNG

HEIßER AUFGUSS: 350 ml heißes Wasser über 2 EL Tee gießen. 10 bis 15 Minuten ziehen lassen.

KALTER AUFGUSS: 480 ml kaltes Wasser und 1 bis 2 EL Tee in ein Glas mit Deckel geben. Das Glas schütteln, damit der gesamte Tee vom Wasser durchtränkt wird. Für mindestens 2 Stunden in den Kühlschrank oder an einen kühlen Ort stellen.

GESCHMACK: süß, würzig, minzig

WIRKUNG DER PFLANZEN: windtreibend, Unterstützung der Leber, verdauungsfördernd

BETROFFENE SYSTEME: Verdauung, Leber

Stress und Verdauung

Eine träge Verdauung ist aufgrund des stressigen „Immer-auf-Trab"-Lebensstils weit verbreitet. Nervöse oder ängstliche Menschen (auch solche, die ständig „total gestresst" sind) sind besonders anfällig für eine schlechte oder träge Verdauung. Das Verdauungssystem braucht eine Menge Blut, um seine Aufgaben effektiv zu erledigen, und Stress schleust Blut von ihm weg. Wenn Sie unterwegs oder während der Arbeit essen, bekommt Ihr Verdauungssystem möglicherweise nicht die Energie und Durchblutung, die es braucht, um gut zu funktionieren.

Es ist wichtig, dass sich Körper und Geist nach dem Essen erholen können, damit das Verdauungssystem die benötigte Energie erhält. Eine entspannende Pause nach einer Mahlzeit, und wenn es nur eine halbe Stunde ist, ist eine gute Angewohnheit, die Sie sich zulegen sollten, wenn Sie können. Ich sehe ein, dass in den meisten Jobs keine langen Pausen nach dem Essen möglich sind. Trinken Sie daher zumindest so oft wie möglich beim Essen einen Verdauungstee.

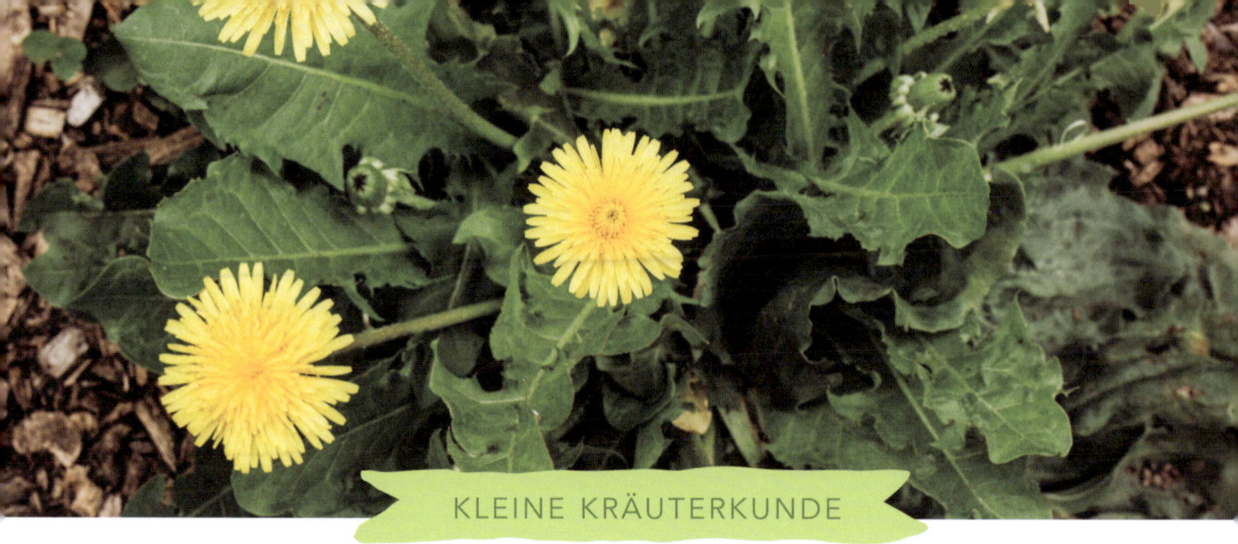

KLEINE KRÄUTERKUNDE

LÖWENZAHN

Löwenzahn wächst fast überall, wo auch Menschen sind, und hilft faszinierenderweise, sowohl im Körper als auch in der Landschaft, Giftstoffe zu beseitigen. Während es für die meisten Pflanzenarten zu stressig wäre, an verschmutzten oder stark gestörten Standorten zu wachsen, ist Löwenzahn ein mutiger Ersthelfer. Seine robusten Pfahlwurzeln ziehen Mineralien aus der Tiefe, während sie den Boden gleichzeitig lockern und belüften. Dadurch entsteht ein saubereres, weicheres Umfeld für Pilze und Pflanzen, die sich so wieder ansiedeln können. Löwenzahn kann sogar aggressive oder giftige Substanzen aufnehmen und durch seinen Stoffwechsel in wesentlich weniger gefährliche Stoffe umwandeln.

Die Wirkung von Löwenzahn im menschlichen Körper ist so inspirierend wie sein lebensbejahender Aktivismus im Schmutz. Die Blätter sind leicht harntreibend, und durch ihre Bitterkeit regen sie die Gallenproduktion an, wenn sie in Salaten oder Tees konsumiert werden. Das Blattwerk liefert außerdem Vitamin A, B, C und D sowie Eisen, Zink und Kalium. Menschen nutzen Löwenzahnwurzel schon seit Tausenden von Jahren zur Unterstützung von Leber und Gallenblase, da sie die Fähigkeit des Körpers verbessert, Nährstoffe aufzunehmen und Giftstoffe zu beseitigen.

Bitte würdigen Sie die Beharrlichkeit und den Eifer, die der Löwenzahn kämpferisch an den Tag legt, um das Gleichgewicht in unseren inneren und äußeren Ökosystemen wiederherzustellen. Löwenzahn schenkt mir die emotionale Ausdauer, die ich brauche, um mich ganz darauf zu konzentrieren, meinen heilenden Beitrag für diesen Planeten zu leisten.

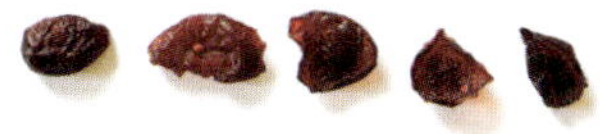

VITAMIN-C-TEE

Diese einfache, fruchtige Mischung ist reich an Vitaminen und Antioxidantien. Trockenfrüchte können einen wunderbar süßen Tee ergeben – eine gesunde, wohltuende Wahl, wenn Sie gerne süße Lebensmittel mögen.

ZUTATEN

2	Teile Hagebutten
2	Teile Hibiskus
2	Teile getrocknete Beeren
1	Teil Zitronengras
1	Teil Lindenblüten
1	Teil weißer Tee (optional)
0,75	Teile Zimt

ZUBEREITUNG

HEIẞER AUFGUSS: 350 ml heißes Wasser über 2 EL Tee gießen. 10 bis 15 Minuten ziehen lassen.

KALTER AUFGUSS: 480 ml kaltes Wasser und 1 bis 2 EL Tee in ein Glas mit Deckel geben. Das Glas schütteln, damit der gesamte Tee vom Wasser durchtränkt wird. Für mindestens 2 Stunden in den Kühlschrank oder an einen kühlen Ort stellen.

GESCHMACK: fruchtig mit Zitrusnoten

WIRKUNG DER PFLANZEN:
liefern Vitamine und Antioxidantien

BETROFFENE SYSTEME:
gesamter Körper (allgemein tonisch), nährend

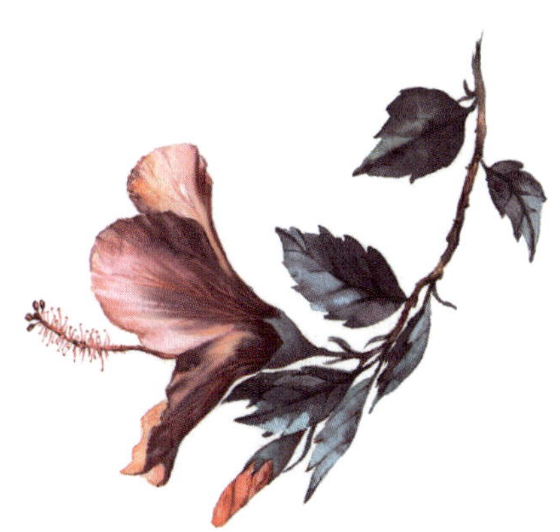

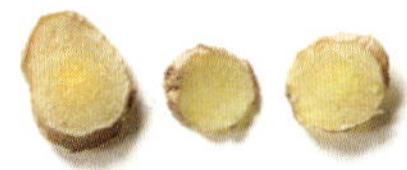

INGWERADE

Wenn Sie die belebende Wirkung von Ingwer auf die Immunabwehr und die Verdauung lieben, sollten Sie diesen Tee unbedingt probieren. Neben würzigem Ingwer enthält die Ingwerade auch noch die nährstoffreichen, süßen Pflanzen Grüner Hafer, Fenchel und Honeybush, die eine köstliche Mischung ergeben. Der als Kraut der Erinnerung bekannte Rosmarin unterstützt Geist und Gedächtnis. Zitronengras mit seinem zarten Zitrusduft erhellt die Gedanken und hebt die Stimmung. Zusätzliche frische oder getrocknete Früchte bringen etwas Süße und einen Hauch Säure hinein. Ich gebe oft noch Holunderbeeren hinzu, weil sie nicht nur antioxidativ wirken und leicht süß sind, sondern auch das Immunsystem unterstützen.

ZUBEREITUNG

HEIßER AUFGUSS: 350 ml heißes Wasser über 2 EL Tee gießen. 10 bis 15 Minuten ziehen lassen.

KALTER AUFGUSS: 480 ml kaltes Wasser und 1 bis 2 EL Tee in ein Glas mit Deckel geben. Das Glas schütteln, damit der gesamte Tee vom Wasser durchtränkt wird. Für mindestens 2 Stunden in den Kühlschrank oder an einen kühlen Ort stellen.

GESCHMACK: süß, würzig, fruchtig

WIRKUNG DER PFLANZEN: verdauungsfördernd, mineralienreich

BETROFFENE SYSTEME: Verdauung, allgemein tonisch

ZUTATEN

- 3 Teile Grüne Haferspitzen
- 2 Teile Ingwer
- 2 Teile Honeybush
- 1 Teil Zitronengras
- 1 Teil Hagebutten
- 1 Teil Fenchel
- 1 Teil getrocknete Beeren (z. B. Holunderbeeren, Brombeeren, Blaubeeren)
- 0,5 Teile Rosmarin
- 1 Tropfen ätherisches Zitronenöl oder frische Zitronenschale nach Geschmack

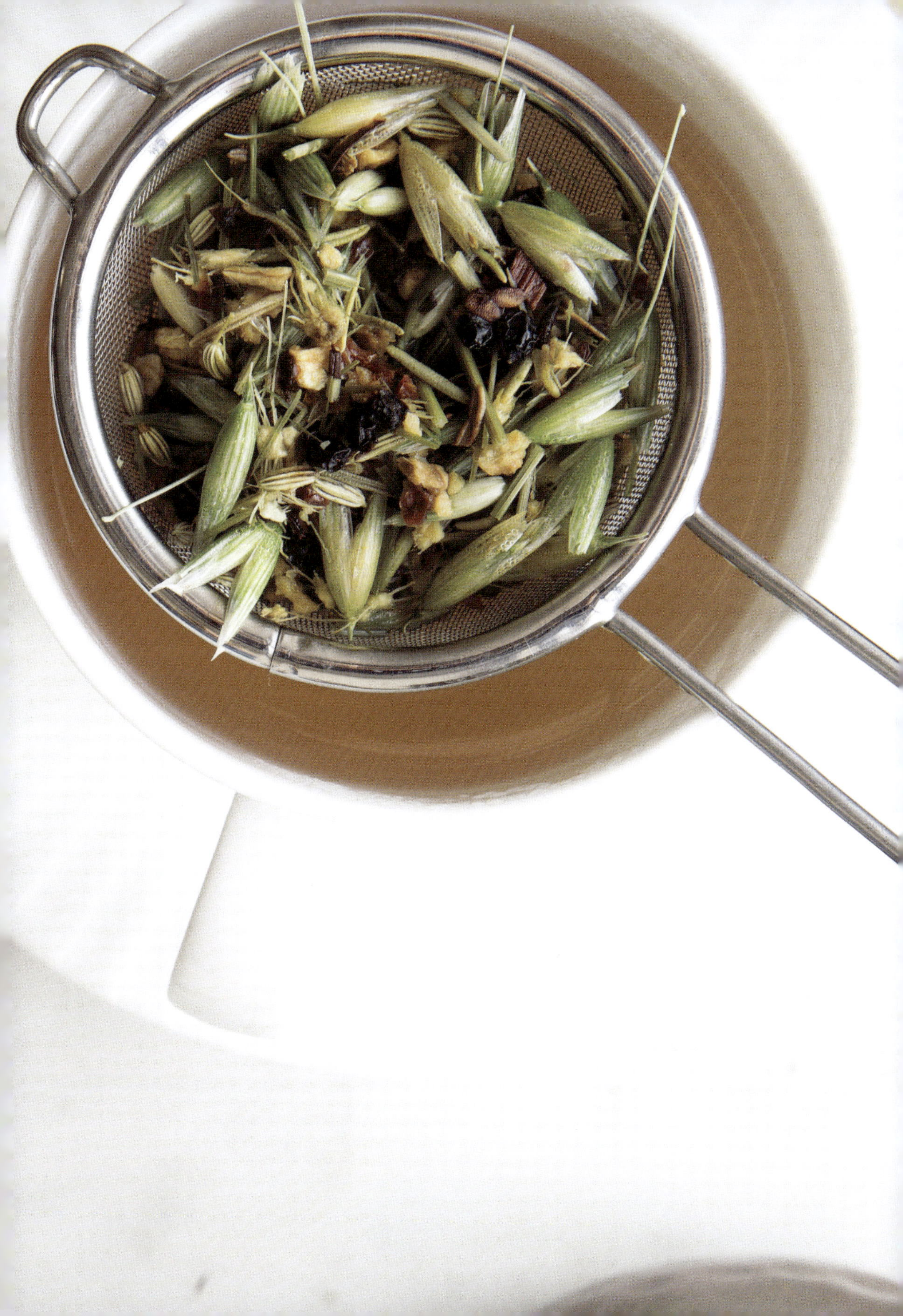

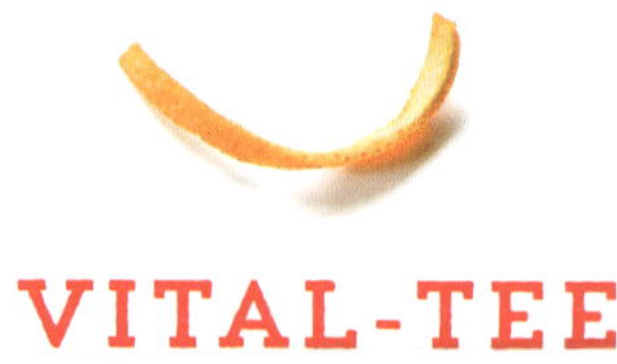

VITAL-TEE

Manchmal muss man sich ein bisschen Mut antrinken, um aufzustehen und sich energiegeladen zu fühlen. Der Vital-Tee ähnelt der Ingwerade, aber durch die Zugabe von Zimt und Orangenschale erhält er einen wärmenderen Charakter. Dies ist ein tolles Tonikum für kalte Morgenstunden, wenn einem alles weh tut und man etwas braucht, um an einem dunklen Tag auch die Stimmung aufzuhellen. Obwohl es sich um eine koffeinfreie Mischung handelt, kann sie dem Körper einen Energieschub geben, weil sie ihn wärmt und auf Bewegung vorbereitet.

ZUBEREITUNG

HEIẞER AUFGUSS: 350 ml heißes Wasser über 2 EL Tee gießen. 10 bis 15 Minuten ziehen lassen.

KALTER AUFGUSS: 480 ml kaltes Wasser und 1 bis 2 EL Tee in ein Glas mit Deckel geben. Das Glas schütteln, damit der gesamte Tee vom Wasser durchtränkt wird. Für mindestens 2 Stunden in den Kühlschrank oder an einen kühlen Ort stellen.

ZUTATEN

- 2 Teile Honeybush
- 2 Teile Ingwer
- 2 Teile Grüne Haferspitzen
- 1,5 Teile Zitronengras
- 1,5 Teile Hagebutten
- 0,5 Teile Orangenschale
- 0,5 Teile Rosmarin
- 0,5 Teile Zimt

GESCHMACK: würzig, fruchtig, zitronig

WIRKUNG DER PFLANZEN:
nährend, verdauungsfördernd, belebend

BETROFFENE SYSTEME: allgemein tonisch

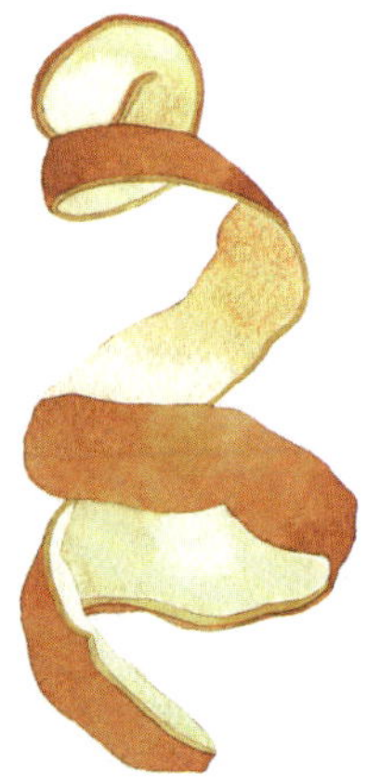

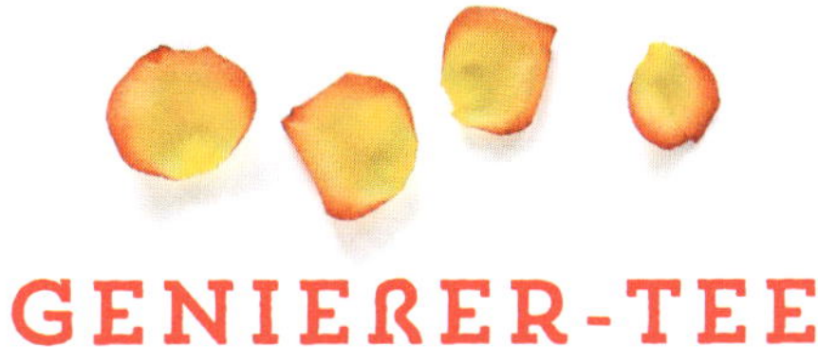

GENIEẞER-TEE

Der Genießer-Tee bringt auf eine wunderbare Weise die grüne Sommersaison zum Ausdruck. Er honoriert die Schönheit und Süße von Heilpflanzen, die das Ende ihres saisonalen Lebenszyklus erreichen. Die von Früchten und Blüten geprägte Mischung ist beruhigend, blumig und süß. Für die getrockneten Beeren verwende ich oft hausgemachte Fruchtschnitten, die ich in einer Küchenmaschine zerkleinere. Obwohl der Genießer-Tee nicht der wirkungsstärkste der nährenden Tees in diesem Abschnitt ist, steckt er dennoch voller Vitamine und Antioxidantien. Sein vielschichtiger Duft und sein leichter, köstlicher Geschmack sind ein wunderbarer Kontrast zu den dunkleren, blättrigeren oder grasigeren nährenden Mischungen.

ZUBEREITUNG

HEIẞER AUFGUSS: 350 ml heißes Wasser über 2 EL Tee gießen. 10 bis 15 Minuten ziehen lassen.

KALTER AUFGUSS: 480 ml kaltes Wasser und 1 bis 2 EL Tee in ein Glas mit Deckel geben. Das Glas schütteln, damit der gesamte Tee vom Wasser durchtränkt wird. Für mindestens 2 Stunden in den Kühlschrank oder an einen kühlen Ort stellen.

GESCHMACK: süß und leicht säuerlich mit einem zarten, aromatischen Gleichgewicht aus Rose, Lavendel und Zitronengras

WIRKUNG DER PFLANZEN: nährend, beruhigend

BETROFFENE SYSTEME: allgemein tonisch

ZUTATEN

- 4 Teile Honeybush oder Rooibos
- 4 Teile Hagebutten
- 4 Teile getrocknete Beeren (z. B. Holunderbeeren, Johannisbeeren, Brombeeren)
- 3 Teile Rosenblütenblätter
- 2 Teile Grüne Haferspitzen
- 1 Teil Ringelblumenblüten
- 1 Teil Lavendelblüten
- 1 Teil Zitronengras
- 0,5 Teile Kamille

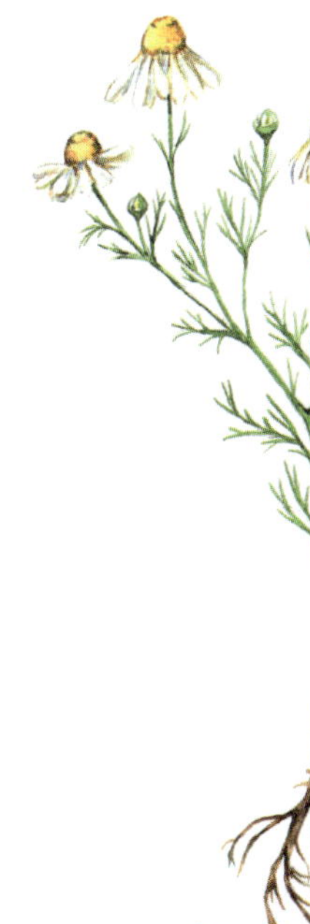

VERJÜNGENDE TONIKA

FRISCHES DENKEN UND EINE JUGENDLICHE PHYSIOLOGIE sind, was viele Menschen suchen, wenn sie sich der Kräuterkunde zuwenden. Diese sanften, regenerierenden Tees können helfen, Körper und Geist zu revitalisieren. Sie gehen Hand in Hand mit einem gesunden Lebensstil mit Bewegung, guter Ernährung und weiteren Gewohnheiten, die Stress und Ängste vermindern. Wenn Körper und Geist erneuert werden, öffnet sich das Herz einer reicheren Gefühlswelt. Dann können Sie tiefes Bewusstsein und freudige Kreativität im Leben kultivieren.

Kräuter, die helfen, die Energiereserven wiederherzustellen und die Immunabwehr aufzubauen, bilden oft die Basis für erneuernde tonische Mischungen. Sie fördern ein langes Leben, da sie einem Verfall in den Organsystemen vorbeugen. Verjüngende Tonika können speziell auf ein Organsystem oder allgemeiner auf das Gleichgewicht des gesamten Körpers abgestimmt sein; je nach der Wahl der Kräuter sind sie entweder energetisch warm oder kühl. Generell unterstützen sie den Körper darin, Stress besser zu bewältigen.

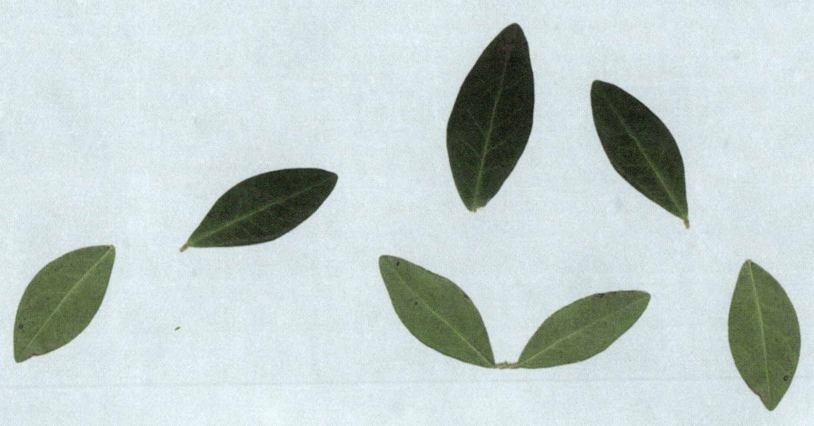

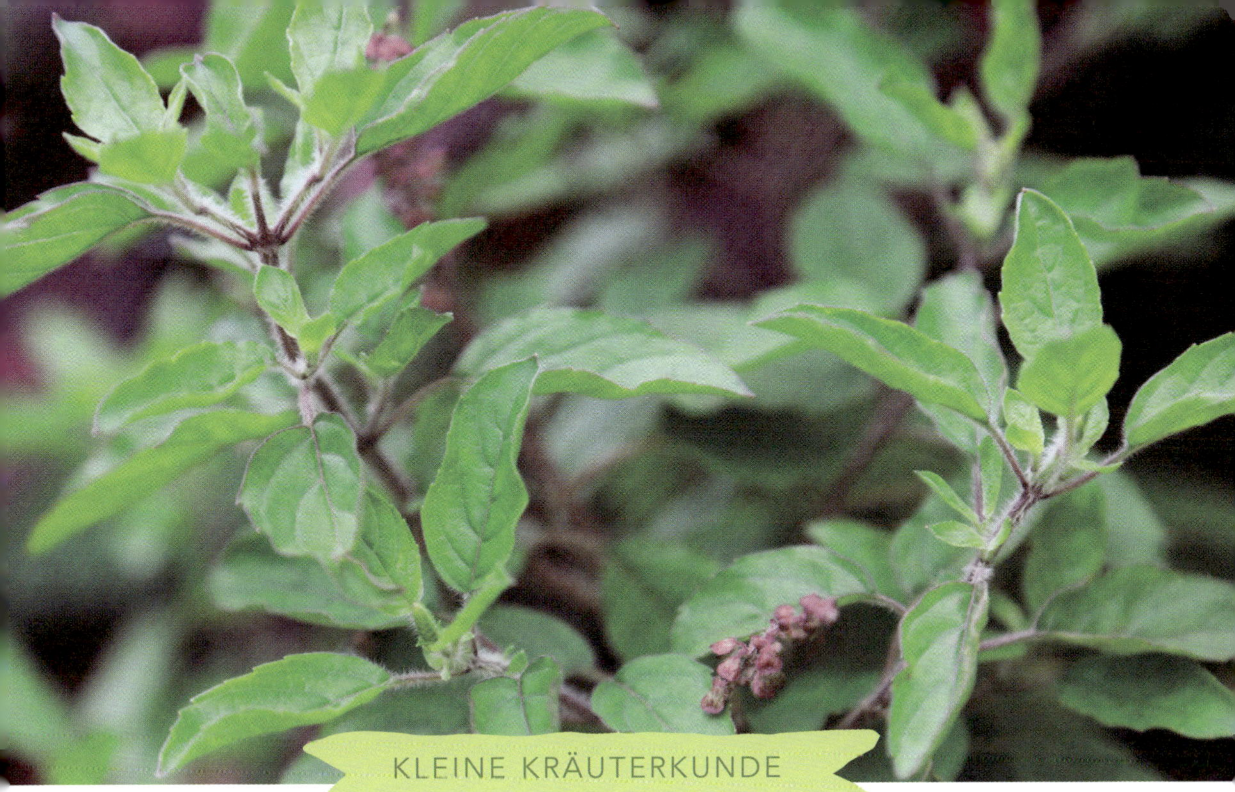

KLEINE KRÄUTERKUNDE

TULSI

Tulsi, auch heiliges Basilikum genannt, ist in der ayurvedischen Medizin die Königin der Kräuter. Tulsi-Tee enthält oft eine Mischung aus drei Sorten, die traditionell in Indien, Südostasien und Teilen Chinas angebaut werden: Vana, Krishna und Rama. Diese Sorten sind alle heilkräftiger, schärfer und aromatischer als Küchenbasilikum. Als heilige Pflanze des Hindu-Gottes Vishnu wird Tulsi in Gebete einbezogen, um persönliche Gesundheit, spirituelle Reinheit und das Wohlergehen der Gemeinschaft zu erbitten. In der klinischen Praxis wird es genutzt, um die Durchblutung des Gehirns und das Gedächtnis zu verbessern. Außerdem verwendet man es häufig als Mittel gegen vernebeltes Denken. Tulsi ist außerdem nützlich, um Stress, Ängstlichkeit, Depressionen und Wechseljahresbeschwerden zu mindern.

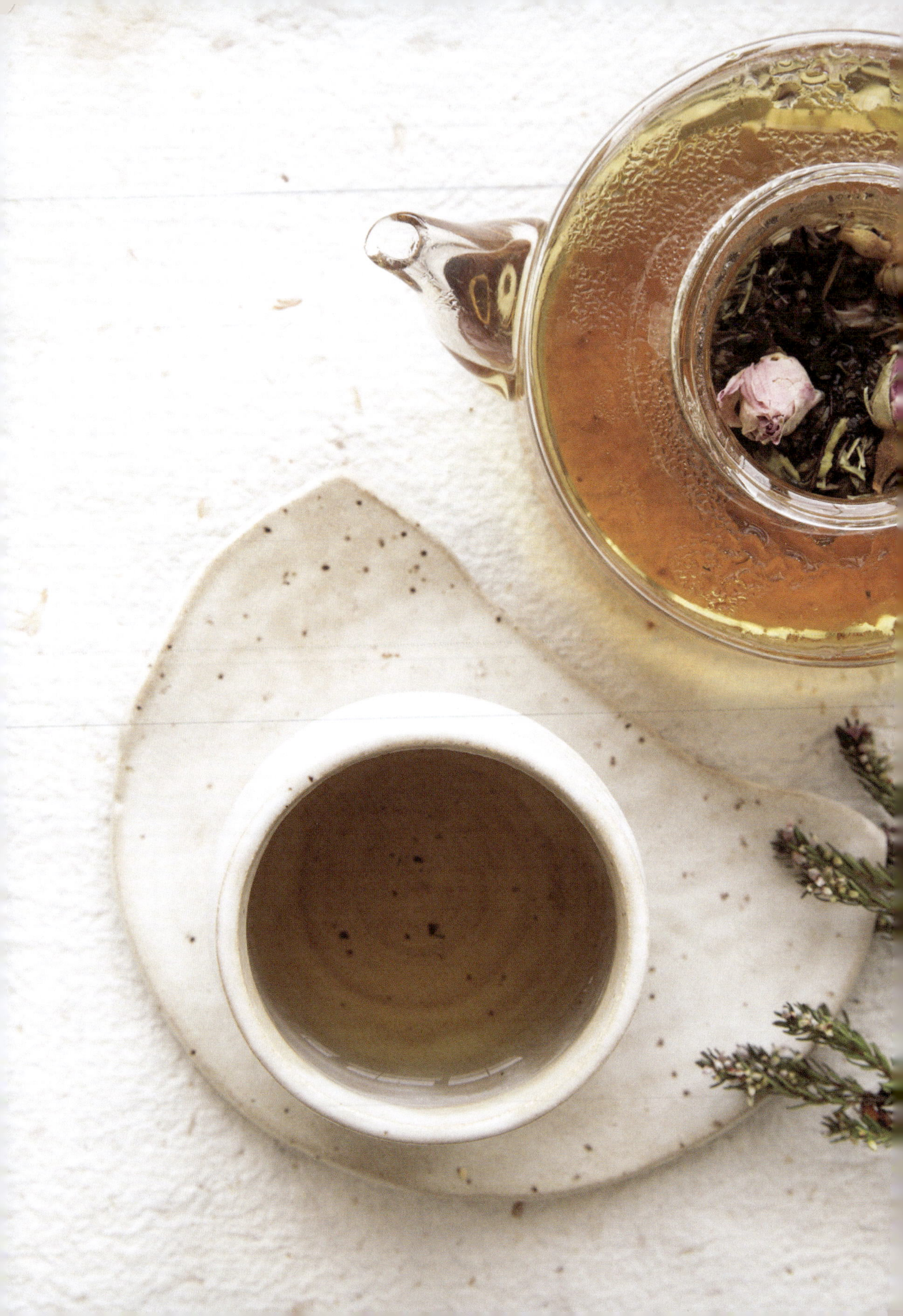

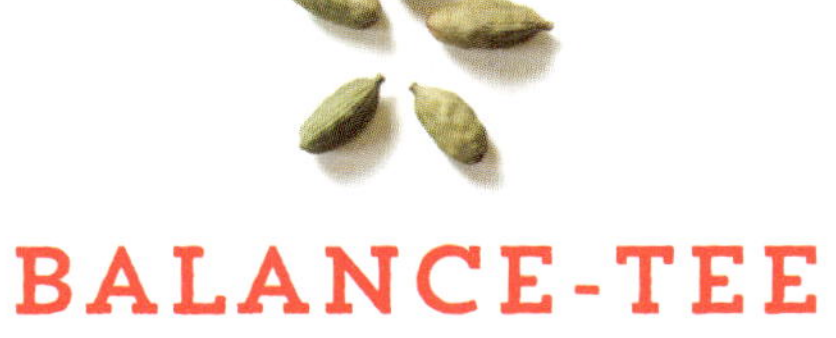

BALANCE-TEE

Beim Balance-Tee stehen die schützenden, ausgleichenden Eigenschaften von Tulsi oder heiligem Basilikum im Mittelpunkt. Stress und Erschöpfung können zu Benommenheit, Vergesslichkeit und vernebeltem Denken führen. Tulsi schenkt dem Nervensystem Kraft und Ausgewogenheit und hilft, in und nach stressigen Phasen die geistigen Funktionen zu erneuern. Gotu Kola fördert geistige Klarheit und Brillanz. Der Balance-Tee wird mit Minze, Rose, Zimt und Kardamom zu einem köstlichen, abgerundeten Tonikum.

ZUBEREITUNG

HEIßER AUFGUSS: 350 ml heißes Wasser über 2 EL Tee gießen. 10 bis 15 Minuten ziehen lassen.

KALTER AUFGUSS: 480 ml kaltes Wasser und 1 bis 2 EL Tee in ein Glas mit Deckel geben. Das Glas schütteln, damit der gesamte Tee vom Wasser durchtränkt wird. Für mindestens 2 Stunden in den Kühlschrank oder an einen kühlen Ort stellen.

ZUTATEN

- 3 Teile Tulsi (falls Sie alle drei Sorten haben, verwenden Sie 0,5 Teile Vana, 1,25 Teile Krishna, 1,25 Teile Rama)
- 1 Teil Pfefferminze
- 1 Teil Zimt
- 1 Teil Kardamom
- 0,5 Teile Rosenblütenblätter
- 0,5 Teile Gotu Kola

GESCHMACK: würzig, minzig

WIRKUNG DER PFLANZEN: adaptogen, allgemein tonisch

BETROFFENE SYSTEME: Nerven, Verdauung, Immunsystem

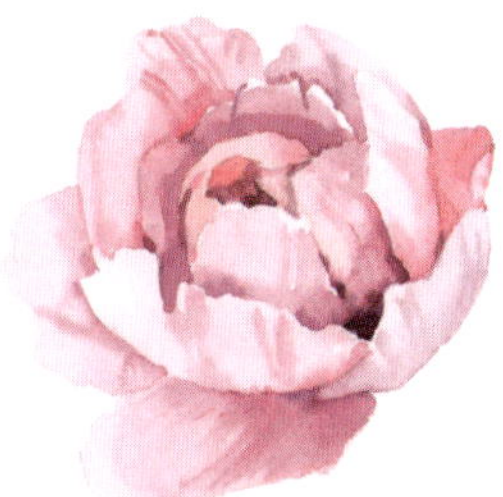

GEDANKEN-TEE

Der Gedanken-Tee ist ein energiespendender Tee für den Kopf. Grüntee schenkt dem Körper Energie und fördert Konzentration und Ausdauer, während Tulsi und Gotu Kola einen mentalen Schub verleihen. Zitronengras belebt den Geist und beim Einatmen seiner zitronigen Facetten erwachen die Sinne.

Dies ist einer meiner beliebtesten Tees. Das vielschichtige, erfrischende Aroma ist leicht und aufmunternd, vermischt mit Kräutern, die Stress verringern. Gunpowder-Grüntee stammt aus der Provinz Zhejiang in China; es gibt ihn seit dem 17. Jahrhundert. Er hat ein leichteres Aroma als viele chinesische Grünteesorten und wird zu Kügelchen gerollt, um die Blätter zu schützen und die Qualität zu bewahren, ähnlich wie man es auch mit Oolong-Tee macht. Grüntee ist reich an Flavonoiden (die antioxidativ wirken), unterstützt die Herz-Kreislauf-Gesundheit und verbessert die Durchblutung. Dies kann enorm positive Auswirkungen auf die zum Gehirn transportierte Sauerstoffmenge haben.

ZUBEREITUNG

HEIẞER AUFGUSS: 350 ml heißes Wasser über 2 EL Tee gießen. 10 bis 15 Minuten ziehen lassen.

KALTER AUFGUSS: 480 ml kaltes Wasser und 1 bis 2 EL Tee in ein Glas mit Deckel geben. Das Glas schütteln, damit der gesamte Tee vom Wasser durchtränkt wird. Für mindestens 2 Stunden in den Kühlschrank oder an einen kühlen Ort stellen.

ZUTATEN

- 1,25 Teile Gunpowder-Grüntee
- 1 Teil Zitronengras
- 0,75 Teile Tulsi
- 0,5 Teile Gotu Kola

GESCHMACK: weicher Grüntee, unterstrichen durch aromatisches Tulsi und zitrusartiges Zitronengras

WIRKUNG DER PFLANZEN: tonisch für das Gehirn

BETROFFENES SYSTEM: Nerven

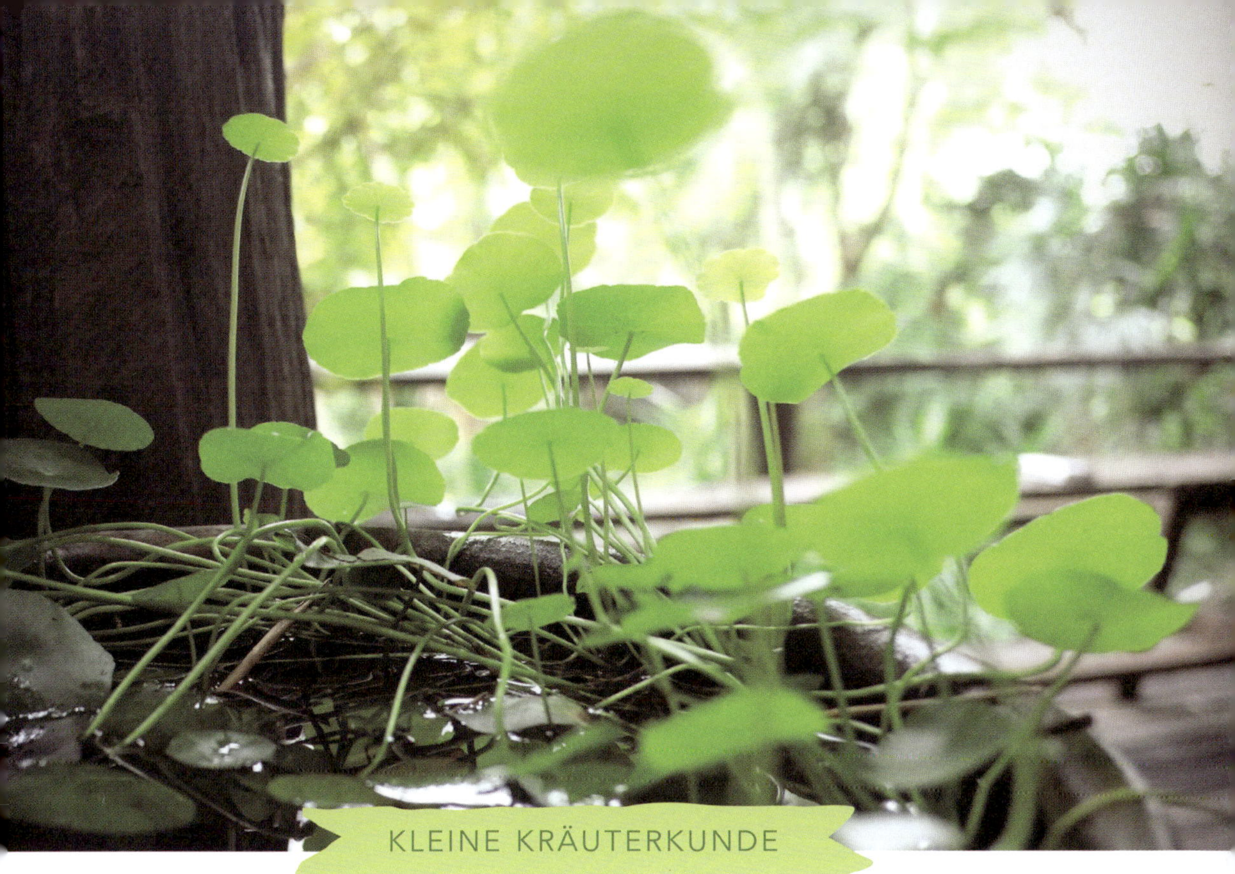

KLEINE KRÄUTERKUNDE

GOTU KOLA

Das in den Feuchtgebieten Asiens heimische Gotu Kola wird bei vielen Beschwerden eingesetzt und ist besonders dem Nervensystem zuträglich. Klinisch verwendet man es, um Ängstlichkeit, geistige Erschöpfung und Reizbarkeit zu behandeln. Menschen in Indien trinken täglich Gotu Kola-Tee, um das Nervensystem zu unterstützen und das Gedächtnis zu verbessern. In Thailand werden die Blätter als Muntermacher und kleine Stärkung am Nachmittag verkauft.

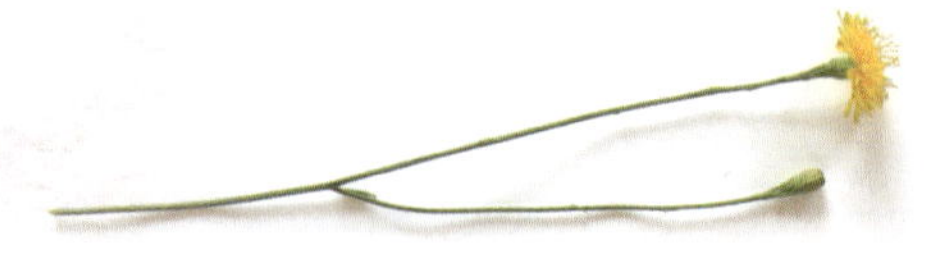

SPORTLER-TEE

Diese für körperlich aktive Menschen gedachte Mischung hilft, die Ausdauer zu stärken, und unterstützt die Erholung nach stundenlanger körperlicher Aktivität. Als tägliches Tonikum ist der Sportler-Tee eine gute Unterstützung für einen aktiven Körper und liefert der Skelettmuskulatur, dem Nervensystem und dem Kreislaufsystem essentielle Nährstoffe.

Tägliche Bewegung ist wunderbar für Körper und Geist. Ob Sie Yoga-Lehrer oder Fahrradpendler sind, dieser Tee wird Ihnen helfen, Körper und Geist zu stärken und die Regeneration der Zellen zu unterstützen. Der Sportler-Tee fördert die Erholung von Muskeln und Gelenken, liefert Mikronährstoffe, die essentiell für einen aktiven Körper sind. Außerdem enthält er Kräuter, die Ihnen einen mentalen Schub verleihen, und ist auf diese Weise gut für Selbstvertrauen, Konzentration und Moral.

ZUBEREITUNG

HEIßER AUFGUSS: 350 ml heißes Wasser über 2 EL Tee gießen. 10 bis 15 Minuten ziehen lassen.

KALTER AUFGUSS: 480 ml kaltes Wasser und 1 bis 2 EL Tee in ein Glas mit Deckel geben. Das Glas schütteln, damit der gesamte Tee vom Wasser durchtränkt wird. Für mindestens 2 Stunden in den Kühlschrank oder an einen kühlen Ort stellen.

ZUTATEN

- 1 Teil Ashwagandha (Indischer Ginseng)
- 1 Teil Löwenzahnwurzel
- 0,5 Teile Eleuthero (Sibirischer Ginseng)
- 0,5 Teile Pfefferminze
- 0,5 Teile Helmkraut
- 0,5 Teile Brennnesselblätter
- 0,5 Teile Gotu Kola
- 0,25 Teile Süßholzwurzel

GESCHMACK: erdig, minzig, leicht bittersüß

WIRKUNG DER PFLANZEN: unterstützen die körperliche Ausdauer und Erholung

BETROFFENE SYSTEME: Nerven, Muskeln

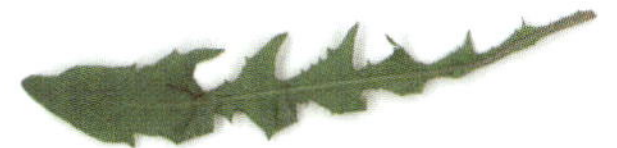

BLASENTEE

Dies ist ein fabelhaftes tägliches Tonikum für alle, die anfällig für Harnwegsinfektionen oder Belastungsinkontinenz sind. Die Kräuter in dieser Mischung fördern die Gesundheit von Nieren und Blase und verhindern, dass unerwünschte Bakterien die Harnwege hinaufwandern. Das Aroma ist süß und grasig. Falls Sie einen noch süßeren Tee bevorzugen, probieren Sie einmal, Rooibos oder Honeybush hinzuzugeben.

ZUBEREITUNG

HEIẞER AUFGUSS: 350 ml heißes Wasser über 2 EL Tee gießen. 10 bis 15 Minuten ziehen lassen.

KALTER AUFGUSS: 480 ml kaltes Wasser und 1 bis 2 EL Tee in ein Glas mit Deckel geben. Das Glas schütteln, damit der gesamte Tee vom Wasser durchtränkt wird. Für mindestens 2 Stunden in den Kühlschrank oder an einen kühlen Ort stellen.

ZUTATEN

- 2 Teile getrocknete Cranberries
- 1 Teil Brennnesselblätter
- 1 Teil Schachtelhalm
- 1 Teil Maisgrannen
- 1 Teil Rooibos oder Honeybush (optional)
- 0,5 Teile Löwenzahnblätter

GESCHMACK: sauer, bittersüß

WIRKUNG DER PFLANZEN: nährend, unterstützen die Gesundheit der Harnwege

BETROFFENES SYSTEM: Harnwege

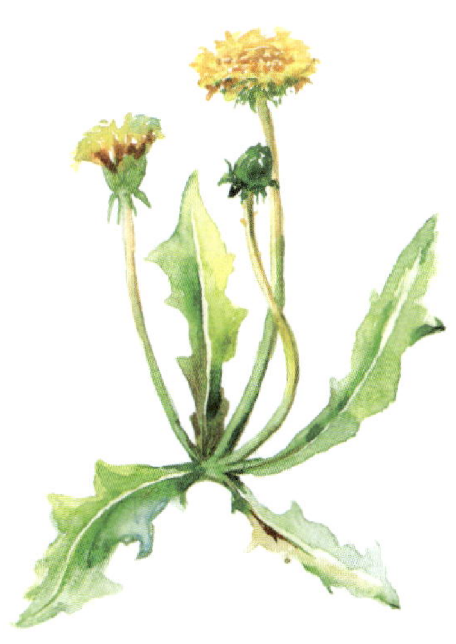

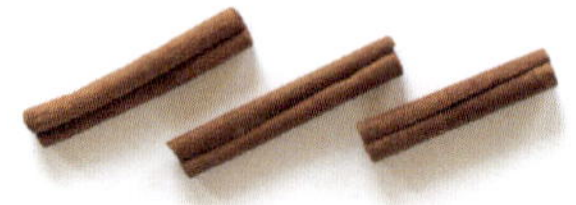

FRAUEN-MISCHUNG

Diese Mischung stärkt und bringt die weiblichen Hormone ins Gleichgewicht, um Menstruationsschmerzen und Stimmungsschwankungen bei menstruierenden Frauen zu verringern und die körperlichen Unannehmlichkeiten der Wechseljahre zu lindern. Außerdem fördert sie ein ausgeglichenes Nervensystem.

ZUBEREITUNG

ABKOCHUNG: 3 EL Tee und 710 ml kaltes Wasser in einen Topf mit Deckel geben. Langsam zum Köcheln bringen, ohne dass das Wasser überkocht. Bei niedriger Hitze mindestens 20 Minuten köcheln lassen. Abseihen und genießen.

GESCHMACK: erdig, würzig

WIRKUNG DER PFLANZEN: unterstützen das hormonelle Gleichgewicht bei Frauen

BETROFFENE SYSTEME: Hormone, Nerven

ZUTATEN

- 1,5 Teile Hagebutten
- 1 Teil Löwenzahnwurzel
- 1 Teil Klettenwurzel
- 1 Teil Dong Quai
- 1 Teil Astragalus
- 1 Teil Ingwer
- 1 Teil Zimt
- 0,5 Teile Shatavari
- 0,5 Teile Orangenschale
- 0,25 Teile Reishi-Pilze
- 0,25 Teile Gewürznelken

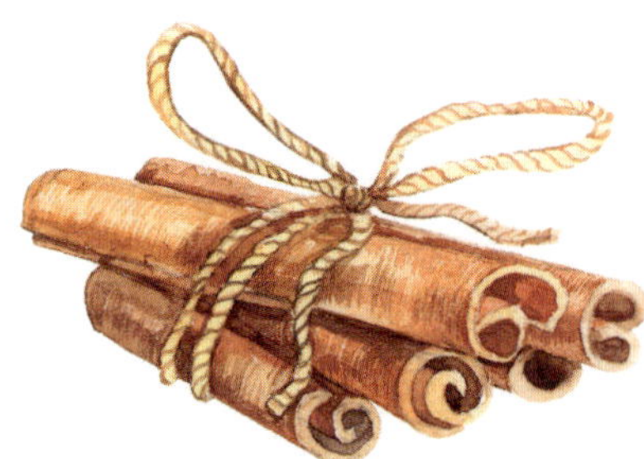

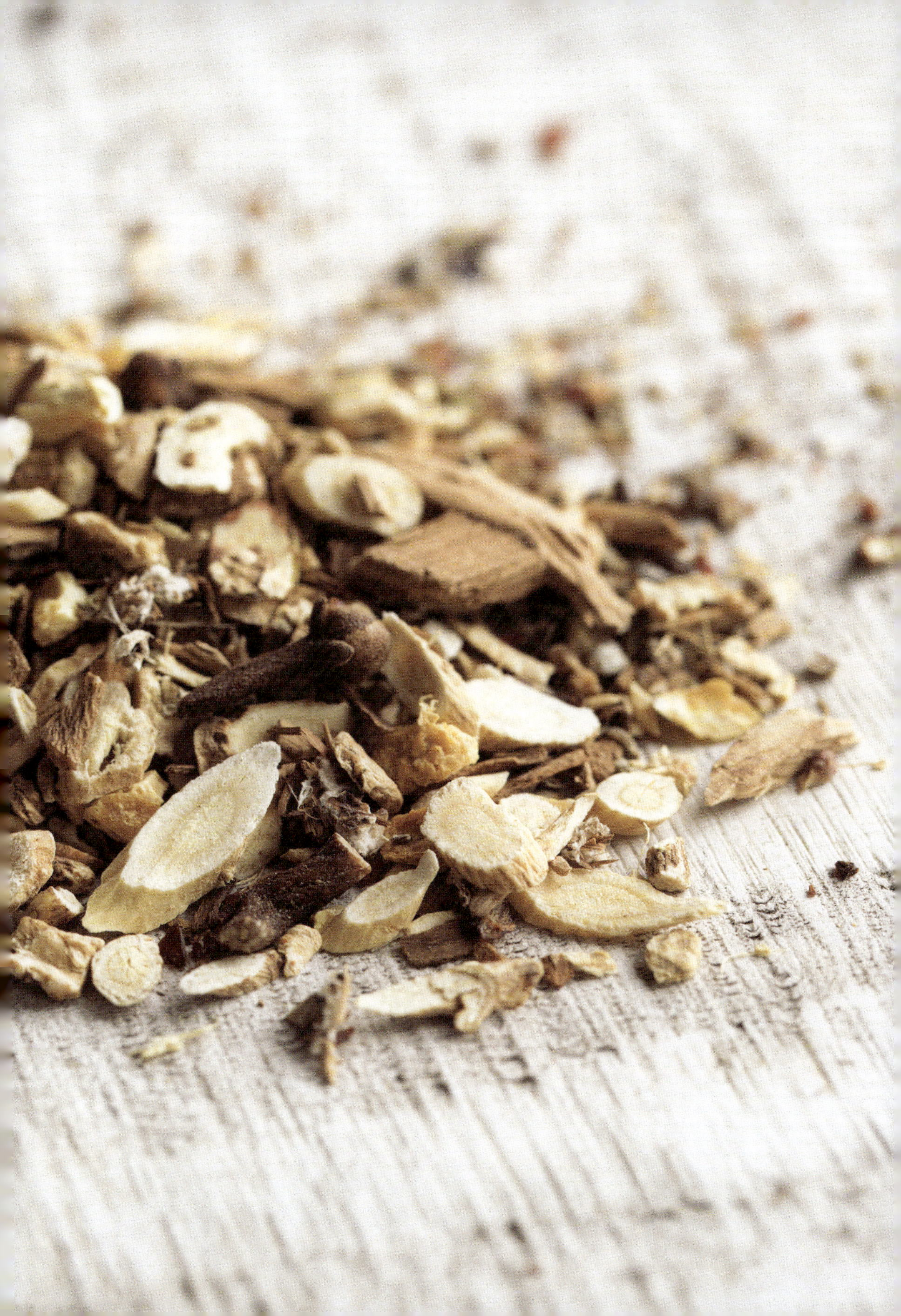

NEBENNIERENTEE FÜR JEDEN TAG

Dies ist ein wunderbares Tonikum, um mit Stress umzugehen und die Nebennieren zu erneuern. Vier adaptogene Pilze und Pflanzen (Chaga, Reishi, Astragalus und Ashwagandha) bilden die Basis der Mischung; die Gewürze kommen zum Ausgleich hinzu. Reishi und Chaga sind Heilpilze, die nachweislich die Immunabwehr unterstützen und adaptogene Eigenschaften haben. Sie helfen, die Auswirkungen von Stress zu verringern und die natürlichen Energiereserven wieder aufzufüllen. Astragalus ist ein wunderbar stärkendes Kraut, das Abwehrschwäche vorbeugt. Dang Shen ähnelt Asiatischem Ginseng, ist aber weniger intensiv. Sie können stattdessen auch Ginseng verwenden, falls Sie ihn bekommen können. Ich finde aber, dass Dang Shen besser bei Menschen funktioniert, die empfindlich auf Stimulantien reagieren.

Bei Nebennieren-Tonika bevorzuge ich tonische Mischungen wie diese, da sie die Nebennieren stärken, ohne eine allgemein anregende Wirkung zu haben. Und ich kombiniere gerne Adaptogene mit digestiven Kräutern, weil Menschen, die an einer Nebennierenschwäche leiden, oft auch gleichzeitig Verdauungsbeschwerden haben. Fenchel ist wegen seines natürlich süßen Geschmacks und seiner beruhigenden Wirkung auf die Verdauung und das Nervensystem enthalten. Zimt ist ein fantastisches wärmendes, aromatisches Kraut, das die Immunabwehr und die Verdauung fördert und die Blutzuckerregulierung unterstützt. Ingwer, ein wahres Hochleistungs-Kraut, ist entzündungshemmend und verdauungsfördernd und unterstützt die Immunabwehr. Sie können den Ingwer weglassen, falls Sie sich ohnehin meistens warm und trocken fühlen.

ZUBEREITUNG

ABKOCHUNG: 3 EL Tee und 710 ml kaltes Wasser in einen Topf mit Deckel geben. Langsam zum Köcheln bringen, ohne dass das Wasser überkocht. Bei niedriger Hitze mindestens 20 Minuten köcheln lassen. Abseihen und genießen.

ZUTATEN

- 2 Teile Chaga-Pilze
- 2 Teile Ceylon-Zimt
- 1 Teil Reishi-Pilze
- 1 Teil Astragalus
- 1 Teil Dang Shen oder Asiatischer Ginseng
- 1 Teil Fenchel
- 1 Teil getrockneter oder geriebener frischer Ingwer

GESCHMACK:
süß und würzig mit erdiger Basis

WIRKUNG DER PFLANZEN: adaptogen, verdauungsfördernd, allgemein tonisch

BETROFFENE SYSTEME:
Nerven, Verdauung, Immunsystem

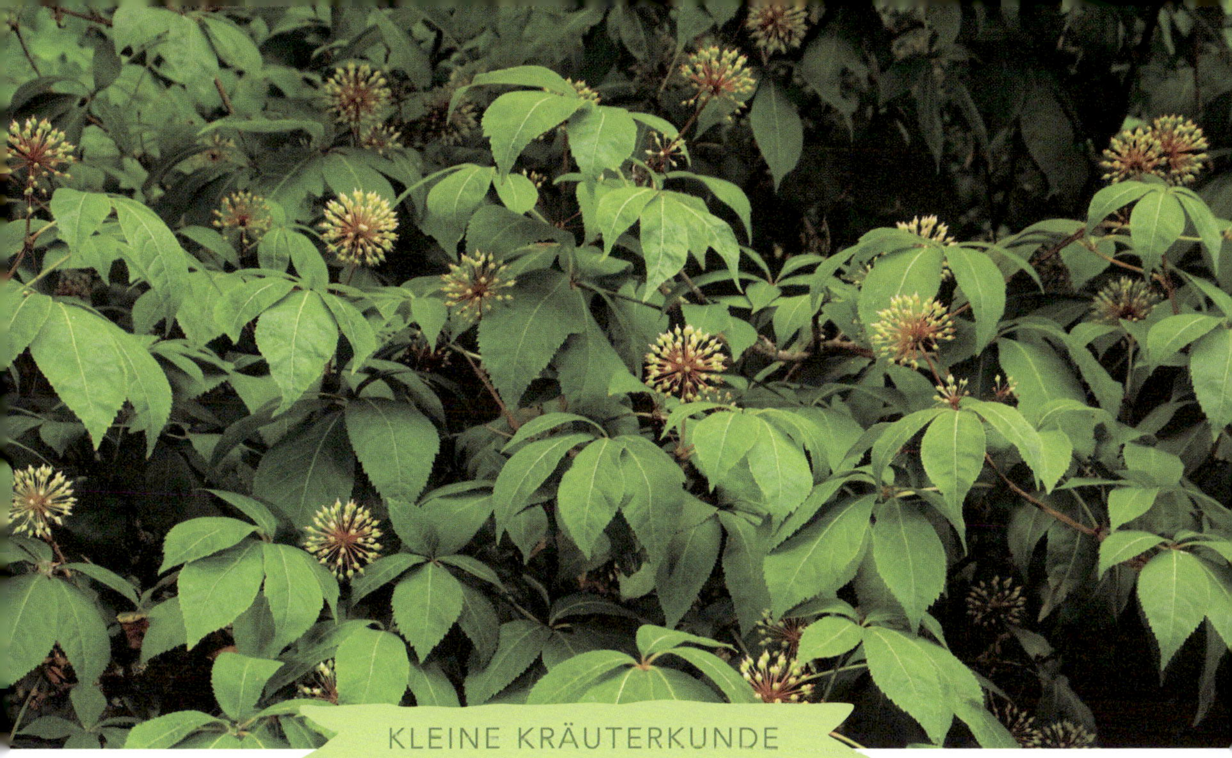

KLEINE KRÄUTERKUNDE

ELEUTHERO

Als adaptogenes Kraut hilft Eleuthero (auch Sibirischer Ginseng genannt), ein ausgelaugtes Nervensystem wieder zu regenerieren und ermöglicht es dem Körper, die schädigenden Auswirkungen von Stress besser zu bekämpfen. Besonders gut ist es für Sportler, die an Muskelermüdung und Muskelschmerzen leiden. Eleuthero kann auch nützlich sein, um das Gleichgewicht von Körper und Geist wiederherzustellen. Mein ruheloser Geist sorgt bei mir manchmal für Muskelverspannungen. Deshalb verzichte ich oft auf koffeinhaltige Tees und trinke stattdessen jeden Morgen eine stressreduzierende Mischung mit Eleuthero. Ich finde, dass ich so im Laufe der Zeit weniger Muskelverspannungen und wesentlich mehr Energie habe, als wenn ich Koffein zu mir nehme.

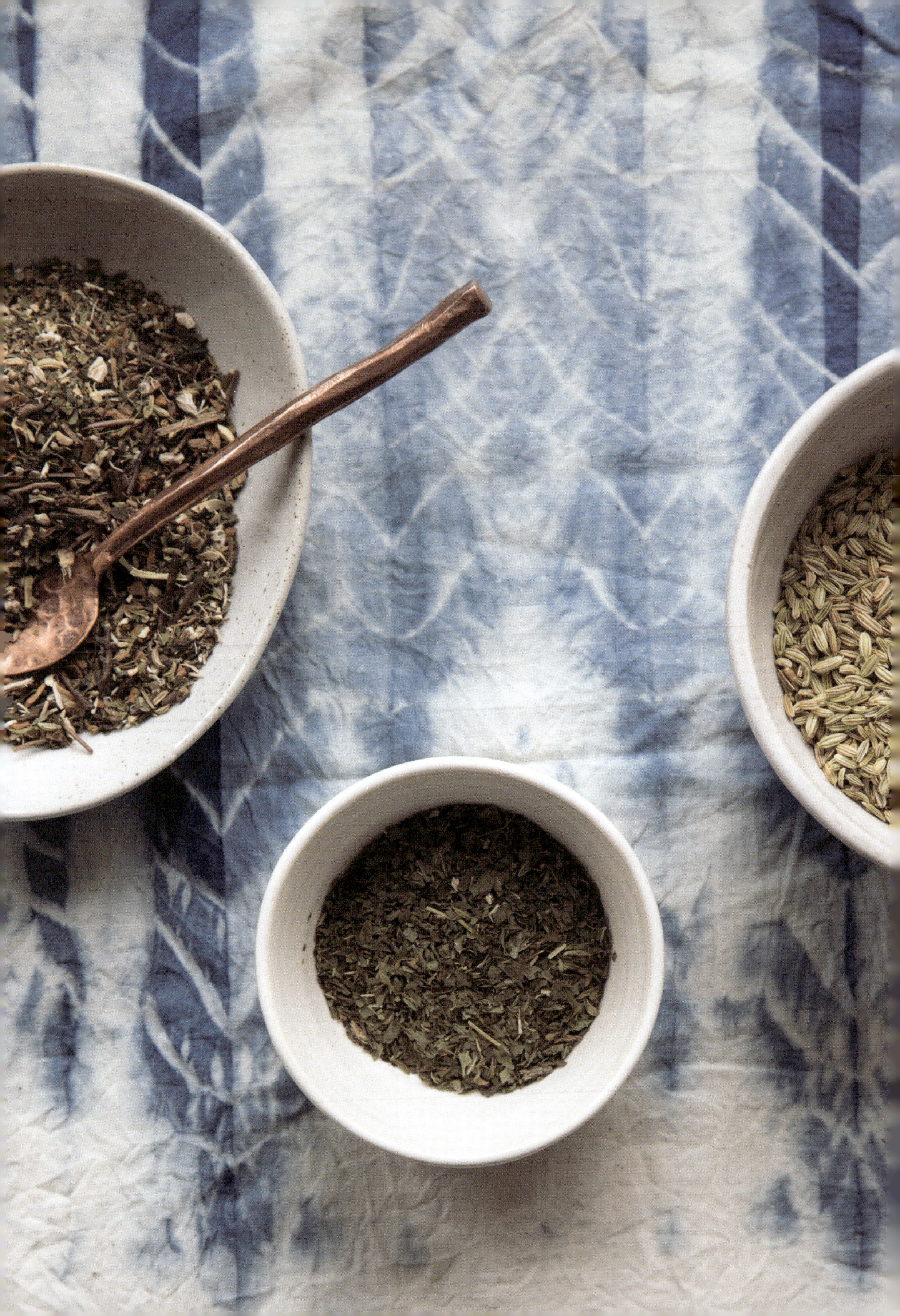

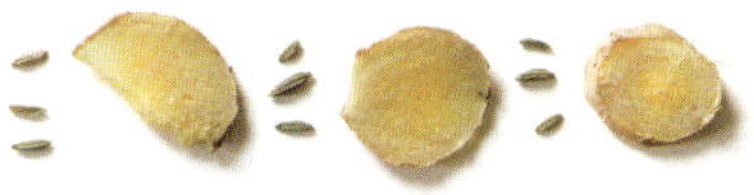

ERFRISCHUNGSTEE

Ob Sie ihn heiß an einem kühlen Morgen oder gekühlt an einem warmen Nachmittag genießen: Dieser Tee ist immer erfrischend. Die Basis bildet ein aromatischer Masala Chai (Ingwer, Kardamom, Zimt, Fenchel und Gewürznelken) mit Kukicha. Kukicha-Tee besteht aus den Zweigen und Stielen der Teepflanze, die getrocknet und geröstet wurden. Ich mag fast alle gerösteten Kräuter in kleinen Mengen: Sie schenken dem Aroma eine reichhaltige Tiefe, und dieses hier ist fast süß.

Kukicha-Stieltee ist besonders in Japan beliebt. Beim Kauf von Kukicha schaue ich oft nach Sorten und Marken mit fast ausschließlich Stielen ohne viele Blätter. Die Stiel-Versionen funktionieren in dieser Mischung etwas besser, weil die Mischung etwa 10 Minuten ziehen muss. Wenn zu viele Blattstückchen mit dabei sind, kann der Tee bitter werden. Die Stiele und Stängel sind koffeinfrei.

Diese adaptogene Mischung mit einem leicht Chai-artigen Aroma hilft dem Körper, mit Stress umzugehen, erleichtert die Verdauung und unterstützt die allgemeine Immunabwehr. Eleuthero hat eine energiespendende Wirkung, während Kletten leicht entgiftend wirken und die Nieren stärken. Chaga-Pilze sind reich an Antioxidantien. Zu guter Letzt gebe ich Minze in den Erfrischungstee, um zu erreichen, wonach der Tee benannt ist.

ZUBEREITUNG

Die Zutaten in einer Mischung aus Milch und Wasser 10 Minuten leicht köcheln lassen oder in heißem Wasser 10 bis 15 Minuten ziehen lassen. Dieser Tee profitiert von der Zugabe einer kleine Menge Honig. Meine Schwester findet, dass er ohne Milch besser schmeckt. Beweisen Sie Mut und probieren Sie beides aus.

GESCHMACK: erdig, minzig, würzig

WIRKUNG DER PFLANZEN: verdauungsfördernd, adaptogen

BETROFFENE SYSTEME: Nerven, Verdauung, Immunsystem

ZUTATEN

- 2 Teile Kukicha-Stieltee
- 1,5 Teile Ingwer
- 1 Teil Zimt
- 1 Teil Minze
- 0,75 Teile Kardamom
- 0,75 Teile Klettenwurzel
- 0,75 Teile Fenchel
- 0,75 Teile Chaga-Pilze
- 0,5 Teile Dang Shen
- 0,5 Teile Eleuthero (Sibirischer Ginseng)
- 0,25 Teile Gewürznelken

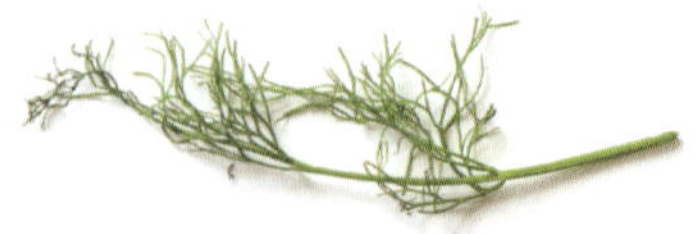

RUHE-TEE

Dies ist ein schöner Tee zur Unterstützung der Nebennieren mit einem reichen Röstaroma. Sie können eigene Vollkorngerste im Spelz rösten, wie es oft in Korea gemacht wird (siehe *Gerste selbst rösten,* Seite 187), oder nur das Korn, wie man es oft in China handhabt. Tees mit geröstetem Getreide liefern nahrhaften Zucker und fühlen sich wärmend und beruhigend an, besonders in kühlerem Klima. Da die meisten Kräuter in dieser Mischung eher kühlend sind, neutralisiert zugegebenes geröstetes Getreide oder Kukicha-Stieltee diese kühlende Energie etwas.

Eine Nebennierenschwäche wirkt sich bei Betroffenen auf unterschiedliche Weise aus. Dieser Tee ist für Menschen gedacht, die sich ständig ausgelaugt fühlen, unter Symptomen wie Schwindel, emotionaler Empfindlichkeit, zittrigen Muskeln und unruhigem Schlaf leiden und insgesamt den Eindruck haben, nicht klar denken zu können. Falls Sie dazu neigen, in Situationen gestresst und überreizt zu sein, die sich für andere Menschen relativ sicher anfühlen, dann ist der Ruhe-Tee ein großartiges tägliches Tonikum für Sie. Introvertierte Menschen und Personen, die Missbrauch erlebt haben und aktiv versuchen, wieder heil zu werden, sollten diese Teemischung als tägliche pflanzliche Unterstützung probieren.

Ich liebe den Ruhe-Tee, weil er langsam und sanft das Gleichgewicht bei Menschen wiederherstellt, die nicht gut auf stark energiespendende, adaptogene Kräuter ansprechen. Für viele von uns gibt es im Leben viel zu viel Aufregung und Sorgen. Einen Tee zu haben, der das Hormonsystem erneuert, ohne es anzuregen, kann ein wahres Geschenk sein.

ZUBEREITUNG

ABKOCHUNG: 3 EL Tee und 710 ml kaltes Wasser in einen Topf mit Deckel geben. Langsam zum Köcheln bringen, ohne dass das Wasser überkocht. Bei niedriger Hitze mindestens 20 Minuten köcheln lassen. Abseihen und genießen.

ZUTATEN

- 1 Teil Kukicha-Stieltee oder geröstete Gerste
- 1 Teil Chaga-Pilze
- 1 Teil Astragalus
- 1 Teil Dang Shen
- 1 Teil Hagebutten
- 1 Teil Fenchel
- 0,5 Teile Reishi-Pilze

GESCHMACK: reiche geröstete Grundlage mit einem ausgewogenen Verhältnis von süß und leicht sauer

WIRKUNG DER PFLANZEN: allgemein tonisch

BETROFFENE SYSTEME: Nerven, Immunsystem

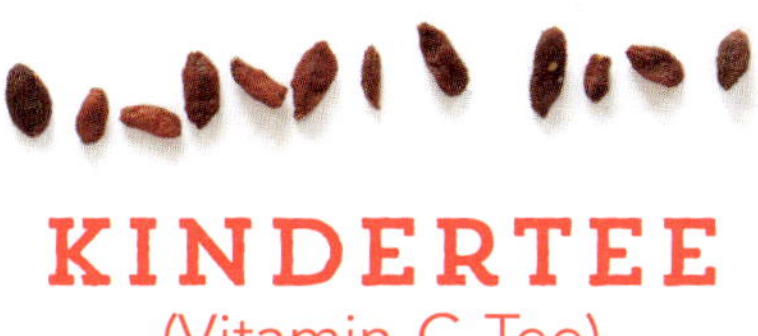

KINDERTEE
(Vitamin-C-Tee)

Probieren Sie einmal diesen Tee als gesunde, kinderfreundliche Alternative zu zuckerhaltigen Getränken. Der Kindertee enthält viele leckere Früchte und Kräuter voller Vitamine und Mineralien für Kinder im Wachstum und ist dazu auch ein toller Vitamin-C-Tee für Erwachsene.

ZUBEREITUNG

350 ml heißes Wasser über 2 EL Tee gießen. 10 bis 15 Minuten ziehen lassen.

GESCHMACK:
süß, zitronig, fruchtig und etwas spritzig

WIRKUNG DER PFLANZEN: stärkend

BETROFFENE SYSTEME: allgemein tonisch

ZUTATEN

- 3 Teile Grüne Haferspitzen
- 2 Teile Hagebutten
- 2 Teile Holunderbeeren
- 1 Teil Gojibeeren
- 1 Teil Orangenschale
- 1 Teil Zimt
- 1 Teil Zitronengras
- 1 Teil Schisandra-Beeren oder andere getrocknete Früchte (optional)
- 0,5 Teile Hibiskus
- 0,5 Teile Klettenwurzel
- 0,25 Teile Süßholzwurzel

Masala Chai

Masala Chai stammt aus Indien und wird seit vielen Jahrhunderten genutzt. Als Gesundheitstonikum kombiniert er einige der therapeutischsten in Indien angebauten Gewürze.

Würzige Chai-Tees waren die ersten Tees, die mich für das Konzept tonischer Tees interessiert haben. Ich habe mich schon immer zu reichhaltigen, aromatischen Lebensmitteln hingezogen gefühlt, die gleichzeitig die Verdauung und die Immunabwehr unterstützen. Die Kombination aus Masala-Gewürzen, Tee, Milch und Zucker ergibt einen Tee, der ganzheitlich und köstlich zugleich ist. Einer der Hauptgründe, warum ich einen gut durchdachten Chai so schätze, ist, dass jeder Schluck ein absolut vollmundiges Geschmackserlebnis bietet: Chai-Tees sind zugleich süß, würzig, leicht säuerlich und sogar ein bisschen bitter. Ich gebe sogar noch eine winzige Prise Salz dazu, damit der Tee etwas heller schmeckt. Das Fett aus der Milch hilft, fettlösliche Bestandteile aus den Kräutern zu ziehen, und lässt die Aromen auf dem Gaumen nachklingen, wodurch sich das Geschmackserlebnis verlängert.

Das einstündige Köcheln reicher, aromatischer Gewürze auf dem Herd bringt Leben in die Küche und erfüllt sie mit einem wunderbaren Duft. Mir geht das Herz auf, wenn ich die Küche betrete und dort gerade mein Chai-Tee-Konzentrat zubereite. Der Duft von Chai sagt mir, dass ich meinem Körper und meinem Geist damit etwas ganz Besonderes und Heilendes schenke.

Um Chai zuzubereiten, beginne ich mit einem Konzentrat aus abgekochten Gewürzen. Die Grundgewürze sind Ingwer, Fenchel, Anis oder Sternanis, Kardamom, Zimt und Pfefferkorn. Für eine komplexere Basis können weitere Gewürze wie Nelken, Piment, Lorbeeren, Orangenschale, Vanilleschote, Safran und Muskatnuss hinzugegeben werden. Versuchen Sie, ganze Gewürze mit einer kräftigen Farbe und einem lebendigen Duft zu bekommen. Sie können sie vor der Verwendung von Hand mit Mörser und Stößel zermahlen oder schnell in einer Gewürzmühle zerkleinern. Die heilkräftige Wirksamkeit von Gewürzen hält länger vor, wenn sie erst kurz vor der Verwendung gemahlen werden.

Einmaleins der Chai-Gewürze

INGWER (FRISCH ODER GETROCKNET): Ingwerwurzel hat ein ausgesprochen würziges, leicht säuerliches Aroma, das vielen Kräutertees eigen ist, besonders Chai. Ingwer unterstützt die Verdauung, die Immunabwehr und die Durchblutung und ist stark entzündungshemmend. Ich liebe frischen Ingwer über alles und verwende ihn fast täglich. Ingwer wächst problemlos in den Tropen, aber sogar im US-Bundesstaat Washington kann ich frischen, jungen Ingwer im Gewächshaus anbauen und die Wurzeln im Spätherbst ernten, um sie den ganzen Winter über beim Kochen und in Tees zu verwenden. Sie können zwar auch getrockneten Ingwer in Chai verwenden, aber frischer

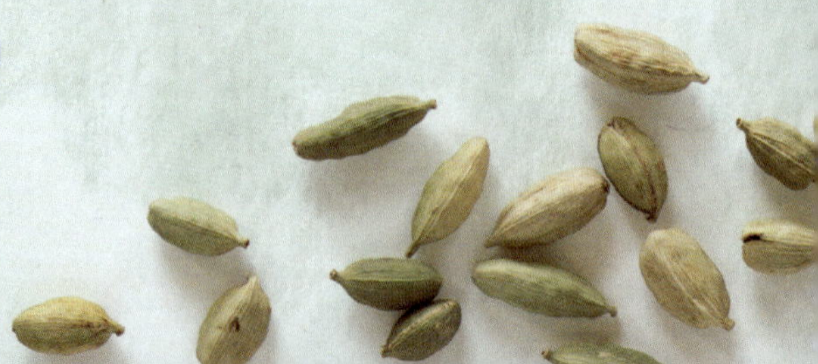

Ingwer ist lebendiger und erfrischender. Ingwer bildet die Basis von Chai und Sie werden feststellen, dass die meisten Rezepte eine höhere Konzentration an Ingwer als an anderen Gewürzen haben.

FENCHELSAMEN, ANISSAMEN ODER STERNANISKAPSELN: Fenchel, Anis und Sternanis können untereinander ausgetauscht werden. Ich verwende meist Fenchelsamen, weil sie kostengünstig sind und dem Konzentrat eine süße, anisartige aromatische Qualität geben. Ich kann Fenchel problemlos in großen Beeten züchten und die prallen Samen im Hochsommer ernten, um sie in Tees zu nutzen. Sternanis ist ein wesentlich teureres Gewürz aus den Tropen. Manchmal werfe ich ein paar Sternaniskapseln in meine Abkochung, aber große Mengen zu verwenden, finde ich nicht kosteneffizient. Sternanis hilft allerdings, in koffeinfreien Chai-Mischungen eine starke Basis zu schaffen, weil sein Aroma mehr mit Nelken und Piment gemeinsam hat als mit Fenchel.

KARDAMOM: Kardamom ist teuer, weshalb ich ihn eher sparsam nutze. Normalerweise kaufe ich Kardamomkapseln und mahle sie erst kurz bevor ich sie in meine Gewürzmischung gebe, um ihre heilkräftigen und aromatischen Eigenschaften zu bewahren. Die ätherischen Öle im Kardamom sind flüchtig und verdunsten und altern schnell, wenn sie unsachgemäß gelagert werden. Und da Kardamom so teuer ist, ist es wichtig, dass Sie sorgfältig damit umgehen und ihn gut lagern. Kardamom hat einen unverwechselbaren Geschmack, und viele Kulturen in Nahost verwenden ihn wegen

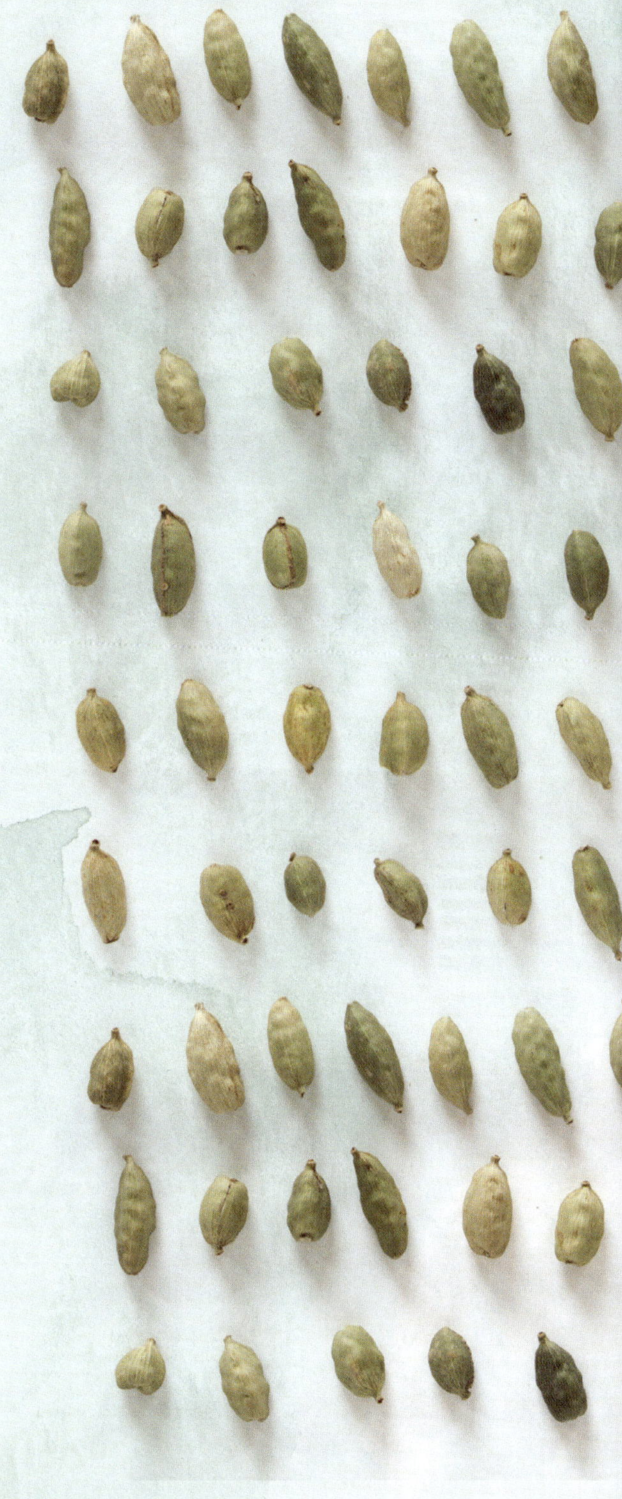

seiner verdauungsfördernden Eigenschaften in Desserts. Kardamom ist außerdem antimikrobiell, und Menschen geben ihn seit Jahrtausenden in Lebensmittel, um das Risiko für lebensmittelbedingte Erkrankungen zu verringern.

ZIMT: Ich bin ein großer Zimt-Fan und finde, dass er hilft, meinen Blutzucker zu regulieren und mit viel Wärme die Verdauung unterstützt. Da ich in einem kühlen, feuchten Klima lebe, gebe ich Zimt in viele Herbst- und Wintertees. Er hat eine von Natur aus austrocknende, wärmende Wirkung auf meinen Körper und ist ein einfaches, schützendes Kraut, das köstlich duftet und schmeckt.

Zum Aromatisieren von Lebensmitteln und in der Pflanzenheilkunde verwenden wir mehrere unterschiedliche Zimtarten. Sie alle stammen aus der Familie der Lorbeergewächse und sind nur einige wenige der 2.000 unterschiedlichen Arten der Gattung *Cinnamomum*. Ein Großteil des Zimtes, der für den weltweiten Export angebaut und geerntet wird, stammt aus Indonesien, Vietnam und China und ist eine von drei Arten, die zusammengefasst als „Cassia-Zimt" bezeichnet werden: *C. cassia*, *C. aromaticum* und *C. loureiroi*.

Cassia ist ein schnell wachsender, tragfähigerer Zimt als *Cinnamomum verum*, eine Art, die als Ceylon-Zimt, echter Zimt oder süßer Zimt bezeichnet wird. Der in Sri Lanka angebaute Ceylon-Zimt ist teurer, aber nachweislich therapeutischer und heilkräftiger als Cassia-Zimt. Außerdem enthält er weitaus weniger Cumarine, chemische Substanzen, die die Leber schädigen können, wenn sie in hohen Dosen konsumiert werden.

Ceylon-Zimt ist zudem antibakterieller als Cassia-Zimt und wirkungsvoller in der Vorbeugung und Behandlung von bakteriellen Infektionen. Sowohl Cassia- als auch Ceylon-Zimt helfen nachweislich, den Blutzuckerspiegel auszugleichen und arthritische Beschwerden zu lindern.

Falls Sie begeisterter Zimtverwender sind oder ihn in therapeutischen Dosen nutzen, empfehle ich dafür Ceylon-Zimt. Falls Sie ihn aber nur gelegentlich in Chai-Tees oder beim Kochen verwenden, ist auch Cassia-Zimt bestens geeignet. Ich selbst verwende meist Cassia-Zimt. Der Unterschied im Aroma ist sehr interessant und auch wert, ein wenig damit zu experimentieren. Cassia-Zimt schmeckt würziger als Ceylon-Zimt, während Ceylon-Zimt süßer ist. Der weltweit größte Importeur von Ceylon-Zimt ist Mexiko. Die moderne mexikanische Küche verwendet fast ausschließlich süßen Ceylon-Zimt sowohl in pikanten als auch in süßen Gerichten.

PFEFFERKÖRNER: Pfefferkörner verleihen Chai-Tee seine charakteristische scharfe Würze. Schwarzer Pfeffer stärkt die Durchblutung, hilft gegen Verstopfung und unterstützt den Körper bei der Verstoffwechselung der zugeführten Nährstoffe.

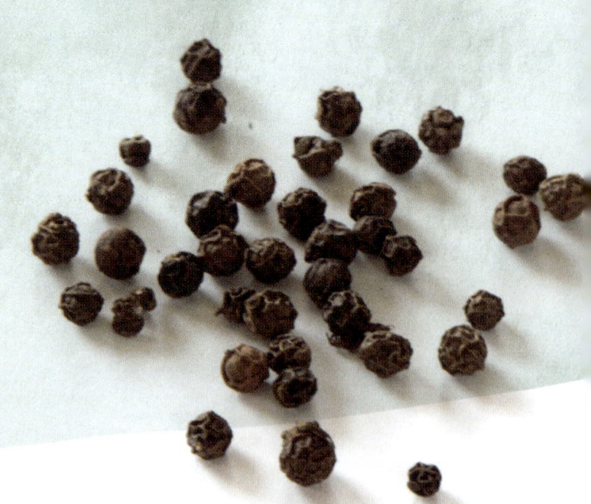

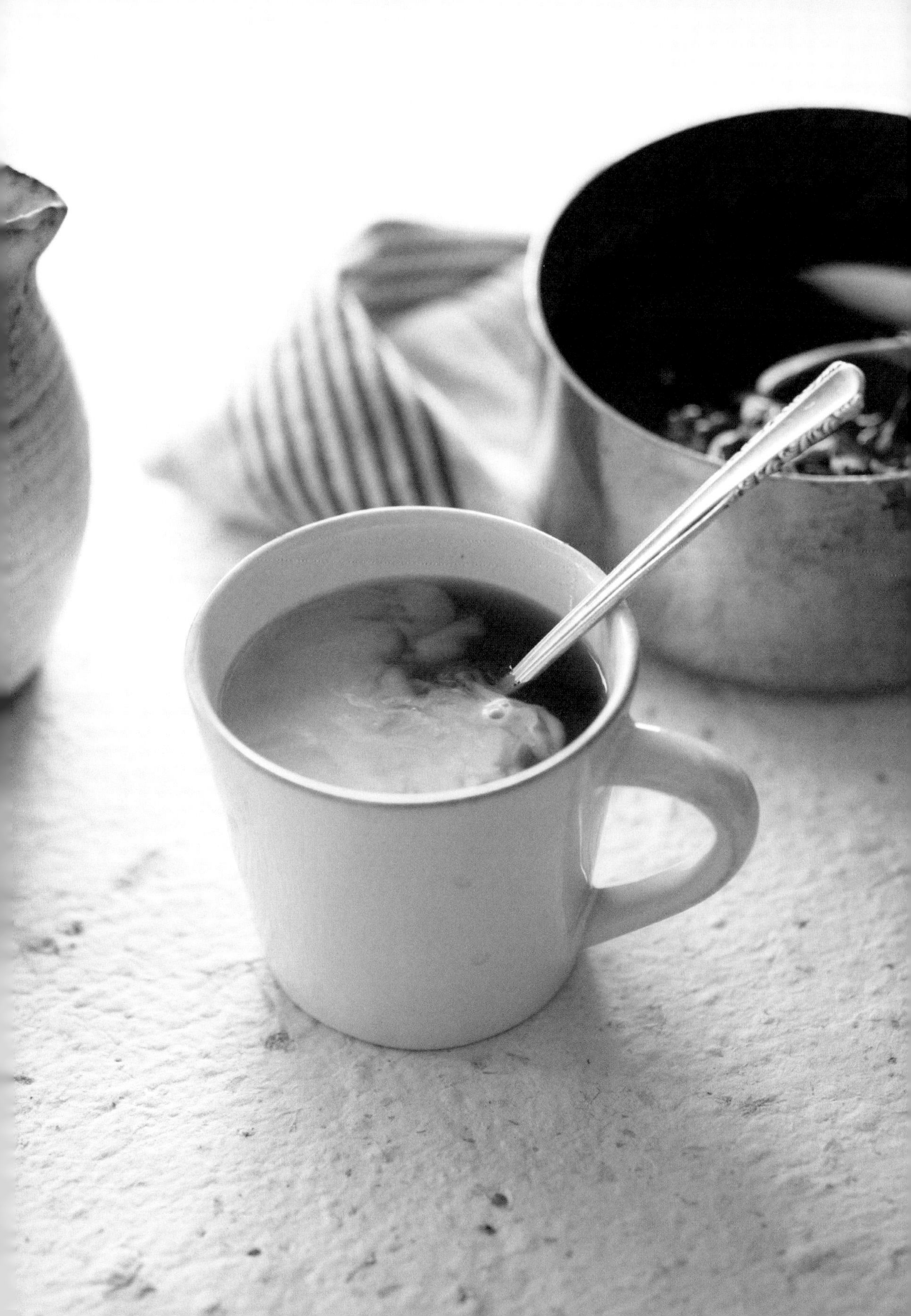

EINFACHER CHAI

Dies ist ein Grundrezept für ein einfaches, elegantes, leicht würziges Chai-Konzentrat. Es hat das reiche, vollmundige Aroma, das charakteristisch für indischen Chai ist. Es lässt sich auch als Grundrezept für einen persönlicheren Chai verwenden, wenn Sie Ihre regionalen Gewürze und Kräuter dafür nutzen möchten. Es handelt sich um ein Rezept nur für die Gewürzmischung. Im Anschluss an das Rezept erkläre ich, wie Sie eine Tasse Chai mit Schwarztee zubereiten können, der eine herrlich dramatische Basis schafft. Assam ist ein günstiger Schwarztee mit malzigem Geschmack, der sich hervorragend als Basis für Chai-Mischungen eignet. Wenn man zuerst die Basis zubereitet und am Ende den Schwarztee hinzufügt, wird die Tasse Chai noch köstlicher, wie ich finde. Geben Sie einen Teelöffel Honig hinzu, um die Süße von Fenchel und Zimt hervorzuheben.

Je nach Stimmung, Bedürfnissen und Jahreszeit verändern sich auch meine Chai-Rezepte. Aber insgesamt muss Chai nicht kompliziert sein; manchmal reicht es schon aus, eine Prise Zimt und Kardamom in Ihren Lieblings-Schwarztee zu geben. Experimentieren Sie mit diesem und anderen Rezepten auf den folgenden Seiten und improvisieren Sie einfach Ihre eigene Spezialmischung.

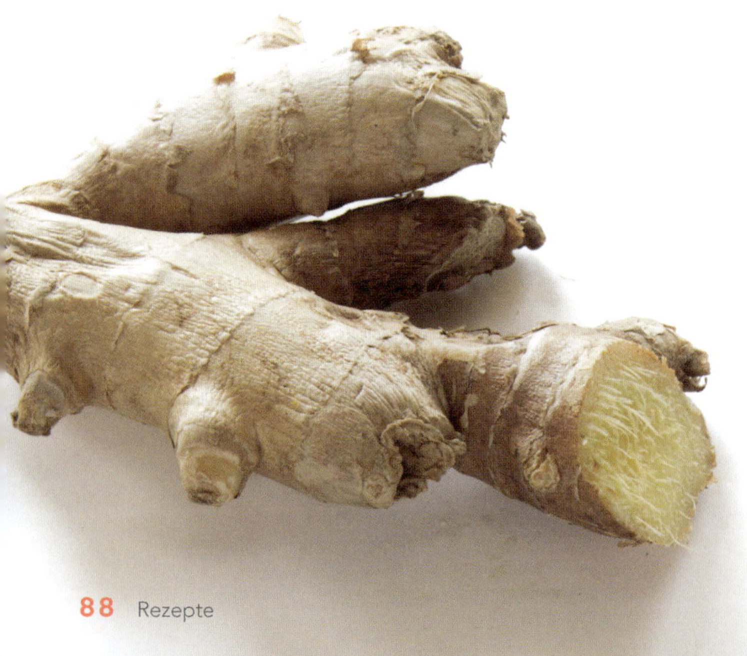

ZUTATEN

4	Teile geriebener frischer Ingwer (oder 3 Teile getrockneter Ingwer)
2	Teile Fenchelsamen
1	Teil Kardamom
1	Teil Zimt
0,25	Teile schwarzer Pfeffer
1–2	zerkleinerte Lorbeerblätter (optional)

ZUBEREITUNG DES KONZENTRATS

Verwenden Sie 2 TL Gewürzmischung pro 240 ml Wasser. (Geben Sie z. B. 12 TL Gewürzmischung auf 1,5 l Wasser.) Die Gewürze und kaltes Wasser in einen Topf mit Deckel geben. Leicht zum Kochen bringen und bei niedriger Hitze 20 bis 40 Minuten köcheln lassen. Dabei darauf achten, dass das Wasser nicht überkocht. Den Deckel auf dem Topf lassen, um die Verdunstung von Wasser und ätherischen Ölen in den Gewürzen zu begrenzen. Das Konzentrat kann bis zu 1 Woche im Kühlschrank gelagert werden. Ich belasse die Gewürze meist im Konzentrat und seihe sie ab, wenn ich eine Portion vorbereite.

ZUBEREITUNG EINER TASSE CHAI

240 ml Konzentrat und 240 ml Milch in einen Topf mit Deckel geben. Bei mittlerer Hitze erwärmen, aber dabei ein Aufkochen vermeiden, da sonst die Milch überhitzen kann. Wenn die Mischung dampfend heiß ist, 1 TL Schwarztee und 1 TL Honig hinzugeben. 4 bis 6 Minuten ziehen lassen, abseihen und genießen.

GESCHMACK: vollmundig und würzig durch aromatische Gewürze und schwarzen Pfeffer, ausgeglichen durch die Süße von Fenchel und Zimt

WIRKUNG DER PFLANZEN: allgemein tonisch

BETROFFENE SYSTEME: Kreislauf, Immunsystem, Verdauung

GENIEẞER-CHAI

Dieser Chai ist für alle, die vollmundige, tiefe Gewürze über alles lieben. Zu der einfachen Chai-Mischung gesellen sich hier noch Sternanis, Gewürznelken, Orangenschale und Piment. Für noch mehr Dekadenz und Genuss können Sie auch noch etwas Vanilleschote hinzugeben.

Verwenden Sie 1 TL Assam-Tee pro 240 ml.

ZUTATEN

- 3 Teile geriebener frischer Ingwer
- 2 Teile Zimt
- 1 Teil Kardamom
- 1 Teil Fenchel
- 0,5 Teile Sternanis
- 0,25 Teile Piment
- 0,25 Teile Gewürznelken
- 0,25 Teile Orangenschale
- 0,1 Teile schwarzer Pfeffer
- 1 Prise Safran

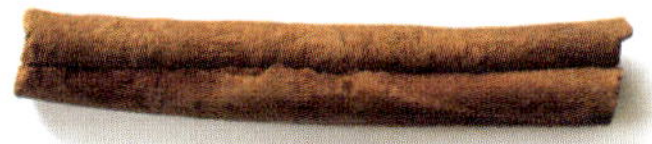

KOFFEINFREIER CHAI

Ich empfehle diese luxuriöse Mischung für einen kühlen Abend, wenn Ihr Körper von den Füßen bis in die Fingerspitzen ein bisschen Wärme vertragen kann. Das Aroma des koffeinfreien Chai wird von Piment und Muskatnuss akzentuiert, was diesen Tee besonders köstlich macht, wenn man ihn mit Milch und einer kleinen Menge Honig kombiniert.

Als Basis können Sie Rooibos oder Honeybush verwenden. Rooibos hat ein spritziges, helles Aroma, etwa wie Hagebutten, während Honeybush eher etwas fruchtiger und süßer ist. Bei koffeinhaltigen Tees sollten Sie den Tee ganz am Ende des Prozesses hinzugeben. Bei Honeybush und Rooibos werden Sie aber feststellen, dass sich das Aroma vertieft und weiterentwickelt, wenn er in Wasser köchelt; zudem werden sie im Gegensatz zu Schwarztee auch niemals bitter.

ZUTATEN

- 3,5 Teile Honeybush oder Rooibos
- 3 Teile Ingwer
- 2 Teile Fenchel
- 2 Teile Kardamom
- 1,5 Teile Zimt
- 0,5 Teile Piment
- 0,5 Teile Orangenschale
- 0,25 Teile Muskatnuss

VANILLE-CHAI

Dieser ausgewogene, zarte Vanille-Chai schmeckt wie ein fantastisches Dessert. Frischer Ingwer, Orangenschale und echte Vanilleschote verwandeln die Mischung in ein üppiges, sinnliches Erlebnis.

Im Rezept ist der Darjeeling-Tee in Teilen und in 1 TL pro 240 ml angegeben. Der Grund dafür ist, dass diese Mischung auch als loser Blatt-Tee mit Milch gut schmeckt, falls Sie keine Zeit haben, das Konzentrat herzustellen. Falls Sie den Tee als Abkochung zubereiten, lassen Sie die 3 Teile Tee weg und geben Sie einfach 1 TL pro 240 ml hinzu, wenn Sie eine Portion zubereiten. Krönen Sie jede Tasse mit dem aufmunternden Aroma frischer Orangenschale.

ZUTATEN

- 3 Teile Darjeeling-Tee oder 1 TL pro 240 ml
- 2 Teile geriebener frischer Ingwer
- 1 Teil Zimt
- 1 Teil Kardamom
- 1 Teil getrocknete Orangenschale
- 0,5 Teile Muskatnuss
- 0,25 Teile schwarzer Pfeffer
- 1 Vanilleschote pro 450 g Teemischung
- 1 Stückchen frische Orangenschale zum Garnieren

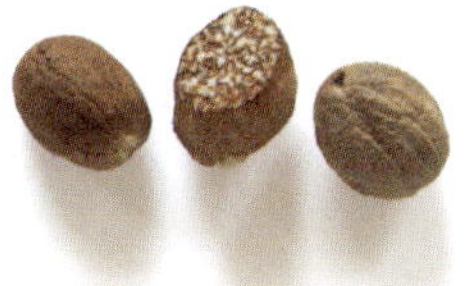

CHAI FÜR REGENTAGE

Wenn die Glieder schmerzen und sich alles klamm anfühlt, nehmen Sie sich die Zeit, diesen Chai für Regentage zuzubereiten! Dies ist eine großartige Mischung, um Körper und Geist an einem trüben Tag wieder aufzumuntern. Chai hat aufgrund seiner stark wärmenden und würzigen Eigenschaften eine austrocknende Wirkung auf das Gewebe. Die Orangenschale hellt das Aroma und den Charakter des Tees fantastisch auf.

Verwenden Sie 1 TL Schwarztee pro 240 ml.

ZUTATEN

- 3 Teile geriebener frischer Ingwer
- 2 Teile Fenchel
- 2 Teile Zimt
- 1 Teil Kardamom
- 0,5 Teile Piment
- 0,5 Teile Muskatnuss
- 0,5 Teile Gewürznelken
- 0,25 Teile schwarzer Pfeffer
- 0,1 Teile Vanilleschote
- 1 Stückchen frische Orangenschale zum Garnieren

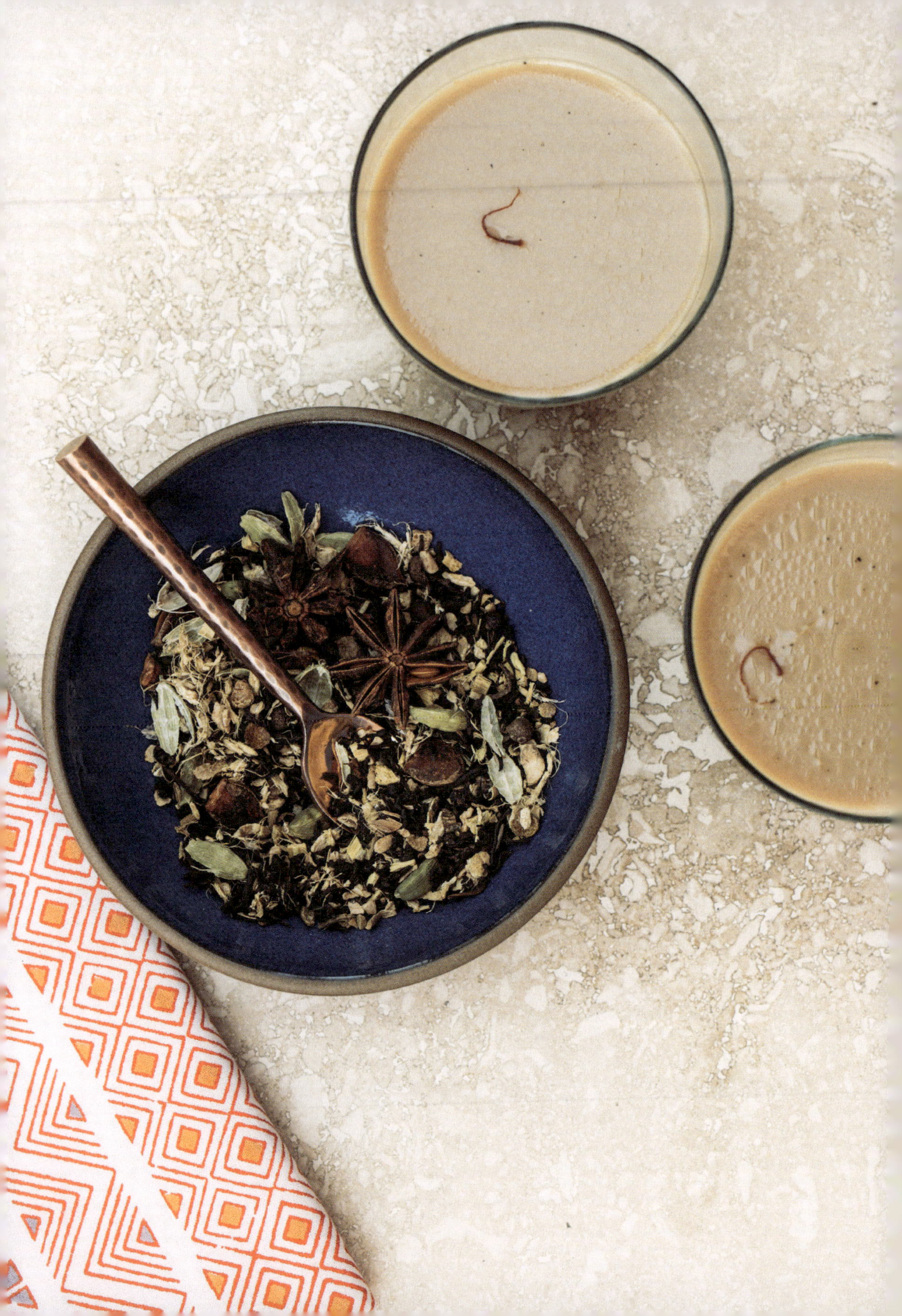

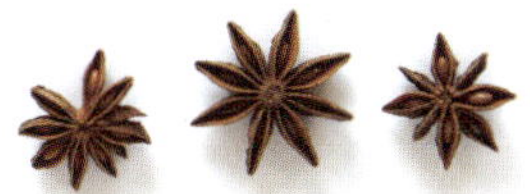

CHAI LIGHT

Die drei folgenden Chai-Mischungen sind für Aufgüsse gedacht. Sie müssen also die Gewürze nicht für ein Konzentrat abkochen. Es ist eine echte Herausforderung, bei der Arbeit oder mitten im Stress traditionellen Chai zuzubereiten. Halten Sie daher am besten diese Mischungen trinkfertig auf Vorrat, wenn Sie keine Zeit haben, Chai mit der Herdplatten-Methode zu machen.

MUNTERER CHAI

Der Muntere Chai hat ein süß-würziges Mundgefühl mit luxuriösem Aroma. Wenn Sie Ihren Tee würziger haben möchten, können Sie die Menge Schwarztee verringern oder eine Prise schwarzen Pfeffer pro 240 ml hinzugeben.

ZUBEREITUNG

350 ml heißes Wasser oder heiße Milch über 1 EL Tee gießen. 5 bis 8 Minuten ziehen lassen.

ZUTATEN

- 3 Teile Schwarztee (Assam oder Ceylon) oder Rooibos
- 2 Teile getrockneter Ingwer (oder 1 TL geriebener frischer Ingwer pro 240 ml)
- 1 Teil Zimt
- 0,5 Teile Kardamom
- 0,5 Teile Sternanis
- 0,25 Teile Piment
- 0,25 Teile Süßholzwurzel
- 1 Vanilleschote pro 450 g Teemischung
- 1 Safranfaden pro 240 ml

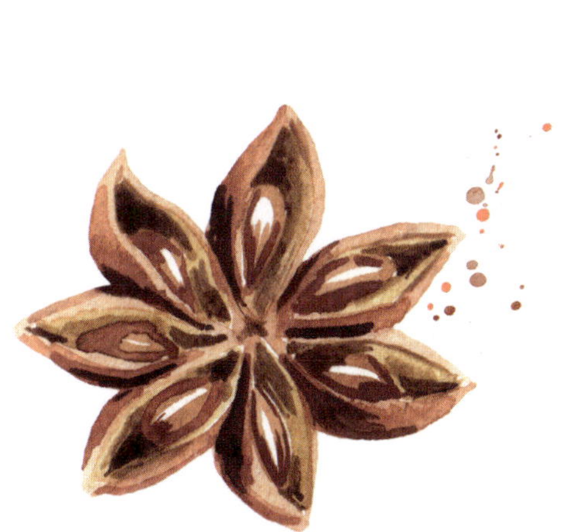

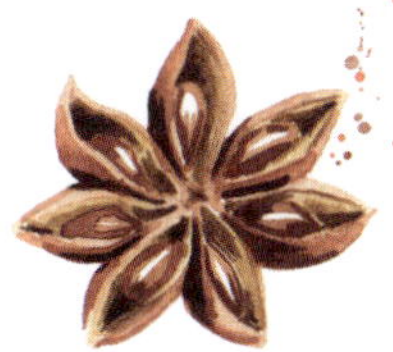

CHAI MIT MINZE UND GEWÜRZEN

Dies ist ein weiterer Chai, der toll als Aufguss funktioniert, mit einem ganz anderen Charakter als die anderen Chai-Mischungen. Er schmeckt weniger würzig und dafür etwas krautiger, während die Minze ihm eine beruhigende, aufmunternde Qualität verleiht. Dieser Tee enthält keinen Ingwer, ist also nicht ganz so wärmend. Ich liebe diesen Tee als Digestif nach dem Essen. Und die Naschkatze in mir kommt damit auch auf ihre Kosten.

ZUBEREITUNG

350 ml heißes Wasser oder heiße Milch über 1 EL Tee gießen. 5 bis 7 Minuten ziehen lassen.

ZUTATEN

- 2 Teile Assam-Schwarztee
- 1 Teil Minze
- 1 Teil Fenchel
- 0,5 Teile Zimt
- 0,25 Teile Kardamom
- 0,25 Teile Gewürznelken

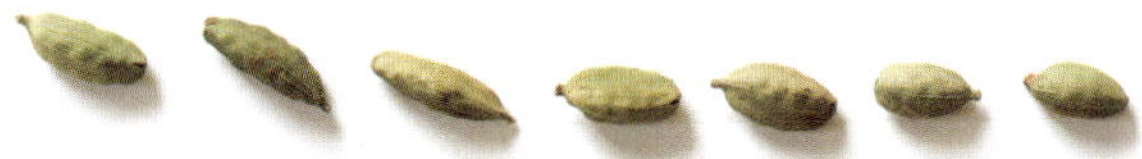

KARDAMOM-ROSEN-CHAI

Mit dem aufmunternden, verdauungsfördernden, köstlichen Kardamom-Rosen-Chai werden Sie sich einfach herrlich fühlen. Ich empfehle, ihn morgens oder nach dem Mittagessen zu trinken. Diese Mischung bringt immer Frieden und Klarheit in meine Gedanken.

ZUBEREITUNG

350 ml heißes Wasser über 1 EL Tee gießen. 4 bis 8 Minuten ziehen lassen.

ZUTATEN

- 3 Teile Schwarztee
- 2 Teile Kardamom
- 1 Teil Rosenblütenblätter
- 1 Teil Zimt
- 1 Teil Minze
- 1 Vanilleschote pro 450 g Teemischung

APHRODISIERENDE TEES

IHR GANZES LEBEN LANG BEKOMMEN ES FRAUEN WIE MÄNNER IMMER MAL WIEDER mit Körperbeschämung (oder Body Shaming) zu tun. In unserer Kultur wimmelt es von Altersdiskriminierung und falschen Schönheitsstandards. Wir sollten die wunderbare Vielfalt der Schönheit in unserer Kultur zelebrieren, statt enge Parameter festzulegen, in welche die meisten von uns kaum hineinpassen. Diese aphrodisierenden Tees sind nicht für die männliche oder weibliche Potenz an sich gedacht (auch wenn es viele Kräuter gibt, die ganz klar die Potenz steigern). Vielmehr sollen sie bewirken, dass wir uns wirklich gut und schön fühlen, was ganz natürlich auch zu mehr Offenheit und Intimität führt.

Körperliche Intimität sollte Spaß machen und uns ein fantastisches Gefühl geben! Die Tees in diesem Abschnitt erregen und ermuntern den Geist. Sie sind nicht berauschend, sondern ermöglichen es, mehr Selbstliebe zu empfinden, was wiederum die Verbindung zwischen zwei Menschen verbessert. Kräuter wie Damiana werden seit vielen Jahrhunderten als natürliches Aphrodisiakum verwendet. Offenbar verringert es Schüchternheit und fördert Nähe und Anziehung. Gewürznelken steigern die Durchblutung im ganzen Körper, was in Kombination mit Damiana und Kakao die Erregung verstärken kann.

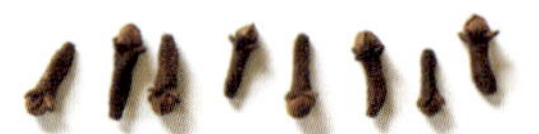

GLÜCKSTEE

Diese Mischung macht Spaß, muntert auf und stärkt das Nervensystem. Die entspannende Wirkung der Passionsblume gleicht die Wirkkraft von Damiana aus. Süßholzwurzel ist ein adaptogenes Kraut, welches das Immunsystem unterstützt und dem Körper hilft, sich an Stress anzupassen. Ich verwende Süßholz in vielen Mischungen, weil es nachweislich vor Nebennierenschwäche schützt. Außerdem verleiht es dem Tee eine köstliche Süße, die eine unmittelbar beruhigende Wirkung auf Mund und Rachen hat.

Ceylon-Zimt und Nelken sind wärmende, sinnliche Pflanzen, welche die Durchblutung stärken können. Hagebutten verleihen der Mischung einen Hauch spritziger Süße und liefern etwas Vitamin C und Antioxidantien. Geröstete Kakaoraspeln steuern eine feine, geröstete Note bei, die wieder Auftrieb gibt und das Wohlbefinden steigert. Dieser Glückstee weckt die Sinne!

ZUBEREITUNG

350 ml heißes Wasser über 1 EL Tee gießen. 5 bis 10 Minuten ziehen lassen.

GESCHMACK: interessantes Gleichgewicht aus bitter und süß mit minzig-schokoladigem Aroma

WIRKUNG DER PFLANZEN: aphrodisierend

BETROFFENE SYSTEME: Nerven, Kreislauf

ZUTATEN

- 3 Teile Minze
- 2 Teile Kakaoraspeln
- 2 Teile Damiana
- 1,5 Teile Ceylon-Zimt
- 1,5 Teile Hagebutten
- 1 Teil Passionsblume
- 0,25 Teile Gewürznelken
- 0,25 Teile Süßholzwurzel

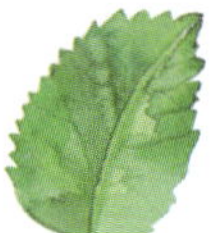

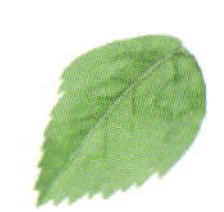

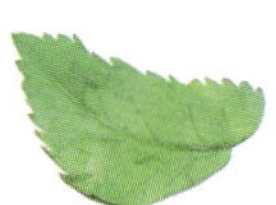

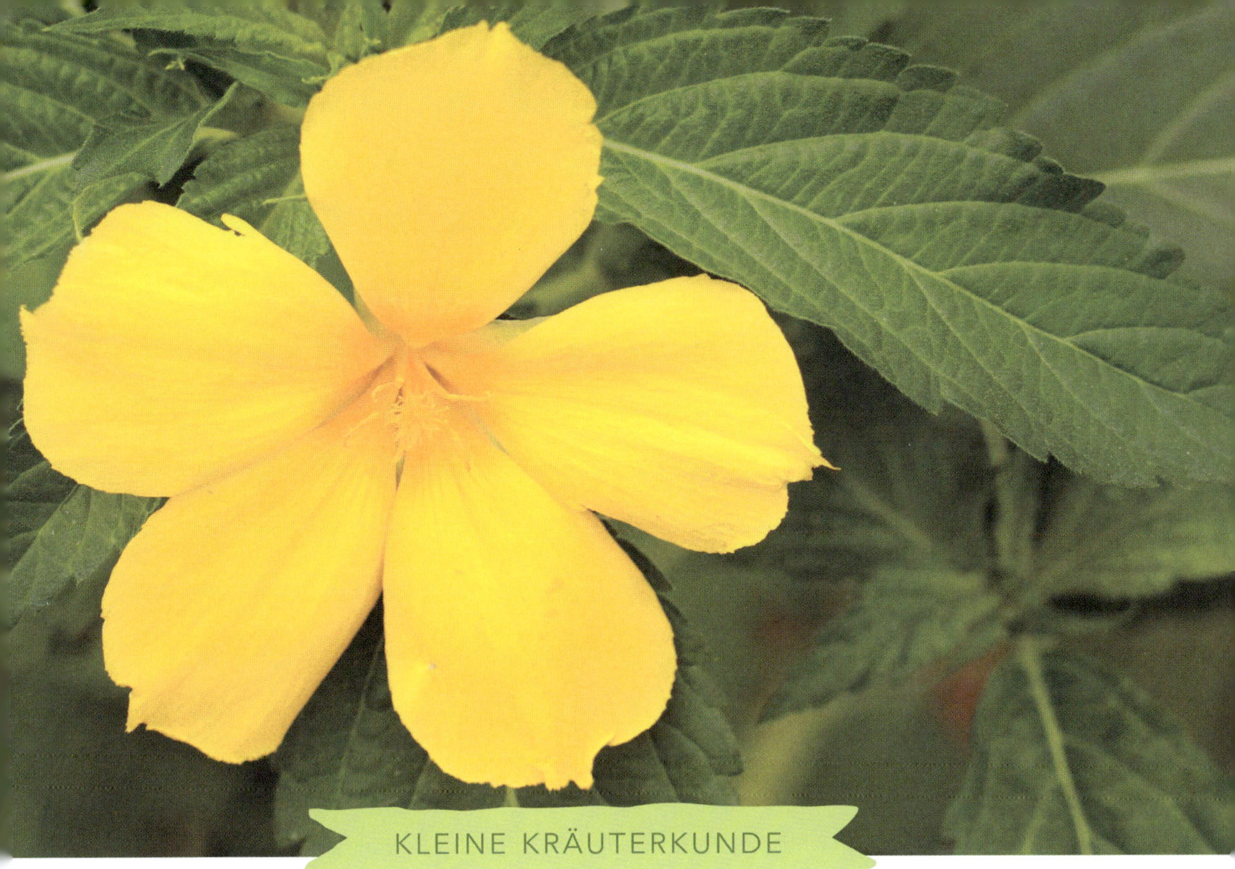

KLEINE KRÄUTERKUNDE

DAMIANA

In Mexiko und Mittelamerika wird Damiana traditionell als Tonikum für das Nervensystem und als aphrodisierendes Mittel genutzt. Aus eigener Erfahrung kann ich sagen, dass sie die erstaunliche Fähigkeit hat, mehr Energie zu verleihen, ohne dass dabei Sorgen und Ängste wachsen. Da sich bei mir ein allgemeines Wohlbefinden einstellt, sobald ich Damiana-Tee trinke, komme ich immer dann gerne darauf zurück, wenn ich mich irgendwie niedergeschlagen fühle. Falls Sie ein wenig Motivation brauchen, trinken Sie eine Tasse Tee mit Damiana, und im Nu sind Sie draußen und flirten mit der ganzen Welt.

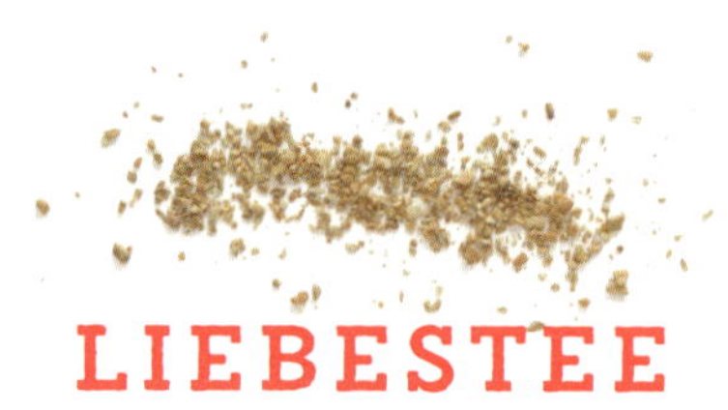

LIEBESTEE

Der Liebestee stärkt sanft das Nervensystem und unterstützt die Libido, während er gleichzeitig die Selbstliebe und den Sinn für natürliche Schönheit fördert. Trinken Sie diesen Tee, um Ihr starkes, strahlendes Wesen zum Vorschein zu bringen, und teilen Sie ihn mit Ihrem Partner oder Ihrer Partnerin, um Ihre Herzensverbindung und körperliche Intimität zu intensivieren. Diese Mischung hat keine allzu starke Wirkkraft. Fangen Sie am besten mit einer Tasse an und schauen Sie, wie Sie sich fühlen. Falls Sie den Eindruck haben, dass Sie noch mehr brauchen, bereiten Sie sich noch eine Tasse oder eine ganze Kanne zu.

Damiana ist in den südlichen USA und im nördlichen Mexiko zu Hause. Sie wird traditionell verwendet, um Nervosität, Ängstlichkeit und leichte Depressionen zu lindern, vor allem in Verbindung mit Sex. Grüner Hafer wirkt stärkend und nervenberuhigend. Muira Puama ist eine südamerikanische Pflanze, die seit langer Zeit genutzt wird, um die Libido bei Männern und Frauen zu steigern, aber auch, um Stress zu bewältigen und leichte Erschöpfung zu behandeln. Eleuthero, ein adaptogenes Kraut, das das Nervensystem schützt, ist ein starker Verbündeter in einer stressigen Welt. Shatavari wiederum ist ein großartiges Kraut für Frauen, da es einen gesunden Hormonhaushalt unterstützt. Würziger Ingwer wärmt von innen, während Pfefferminze, Fenchel, Rose und Vanilleschote ein köstliches Aroma zaubern, stärken und anmutige Akzente setzen. Dieser Tee erreicht ein meisterhaftes Gleichgewicht der Aromen.

ZUBEREITUNG

350 ml heißes Wasser über 2 EL Tee gießen. 10 bis 15 Minuten ziehen lassen.

GESCHMACK: leicht süß, blumig, würzig und ganz leicht bitter – eine wunderbare, feine Mischung, die üblichen Aromaprofilen widerspricht

WIRKUNG DER PFLANZEN: nährend, aphrodisierend

BETROFFENE SYSTEME: Nerven, Fortpflanzung

ZUTATEN

- 5 Teile Grüner Hafer
- 3 Teile Damiana
- 2 Teile Eleuthero (Sibirischer Ginseng)
- 2 Teile Shatavari
- 2 Teile Muira Puama
- 2 Teile Fenchel
- 2 Teile Pfefferminze
- 1,5 Teile Ingwer
- 1 Teil Rose
- 1 Vanilleschote pro 450 g Teemischung

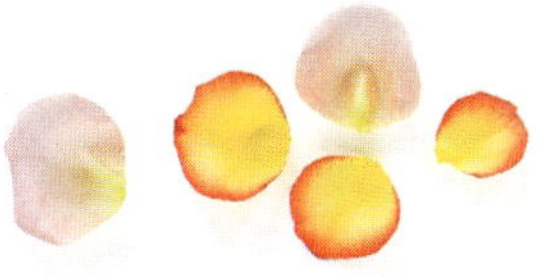

LIEBE-DAS-LEBEN-TEE

Die Aromen von Rose und Vanille machen den Liebe-das-Leben-Tee zu einem aufmunternden, überaus genussreichen Erlebnis. Kamille entspannt den Körper, und ihr leicht bitteres Aroma gleicht die Intensität süßer und blumiger Noten aus. Hagebutten steuern Vitamin C und Süße bei, während Hibiskus ein einzigartiges, spritziges Aroma mitbringt, besonders wenn Sie den Tee länger als 6 Minuten ziehen lassen. Ich liebe es, eine große Kanne dieses Tees zuzubereiten und ihn weiter ziehen zu lassen, während ich mehrere Tassen hintereinander trinke. Dadurch kann ich den Tee in verschiedenen Aromaphasen erleben.

ZUBEREITUNG

HEIẞER AUFGUSS: 350 ml heißes Wasser über 1 EL Tee gießen. 4 bis 10 Minuten ziehen lassen.

KALTER AUFGUSS: 480 ml kaltes Wasser und 1 bis 2 EL Tee in ein Glas mit Deckel geben. Das Glas schütteln, damit der gesamte Tee vom Wasser durchtränkt wird. Für mindestens 2 Stunden in den Kühlschrank oder an einen kühlen Ort stellen.

ZUTATEN

- 1 Teil Rosenblütenblätter
- 1 Teil Kamille
- 0,5 Teile Hibiskus
- 0,5 Teile Hagebutten
- 1 Vanilleschote pro 450 g Teemischung

GESCHMACK: süß-saure Basis mit blumigen und vanilligen Aromen, genussvoll-betörend

WIRKUNG DER PFLANZEN: aufmunternd, entspannend

BETROFFENES SYSTEM: Nerven

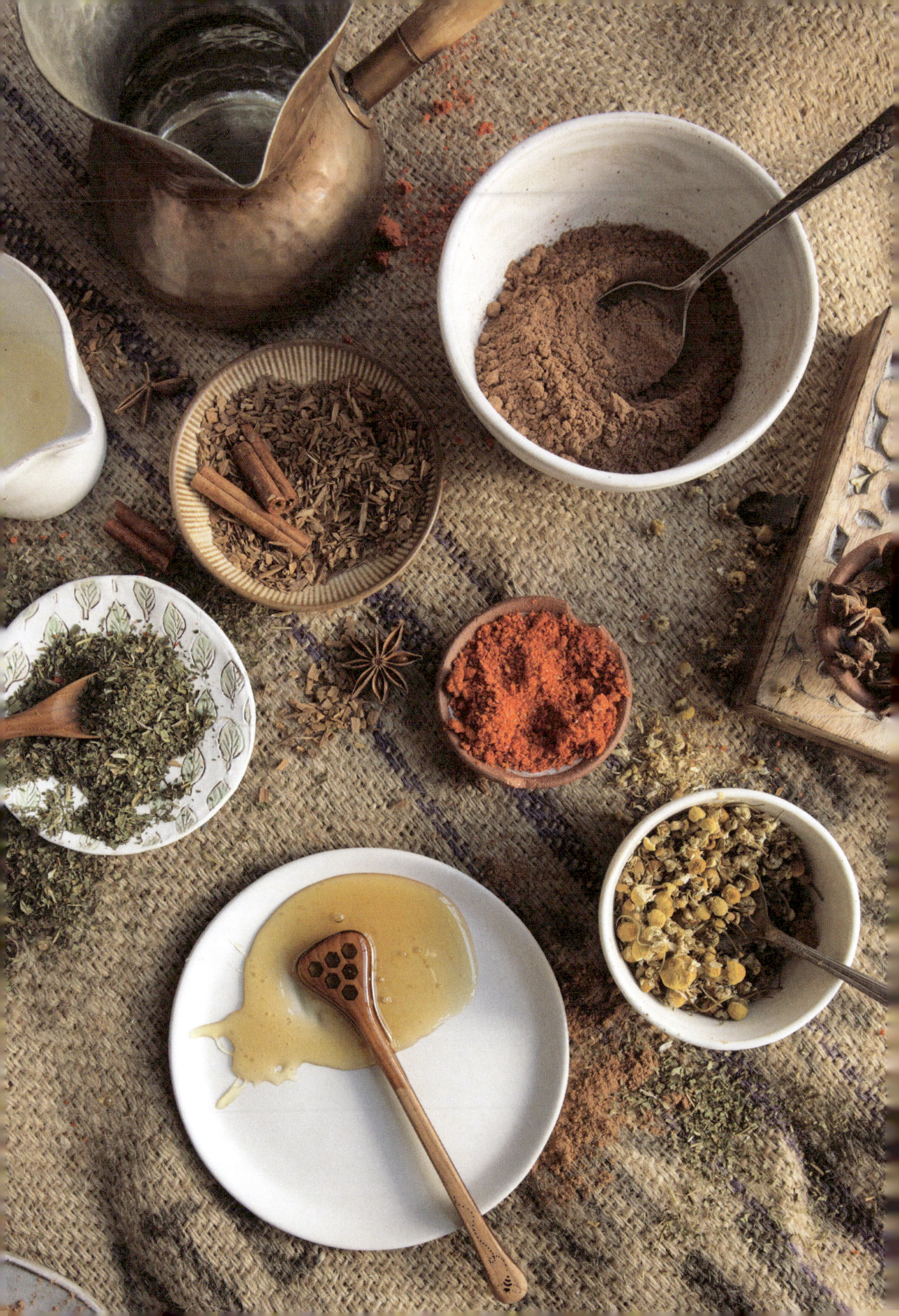

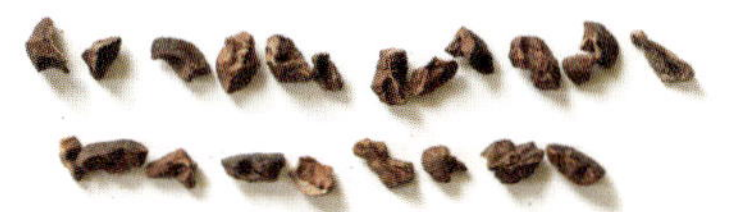

CHOCOLATL-TEE

(Würzige Trinkschokolade)

Duft und Aroma dieser pflanzlichen Trinkschokolade werden Sie begeistern. Roher Kakao ist ein wundervolles Superfood, das andere Kräuter und Gewürze wie Chili, Zimt und Minze bereichert und durch sie ebenfalls intensiviert wird. Ich bin immer hin und weg vom Reigen der Aromen, wenn sie mit heißem Wasser und Milch übergossen werden.

Kakao ist eine wahrhaft sinnliche Pflanze und kombiniert mit Gewürzen wird daraus ein aphrodisierender Wohlfühl-Tee. Sie können diesen Tee entweder mit Chipotle oder mit Cayenne so würzig machen, wie Sie möchten. Probieren Sie ihn, wenn Ihnen nach einem kleinen Muntermacher ist. Sie werden ihn cremig, belebend und leicht süß finden. Ich genieße ihn gerne als Dessert-Tee und kredenze ihn oft auf Partys.

ZUBEREITUNG

HEIßER TEE: 180 ml Milch und 180 ml Wasser in einen Topf gießen. Leicht zum Köcheln bringen. Die heiße Flüssigkeit über 1 bis 2 TL Tee gießen. 5 bis 10 Minuten ziehen lassen. Abseihen. 1 TL Honig hinzugeben.

EISTEE: 180 ml heißes Wasser über 1 bis 2 TL Tee gießen. 5 bis 10 Minuten ziehen lassen. Abseihen. 1 TL Honig hinzugeben. Kaltstellen. Nach dem Abkühlen 180 ml Milch und ein paar Eiswürfel dazugeben.

GESCHMACK: bittersüße Basis mit wärmendem Aroma, beruhigender Minze und würzigen Chilis

WIRKUNG DER PFLANZEN: aufmunternd und belebend

BETROFFENES SYSTEM: Nerven

ZUTATEN

- 2 Teile rohes Kakaopulver
- 1,5 Teile Kamille
- 1 Teil Pfefferminze
- 0,75 Teile Zimt
- 0,35 Teile Sternanis
- 1 Stückchen Chipotle oder Cayenne pro 240 ml
- 1 TL Honig pro 240 ml

KLEINE KRÄUTERKUNDE

KAKAO

Oft bedenken wir nicht, dass manche anregenden Substanzen wie Schokolade und Kaffee, die aus unserem heutigen Leben nicht mehr wegzudenken sind, in den Kulturen, aus denen sie stammen, nur sparsam verwendet wurden. Kakao war den Maya und Azteken so heilig, dass er nur besonderen Anlässen und Zeremonien vorbehalten war. Oft in einen schaumigen Tee mit Chilis, Gewürzen und anderen medizinischen oder psychoaktiven Kräutern gemischt, nutzte man Schokolade als Medium, das auf seiner Reise durch Körper und Geist synergistisch mit der Arznei wirkte. Der Chocolatl-Tee (Seite 101) schenkt Ihnen die Gelegenheit, über Kakao als Arznei und Medium nachzusinnen und nicht nur als leicht verfügbaren, süßen Genuss.

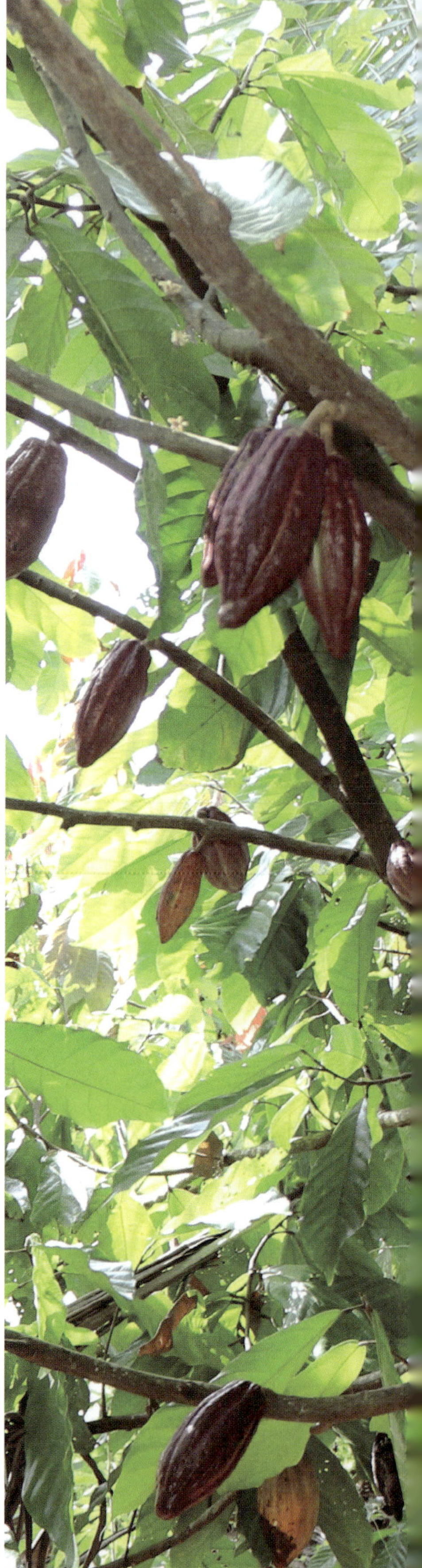

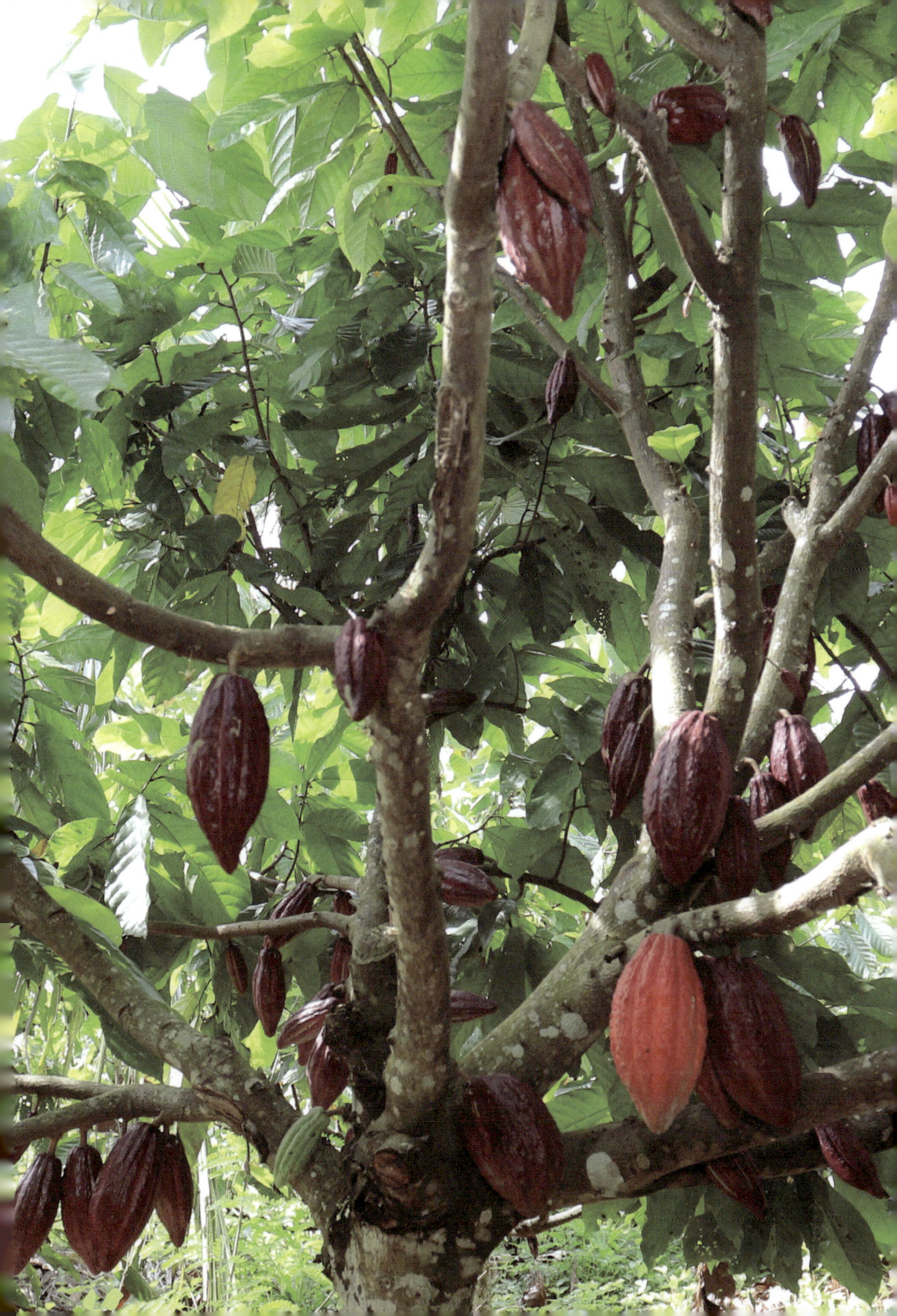

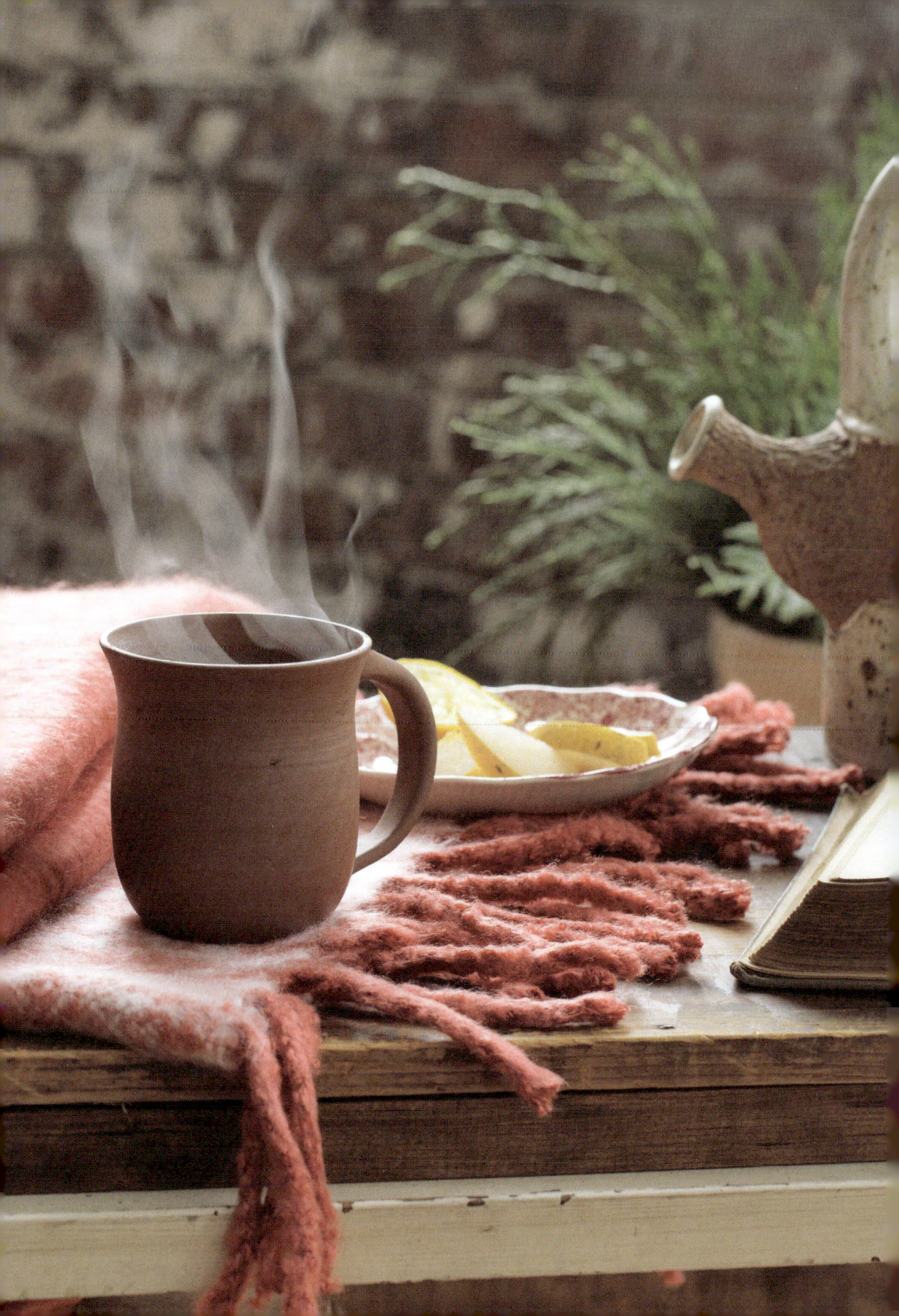

4. KAPITEL

HEIL- UND ARZNEITEES

HEILTEEMISCHUNGEN SIND DAFÜR GEDACHT, direkte pflanzliche Unterstützung zu geben, wenn wir sie brauchen. Sie helfen sanft und wirkungsvoll, Ungleichgewichte zu beseitigen. Einige Tees in diesem Abschnitt schenken Ihnen zusätzliche Hilfe in großen Übergangsphasen des Lebens, etwa in der Schwangerschaft oder beim Stillen. Andere unterstützen die natürlichen Abwehrkräfte des Körpers gegen Stress und Krankheiten.

Heiltees sollten mit den Selbstheilungskräften des Körpers zusammenwirken. Zudem sollten sie Trost und Entlastung von anhaltenden oder unangenehmen Symptomen schenken. Auf diese Symptome zu hören, ist wichtig, denn so warnt unser Körper uns vor Ungleichgewichten, Entzündungen oder Infektionen und hilft uns, uns mehr um uns selbst zu kümmern und uns selbst zu schützen. Lassen Sie diese Tees eine Richtschnur sein, um den Körper zu stärken und Ungleichgewichte zu behandeln. Wenn Sie begleitend dazu seelischen Stress verringern, sich reichlich Ruhe gönnen und sich gesund ernähren, werden diese Tees beeindruckend wirksam sein.

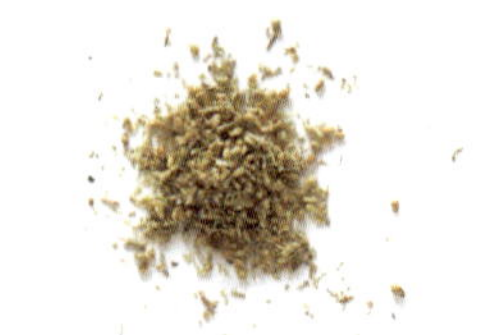

GESUNDHEITSTEE

Halten Sie diesen Tee immer griffbereit, damit Sie sich sofort eine dampfende Tasse davon zubereiten können, wenn Sie sich angeschlagen fühlen. Die kräftige, würzige Wellness-Mischung sollte bei den ersten Anzeichen von Erkältungen, Grippe und Infektionen eingenommen werden oder regelmäßig getrunken werden, um das Immunsystem zu unterstützen. Wärmende Gewürze verschmelzen mit beruhigender Pfefferminze und erdiger Schafgarbe. Wie bei allen pflanzlichen Heilmitteln ist das Ganze nicht einfach die Summe aller Teile: Alle Pflanzen wirken synergistisch zusammen, um ein geschwächtes oder beeinträchtigtes Immunsystem zu stärken.

Schafgarbe und Holunderblüten sind Diaphoretika: Sie sind wärmend und schweißtreibend. Nimmt man direkt bei den ersten Anzeichen einer Grippe einen Schafgarbentee zu sich, wird er ihr Fortschreiten fast zum Erliegen bringen. Wenn die Grippe sich festgesetzt hat, hilft Schafgarbe, den Körper zum Schwitzen zu bringen und unterstützt allgemein das Immunsystem. Holunderblüten lindern Atemwegsinfektionen und -verschleimungen. Ingwer steht im Mittelpunkt vieler pflanzlicher Formulierungen, weil er viele verschiedene tonische Wirkungen auf den Körper hat. In diesem Tee hilft er, Magenschmerzen zu lindern und wirkt allgemein unterstützend auf das Immunsystem.

Ingwer, Zimt und Kardamom verströmen würzige Aromen. Ihre starken antimikrobiellen Eigenschaften bieten die komplette Bandbreite an Unterstützung gegen Mikroben, die Infektionen zugrunde liegen. Süßholz ist ein süßes, schleimiges Kraut, das hilft, das Aroma des Tees auszugleichen und verschafft Linderung bei Halsschmerzen oder Husten. Süßholz ist außerdem ein adaptogenes Kraut, das die Funktion des Immunsystems unterstützt. Minze ist ein weiteres ausgleichendes Kraut, das in dieser Formulierung wegen seines Aromas und seiner leicht beruhigenden Eigenschaften verwendet wird.

ZUBEREITUNG

350 ml heißes Wasser über 1 EL Tee gießen. 5 bis 10 Minuten ziehen lassen.

ZUTATEN

- 1 Teil Holunderblüten
- 1 Teil Ingwer
- 1 Teil Minze
- 0,5 Teile Schafgarbe
- 0,5 Teile Zimt
- 0,5 Teile Kardamom
- 0,3 Teile Süßholzwurzel

GESCHMACK: süß, würzig, leicht bitter, minzig

WIRKUNG DER PFLANZEN: Unterstützung des Immunsystems

BETROFFENE SYSTEME: Immunsystem, Verdauung

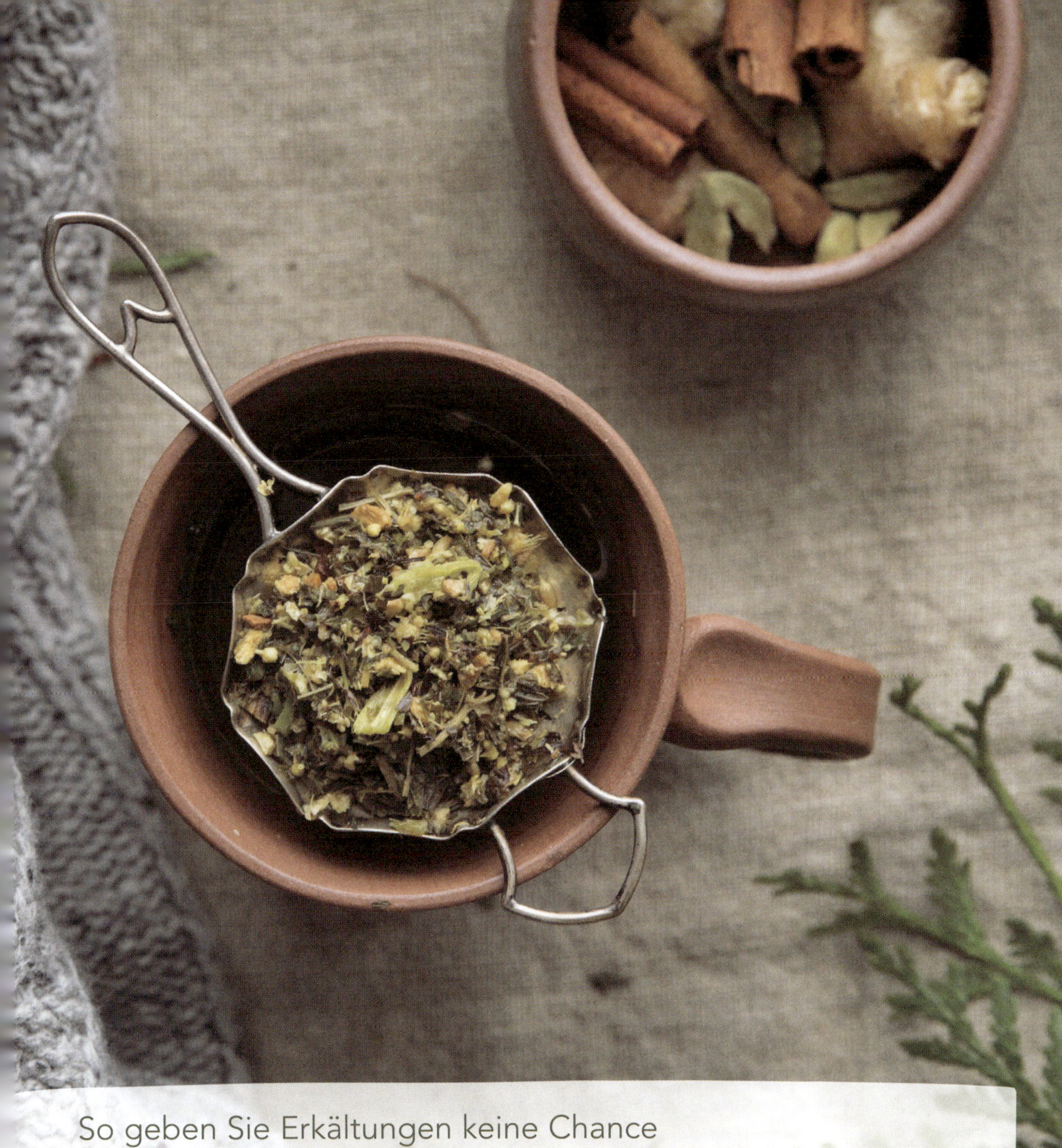

So geben Sie Erkältungen keine Chance

Einen starken Infekt zu verhindern, ist recht einfach, wenn Sie bei den ersten Anzeichen einer Erkältung oder Infektion Tees zur Unterstützung des Immunsystems trinken. Die ersten Warnzeichen wie ein Kratzen im Hals, extreme Müdigkeit oder Nebenhöhlenreizungen zu erkennen und rasch zu reagieren, damit die Symptome nicht weiter fortschreiten, ist eine überaus wertvolle Fähigkeit. Sobald Sie beginnen, sich unwohl zu fühlen, wechseln Sie in den Selbstfürsorge-Modus. Wir sind jeder selbst für unseren Körper verantwortlich, und es ist wichtig zu wissen, wie unser Körper uns allgemein und ganz individuell mitteilt, dass er unausgeglichen ist.

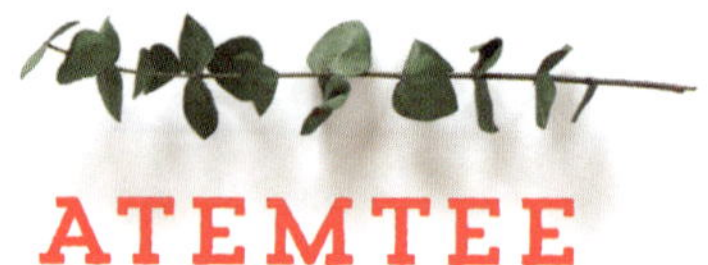

ATEMTEE

Dies ist ein Lungen- und Atem-Heiltee, der dem Gesundheitstee (Seite 106) ähnelt. Sie können beide Mischungen ausprobieren und entscheiden, welche für Ihre Bedürfnisse besser ist. Diese Mischung hat eher eine wärmende Wirkung und hilft, das Immunsystem allgemein zu unterstützen. Trinken Sie den Atemtee immer dann, wenn Sie Verschleimungen in der Lunge spüren.

ZUBEREITUNG

350 ml heißes Wasser über 1 EL Tee gießen. 10 Minuten ziehen lassen.

GESCHMACK: minzig, Menthol, Lakritz, würzig

WIRKUNG DER PFLANZEN: abschwellend

BETROFFENE SYSTEME: Lunge, Hals, Immunsystem

ZUTATEN

- 3 Teile Eukalyptus
- 3 Teile Fenchelsamen
- 3 Teile Ingwer
- 3 Teile Pfefferminze
- 2 Teile Ysop
- 1 Teil Alantwurzel
- 1 Teil Gewürznelken
- 0,25 Teile Süßholzwurzel

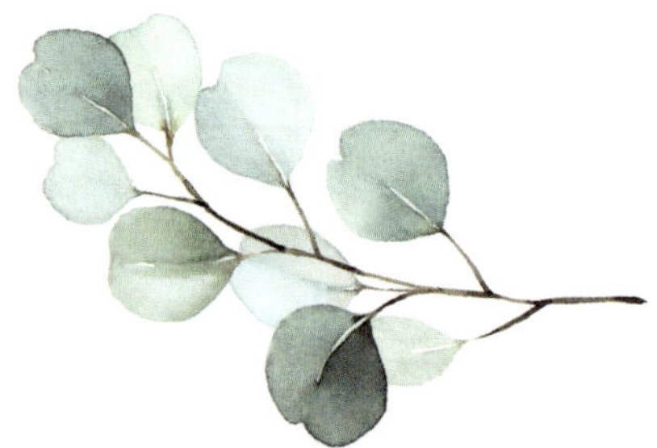

HALSWÄRMER-TEE

Bei Halsschmerzen ist uns nach süßen, weichen, glatten Texturen zumute, weil wir den Rachen unbewusst mit kühlenden Mucopolysacchariden überziehen wollen. Ein entzündeter, trockener Hals gehört zu den unangenehmsten Empfindungen. Dieser Tee hilft, entzündetes Gewebe zu kühlen, Infektionen zu vermindern und das brennende Gefühl bei Husten und Halsschmerzen zu lindern.

Achtung: Dieser Tee kann äußerst süß schmecken und anregend wirken, falls Sie nicht wirklich eine Erkältung haben. Wenn Sie aber eine haben, wirkt er extrem lindernd.

ZUBEREITUNG

350 ml heißes Wasser über 1 EL Tee gießen. 10 bis 15 Minuten ziehen lassen. Um den größtmöglichen Nutzen aus der Eibischwurzel zu ziehen, können Sie auch einen lauwarmen Aufguss zubereiten. Dazu 350 ml warmes bis heißes Leitungswasser über 1 EL Tee gießen. 20 Minuten ziehen lassen.

ZUTATEN

- 4 Teile Hagebutten
- 3 Teile Zimt
- 2 Teile Süßholzwurzel
- 2 Teile Wildkirschenrinde
- 2 Teile Eibischwurzel
- 2 Teile Fenchel
- 1 (2,5 cm langes) Stück frischer Ingwer, gerieben, pro 240 ml (optional)

GESCHMACK: süß, Lakritz

WIRKUNG DER PFLANZEN: lindernd, schleimlösend, hustenstillend

BETROFFENE SYSTEME: Atemwege, Schleimhäute

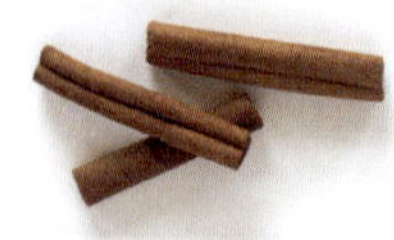

ANTIVERSTOPFUNGSTEE

Zu Verstopfung kommt es häufig in Zeiten von intensivem Stress, bei Austrocknung oder wenn die Ernährung aus zu vielen verarbeiteten Lebensmitteln besteht. Die Sennesblätter in diesem Tee erweichen sanft den Stuhl und regen die Darmbewegung an. Bei gelegentlicher Verstopfung ist dieser Tee eine tolle Option. Reichlich Obst, Gemüse und Blattgemüse essen und viel Wasser trinken kann helfen, chronische Verstopfung zu lindern. Da dieser Tee nicht sofort wirkt, können Sie ihn zu sich nehmen, bevor Sie zu Bett gehen, damit es Ihnen am nächsten Morgen besser geht. Sie können auch einen Teil Kamille in den Tee geben, falls Sie ihn nachts trinken möchten.

ZUBEREITUNG

1 EL Kräutermischung, Trockenpflaumen und frischen Ingwer in einer French Press oder Teekanne vermischen. Mit heißem Wasser übergießen und 15 Minuten ziehen lassen.

GESCHMACK: süß, würzig, minzig

WIRKUNG DER PFLANZEN: lindern Verstopfung

BETROFFENES SYSTEM: Verdauung

ZUTATEN

- 2 Teile Sennesblätter
- 2 Teile Minze
- 1 Teil Fenchel
- 0,5 Teile Zimt
- 2 Trockenpflaumen pro 240 ml
- 1 EL geriebener frischer Ingwer pro 240 ml

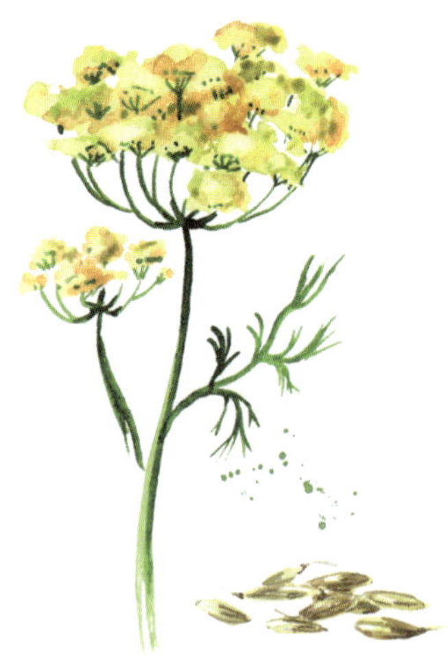

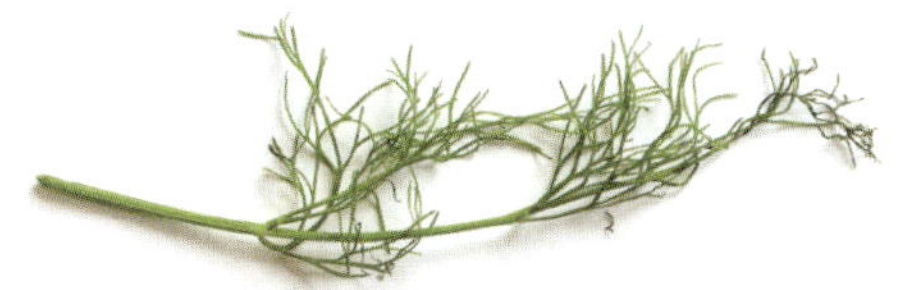

HILFE-BEI-KREBS-TEE

Falls bei Ihnen oder einem geliebten Menschen vor Kurzem Krebs diagnostiziert wurde, Sie eine Krebstherapie durchführen oder gerade vom Krebs genesen sind, kann dieser Tee eine Unterstützung für den ganzen Körper sein. Linde und Kamille sind sanfte Pflanzen für das Nervensystem, die strapazierte Nerven regenerieren. Eine adaptogene Pflanze Ihrer Wahl unterstützt die Nebennieren, hilft dem Körper, sich Infektionen zu widersetzen und fördert eine ausgewogenere Reaktion auf Stress (siehe Adaptogene bei Stress, Seite 52). Hierfür bieten sich besonders Gojibeeren und Tulsi an. Fenchel, Zitronenmelisse und Ingwer sind antimikrobielle Pflanzen und tragen dazu bei, die Wahrscheinlichkeit einer unerwünschten Infektion noch weiter zu verringern. Und schließlich sind Kamille, Ingwer und Fenchel auch noch sanfte digestive Kräuter, die Verdauungsbeschwerden lindern, die in dieser herausfordernden Zeit oftmals auftreten.

ZUBEREITUNG

350 ml heißes Wasser über 1 EL Tee gießen. 10 bis 15 Minuten ziehen lassen.

GESCHMACK: warm, fruchtig und blumig mit leicht anisartigem Aroma, das auf der Zunge nachklingt

WIRKUNG DER PFLANZEN: antimikrobiell, nervenberuhigend, windtreibend, Nebennieren-Tonikum

BETROFFENE SYSTEME: Immunsystem, Verdauung, Nerven

ZUTATEN

- 1 Teil Fenchel
- 1 Teil Linde
- 1 Teil Adaptogen eigener Wahl, z. B. Gojibeeren oder Tulsi
- 1 Teil Zitronenmelisse
- 0,5 Teile getrockneter oder geriebener frischer Ingwer
- 0,5 Teile Kamille
- 0,25 Teile Süßholzwurzel

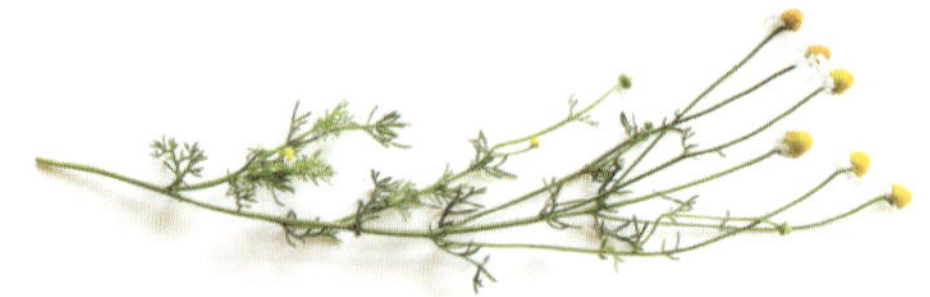

RUHIGER-TAG-TEE

Stress ist ein fester Bestandteil unseres Lebens. Etwas so Simples wie Autofahren, eine schwierige Situation mit einem Kind oder eine Verspätung zu einem Treffen kann dazu führen, dass unser Nervensystem noch Stunden später angespannt ist. Ein beruhigender Tee für Tage im Leben, an denen uns alles irgendwie zu viel ist, hilft uns, wieder ins Gleichgewicht zu kommen.

Ich neige dazu, die meiste Zeit über im Vollstress zu leben. Deshalb trinke ich tagsüber regelmäßig beruhigende Tees, um mich darauf zu besinnen, Spannungen loszulassen. Beruhigenden Tee trinken ist ein guter Weg, um ein Körpermuster aufzubauen, das gesundes und ruhiges Atmen, Fühlen und Handeln verstärkt. Das unterstützt uns darin, angespannte Situationen zu meistern und wieder ins Gleichgewicht zu finden.

Neben entspannenden Kräutern wie Kamille und Passionsblume enthält der Ruhiger-Tag-Tee Fenchel, Hagebutten, Minze, Eibisch und Zitronenmelisse, stärkende Kräuter, die Mineralien und Vitamine liefern, um Ihr Nervensystem zu regenerieren und Ihren Magen zu beruhigen. Schisandra ist eine herbe Beere mit adaptogenen Eigenschaften und trägt dazu bei, Ihre Fähigkeit zur Stressbewältigung zu verbessern.

ZUBEREITUNG

350 ml heißes Wasser über 1 EL Tee gießen.
8 bis 15 Minuten ziehen lassen.

GESCHMACK: leicht sauer, minzig, bittersüß

WIRKUNG DER PFLANZEN: nervenberuhigend

BETROFFENES SYSTEM: Nerven

ZUTATEN

1	Teil Kamille
1	Teil Passionsblume
1	Teil Fenchel
1	Teil Minze
0,5	Teile Schisandra
0,5	Teile Hagebutten
0,5	Teile Zitronenmelisse
0,25	Teile Eibischblätter

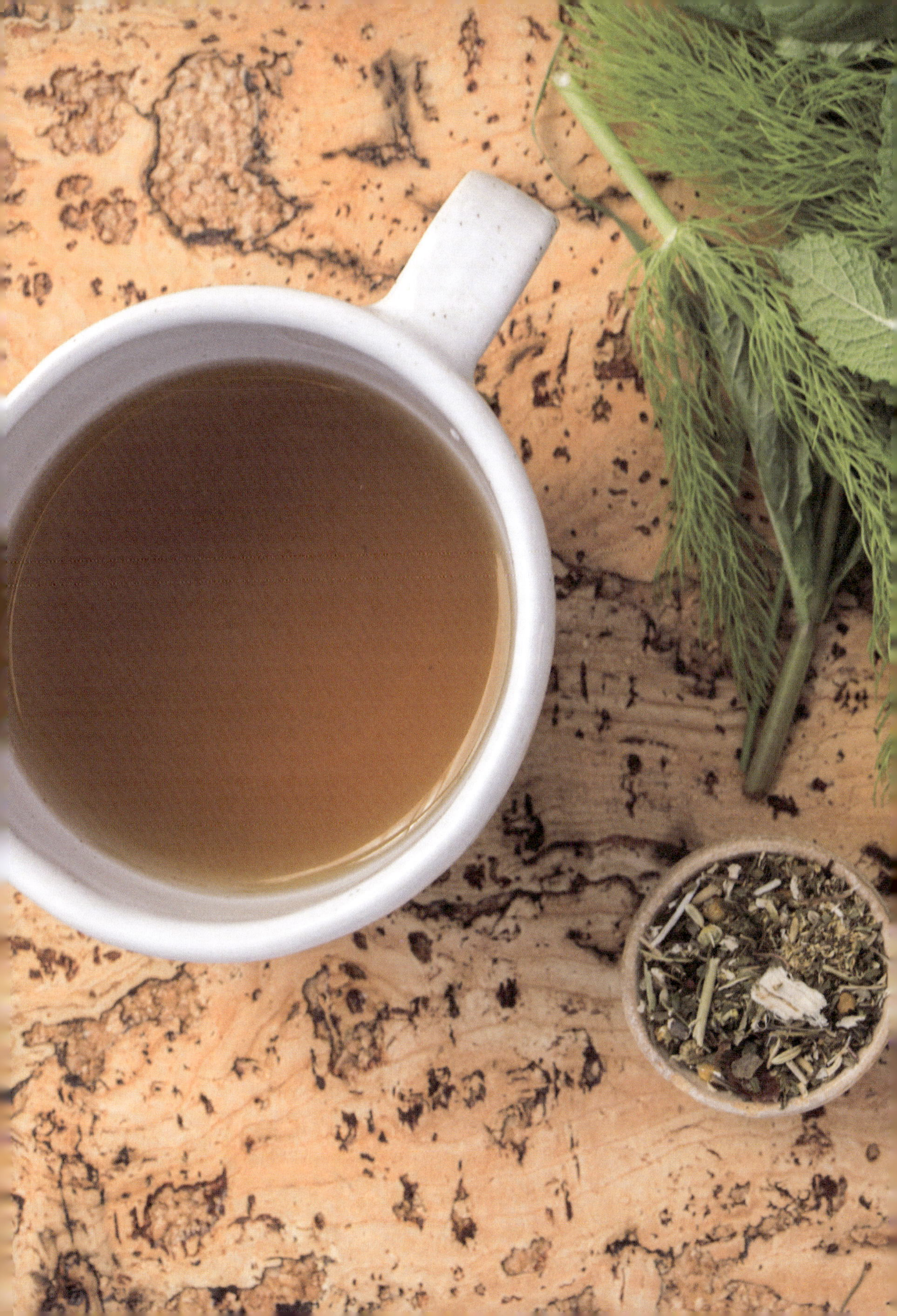

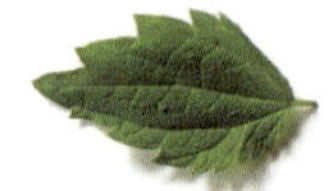

SCHWANGERSCHAFTSTEE

Dies ist ein fantastischer Tee für die gesamte Schwangerschaft oder auch, falls sie versuchen, schwanger zu werden. Es ist nie zu früh, Ihren Körper auf den Prozess vorzubereiten, neues Leben entstehen zu lassen. Schwangerschaftstees enthalten vitamin- und mineralienreiche Kräuter mit bioverfügbaren Nährstoffen, die Mutter und Baby bei der Entwicklung unterstützen. Die Kräuter in diesem Tee gelten allgemein als sicher in der Schwangerschaft, aber es ist immer eine gute Idee, Ihren Arzt oder Ihre Hebamme um Rat zu fragen.

Hebammen zufolge helfen Himbeerblätter, die Wehen zu verkürzen und zu lindern und die Rückbildung nach der Geburt zu unterstützen. Sie sind reich an Vitamin C und E, bioverfügbarem Kalzium und Eisen, B-Vitaminen, Phosphor, Kalium, Mangan und Magnesium.

Brennnesseln gehören in der westlichen Welt zu den wichtigsten stärkenden Kräutern für Nieren und Nebennieren, und diese Organe werden in einer Schwangerschaft oft stark beansprucht. Beruhigende Minze und Kamille tragen dazu bei, Verdauungsbeschwerden zu lindern, während Alfalfa und Hafer Mineralien für gesundes Wachstum liefern. Kalzium- und magnesiumreicher Hafer hilft, Sorgen, Ruhelosigkeit und Hautreizungen zu vermindern. Löwenzahnblätter enthalten Vitamin A, Kalzium und Eisen, stärken die Leber und verringern Wassereinlagerungen (leichte Ödeme). Falls Sie unter Übelkeit und Magenschmerzen leiden, probieren Sie einmal, frisch geriebenen Ingwer in Ihren Tee zu geben.

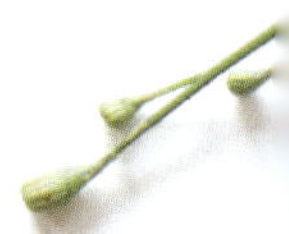

ZUTATEN

- 2 Teile Brennnesselblätter
- 2 Teile Himbeerblätter
- 2 Teile Pfefferminze
- 2 Teile Rosenblütenblätter
- 1 Teil Kamille
- 1 Teil Alfalfa
- 1 Teil Löwenzahnblätter
- 1 Teil Grüne Haferspitzen
- 1 Teil Grüner Hafer

ZUBEREITUNG

HEIßER AUFGUSS: 350 ml heißes Wasser über 1 bis 2 EL Tee gießen. 15 bis 20 Minuten ziehen lassen.

KALTER AUFGUSS: Da es sich um einen stärkenden Tee handelt, können Sie einen kalten Aufguss probieren, um eine noch stärkere Mineralienextraktion zu erhalten. 480 ml kaltes Wasser und 1 bis 2 EL Tee in ein Glas mit Deckel geben. Das Glas schütteln, damit der gesamte Tee vom Wasser durchtränkt wird. Für mindestens 2 Stunden in den Kühlschrank oder an einen kühlen Ort stellen.

GESCHMACK:
krautig, minzig, leicht süß, blumig

WIRKUNG DER PFLANZEN:
entspannend, liefern Vitamine und Mineralien, unterstützt Verdauung, Leber und Nieren

BETROFFENE SYSTEME:
Leber, Nieren, Nerven, weibliche Fortpflanzung, allgemein tonisch

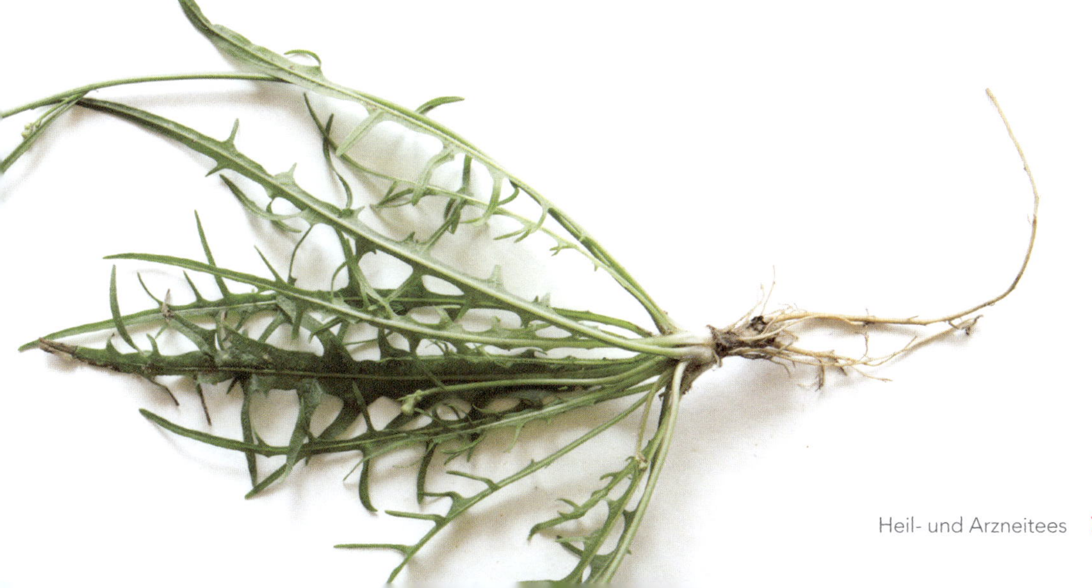

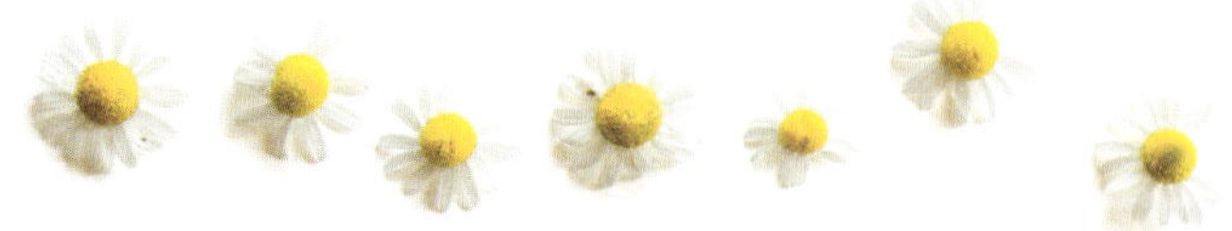

STÄRKUNGSTEE NACH DER SCHWANGERSCHAFT

Ein Baby zu bekommen ist eine Zeit der unglaublichen Freude. Es ist auch eine intensive Zeit des Übergangs und der Neuanpassung. Die Kräuter in dieser Mischung versorgen das Nervensystem und die Nebennieren und helfen Ihnen, mit der Erschöpfung und der Belastung umzugehen, die es mit sich bringt, rund um die Uhr für einen kleinen Menschen da zu sein. Diese Mischung fördert außerdem die Heilung des Bindegewebes, was sowohl bei einer natürlichen Geburt als auch bei einem Kaiserschnitt sehr hilfreich ist.

ZUBEREITUNG

950 ml heißes Wasser über 3 bis 4 EL Tee gießen. 5 bis 15 Minuten ziehen lassen.

GESCHMACK: grasig, süß, leicht zitronig

WIRKUNG DER PFLANZEN:
Gewebe aufbauend, nährend für Gehirn und Nebennieren

BETROFFENE SYSTEME:
Bindegewebe, Nerven

ZUTATEN

- 2 Teile Gotu Kola
- 2 Teile Zitronenmelisse
- 1 Teil Brennnesselblätter
- 1 Teil Grüner Hafer
- 1 Teil Grüne Haferspitzen
- 1 Teil Kamille

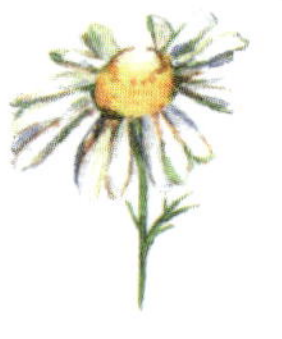

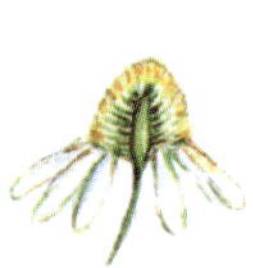

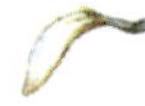

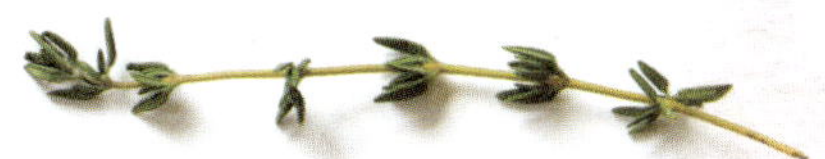

ANTI-CANDIDA-TEE

Eine Candidose ist mit Tees allein sehr schwierig zu behandeln. Die Umstellung auf eine vollwertige Ernährung mit langkettigen Kohlenhydraten, probiotische Nahrungsergänzungsmittel und probiotische Lebensmittel und Kräuter können gemeinsam mit diesem Tee die *Candida* in Ihrem Körper langfristig verringern. Der Schönheitstee (Seite 58) enthält Löwenzahnwurzel und Klettenwurzel. In diesen Wurzeln steckt Inulin, ein präbiotisches Polysaccharid, das besonders gut eine gesunde Darmflora fördert und hilft, *Candida* zu reduzieren. Der Anti-Candida-Tee und der Schönheitstee können gemeinsam ein beruhigendes Ritual sein, wenn Sie sich darin bestärken wollen, sich an Ernährungsumstellungen und topische Behandlungen zu halten.

Der Anti-Candida-Tee kombiniert austrocknende, antimykotische und das Magen-Darm-System unterstützende Kräuter, die nachweislich Candidose-Ausbrüche begrenzen und reduzieren. Es ist ein großartiger, vorbeugender Tee für Menschen, die an wiederkehrender Candidose leiden.

ZUBEREITUNG

350 ml heißes Wasser über 2 EL Tee gießen. 10 bis 15 Minuten ziehen lassen.

GESCHMACK: wunderbar vollmundig

WIRKUNG DER PFLANZEN: austrocknend, antimykotisch

BETROFFENE SYSTEME: allgemein tonisch zur Prävention und Reduktion von Candida

ZUTATEN

- 5 Teile Lapacho
- 2 Teile Grüne Haferspitzen
- 2 Teile Zedernnadelspitzen (optional)
- 1 Teil Thymian
- 1 Teil Minze
- 1 Teil Ringelblumen
- 0,5 Teile Oregano
- 0,5 Teile Gewürznelken

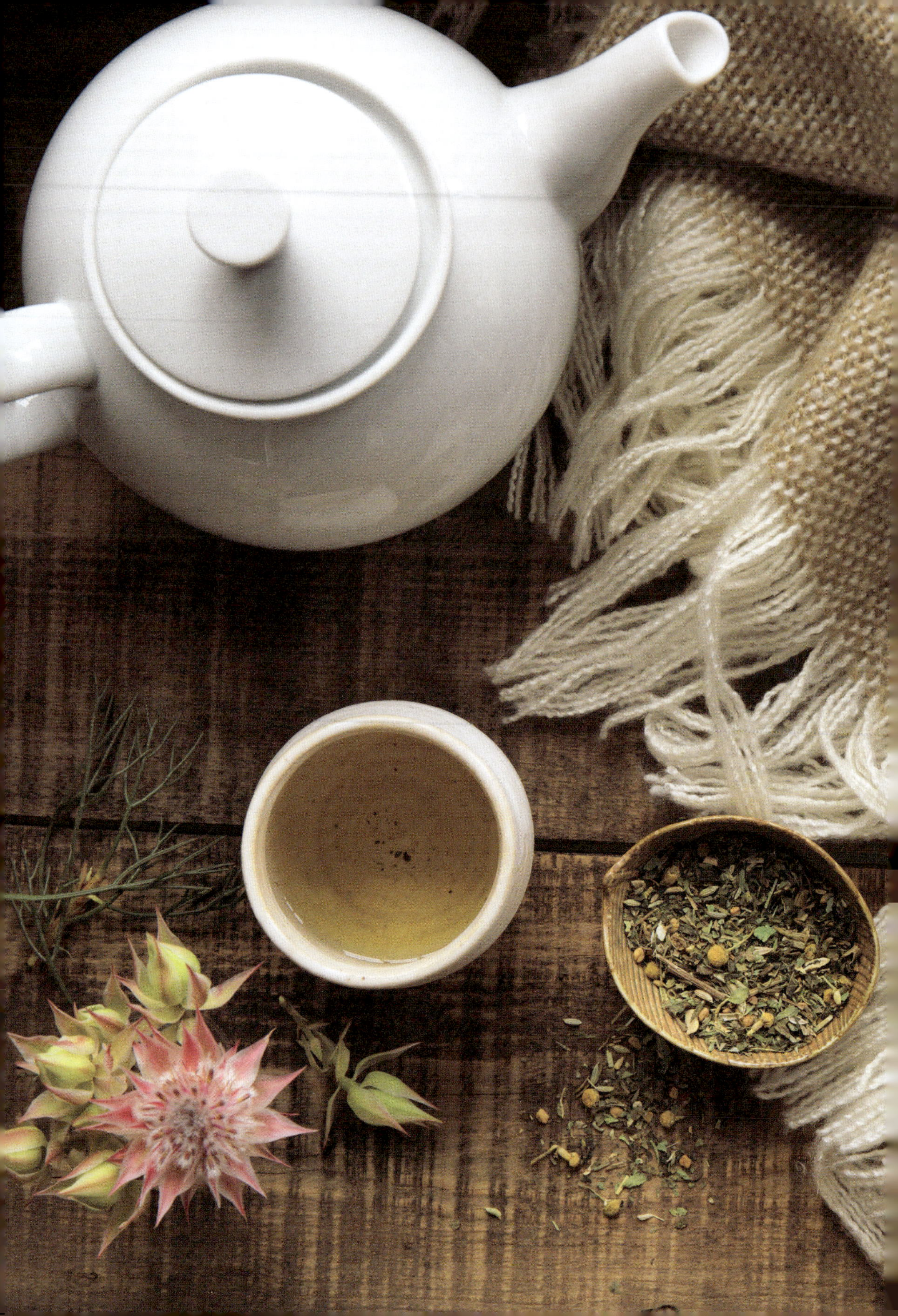

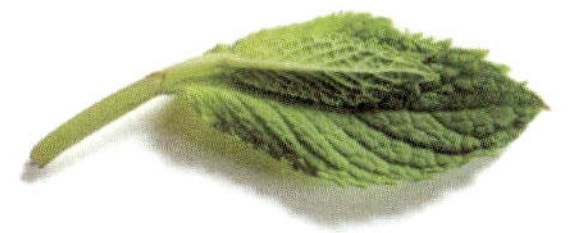

STILLTEE FÜR MAMAS

Dieser Tee hilft frisch gebackenen Mamas bei der Regeneration und versorgt sie mit essentiellen Vitaminen und Mineralien für eine gesunde Muttermilchproduktion. Bockshornklee und Geißraute werden traditionell angewendet, um die Milchbildung anzuregen. Wenn der Stilltee für Mamas während der ersten zwei Wochen nach der Geburt zwei- bis dreimal täglich getrunken wird, kann er für eine stabile Milchproduktion während der gesamten Stillzeit sorgen.

ZUBEREITUNG

950 ml heißes Wasser über 3 bis 4 EL Tee gießen. 5 bis 15 Minuten ziehen lassen.

GESCHMACK: leicht bittersüß und minzig

WIRKUNG DER PFLANZEN:
milchtreibend, nährend, beruhigend

BETROFFENE SYSTEME:
Muttermilch, Nerven, Verdauung

ZUTATEN

- 10 Teile Bockshornkleesamen
- 5 Teile Minze
- 5 Teile Fenchel
- 4 Teile Brennnesselblätter
- 2 Teile Zitronenmelisse
- 2 Teile Geißraute
- 2 Teile Alfalfa
- 2 Teile Kamille

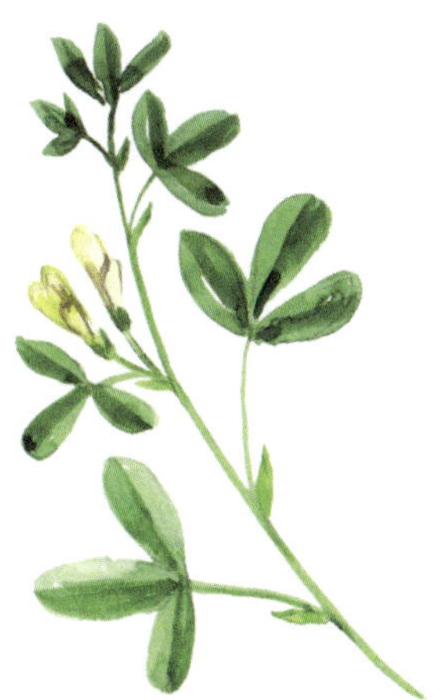

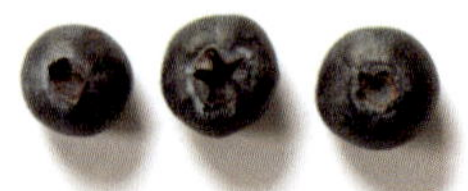

STILLE-WASSER

Der Stille-Wasser-Tee ist zur Anwendung bei einer aktiven Harnwegsinfektion gedacht. Die Kräuter darin sind adstringierend und antibakteriell und helfen, krankheitserregende Bakterien aus den Harnwegen zu beseitigen. Diese Mischung wirkt außerdem unglaublich beruhigend und heilend bei geschädigtem oder entzündetem Gewebe. Machen Sie sich bei diesem Tee auf ein starkes Aroma gefasst! Die Kräuter darin sind von Natur aus sauer und bitter mit einer leichten Süße durch die Maisgrannen. Doch sie sind mächtige Verbündete, es lohnt sich also.

ZUBEREITUNG

350 ml heißes Wasser über 1 EL Tee gießen. 5 bis 10 Minuten ziehen lassen.

GESCHMACK: fruchtig, sauer, bitter

WIRKUNG DER PFLANZEN: antibakteriell und adstringierend für das Gewebe in den Harnwegen

BETROFFENES SYSTEM: Harnwege

ZUTATEN

- 1 Teil getrocknete Cranberries
- 1 Teil getrocknete Blaubeeren
- 1 Teil Mahonienwurzel
- 1 Teil Maisgrannen
- 0,5 Teil Brennnesselblätter
- 0,5 Teile Bärentraubenblätter
- 0,5 Teile Hibiskus
- 0,5 Teile Löwenzahnblätter

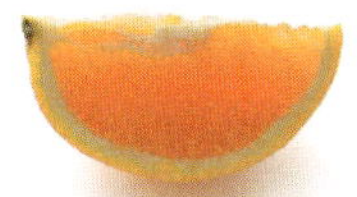

GESUNDER-BLUTDRUCK-TEE

Das Leben hat es an sich, dass es irgendwann zu Verschleißerscheinungen im Herz-Kreislauf-System kommt. Dieser Tee hilft, „schlechtes" Cholesterin (LDL) zu senken und unterstützt einen gesunden Blutfluss. Da dieser Tee einfach wunderbar schmeckt, fällt es leicht, ein, zwei Tassen am Tag davon zu trinken.

Weißdorn wird seit mindestens dem 1. Jahrhundert n. Chr. verwendet, um die Herzgesundheit zu unterstützen. Heute werden seine Blätter, Blüten und Beeren genutzt, um vor Herzerkrankungen zu schützen, Bluthochdruck und den Cholesterinspiegel zu kontrollieren und die Durchblutung zu verbessern. Auch Hibiskus hilft, den Blutdruck zu senken. Sowohl Hibiskus als auch Weißdorn enthalten Anthocyane, die das Angiotensin-konvertierende Enzym (ACE) hemmen und die Ausschüttung von Hormonen verlangsamen, die bewirken, dass die Blutgefäße sich zusammenziehen. Zimt hilft, den Blutzuckerspiegel zu regulieren und senkt oft den Blutdruck, besonders bei Typ-2-Diabetikern oder Prädiabetikern. Und schließlich liebe ich einfach den Duft und Wohlgeschmack, den die Lindenblüten dieser Mischung verleihen. Da sie eine nervenberuhigende Pflanze ist, wirkt sie mit Weißdorn und Hibiskus zusammen gut gegen Bluthochdruck.

Weißdorn, Linde und Hibiskus sind alle drei reich an Antioxidantien, aber es gibt keinen Grund, nicht auch noch weitere getrocknete Beeren hinzuzugeben, die ebenfalls antioxidativ wirken. Ich sammle wild wachsende Brombeeren normalerweise den ganzen Sommer hindurch, trockne sie in einem Dörrautomaten und habe sie immer vorrätig, um Tees wie diesen noch besser zu machen. Wenn Sie weitere Beeren hinzugeben, verstärken Sie die Herbheit dieses bereits herben, spritzigen Tees. Wenn Sie den Tee weniger herb haben möchten, können Sie stattdessen auch Minze oder eine kleine Menge Honig hinzugeben.

ZUBEREITUNG

350 ml heißes Wasser über 1 bis 2 EL Tee gießen. 5 bis 10 Minuten ziehen lassen. Falls gewünscht, eine kleine Menge Honig hinzugeben.

GESCHMACK: helle Zitrusnoten mit herbem Hibiskus und süßer Linde

WIRKUNG DER PFLANZEN: unterstützen die Herz-Kreislauf-Gesundheit und den Blutdruck

BETROFFENES SYSTEM: Herz-Kreislauf

ZUTATEN

- 1 Teil Weißdornblätter
- 1 Teil Weißdornbeeren
- 1 Teil Zimt
- 1 Teil Lindenblüten
- 1 Teil getrocknete Beeren oder 1 Teil Minze (optional)
- 0,5 Teile Hibiskus
- 0,5 Teile Zitronengras
- 0,5 Teile Orangenschale

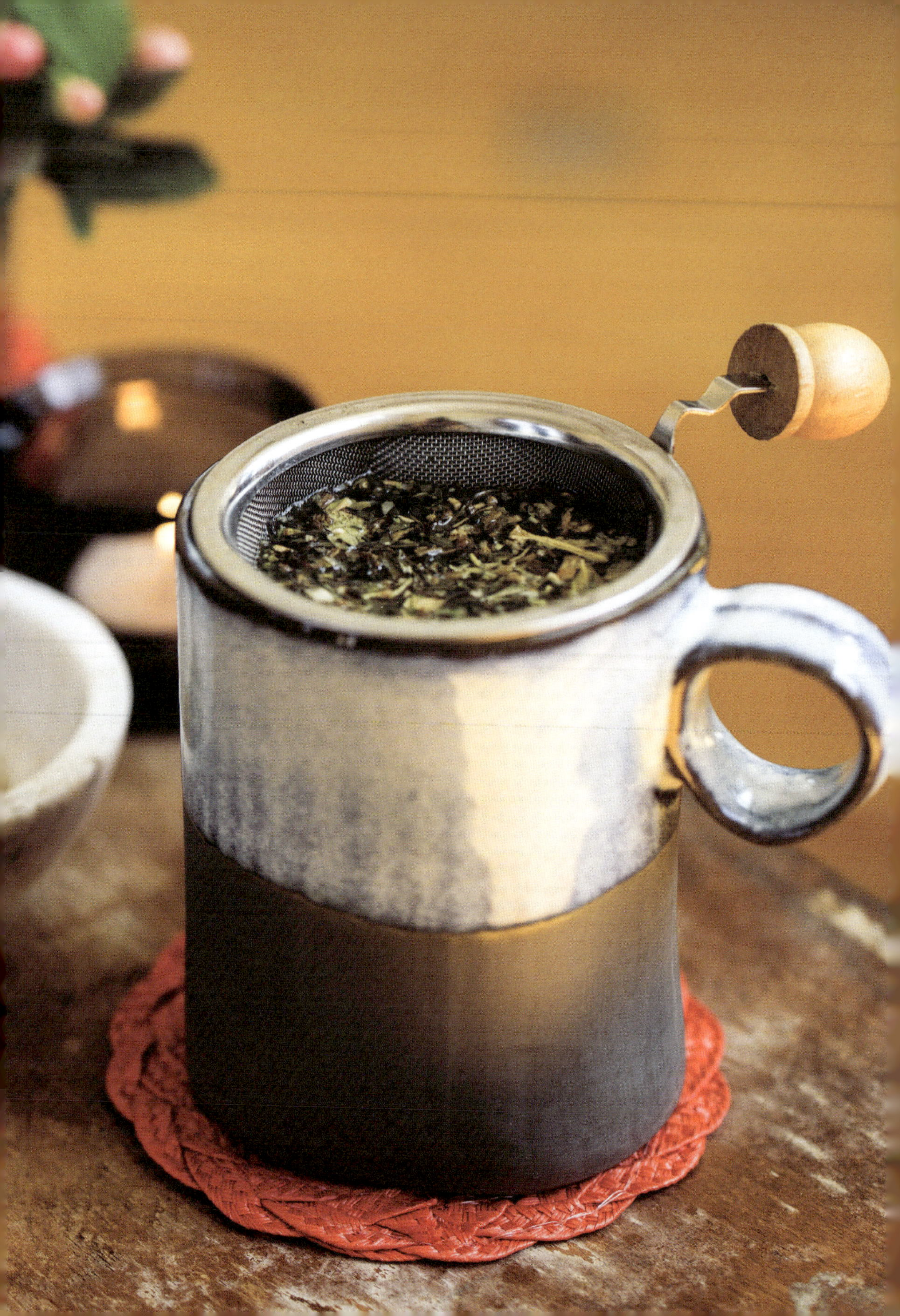

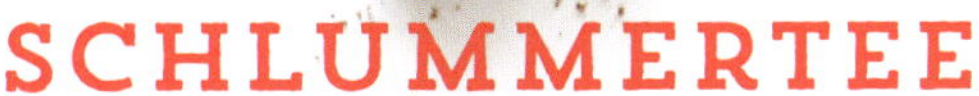

SCHLUMMERTEE

Der Schlummertee ist ein Einschlaf-Tee auf Baldrian-Basis für Menschen, die unter Schlaflosigkeit und unruhigem Schlaf leiden. Diese wirkungsvolle Mischung beruhigt die Skelettmuskulatur und das Nervensystem und hilft Ihnen, den nötigen und verdienten Schlaf zu bekommen. Baldrian gilt als entspannendes Kraut. Einige Studien zeigen, dass er bei längerer Anwendung die Einschlafzeit stark verkürzt. Wie die meisten Einschlaf-Tees enthält diese Mischung eine Kombination aus mehreren entspannenden Kräutern, um körperliche und geistige Anspannungen zu vermindern und Sie darin zu unterstützen, schnell einzuschlafen und durchzuschlafen.

ZUBEREITUNG

HEIßER AUFGUSS: 350 ml heißes Wasser über 1 bis 2 EL Tee gießen. 5 bis 10 Minuten ziehen lassen.

KALTER AUFGUSS: 480 ml kaltes Wasser und 1 bis 2 EL Tee in ein Glas mit Deckel geben. Das Glas schütteln, damit der gesamte Tee vom Wasser durchtränkt wird. Für mindestens 2 Stunden in den Kühlschrank oder an einen kühlen Ort stellen.

ZUTATEN

- 2 Teile Baldrian
- 1 Teil Kava*
- 1 Teil Linde
- 1 Teil Minze
- 1 Teil Passionsblume
- 0,25 Teile Hopfen
- 0,25 Teile Muskatnuss

GESCHMACK: leicht bitter, würzig, minzig, ein leicht übel riechender Tee, Kava kann eventuell Lippen und Zunge leicht betäuben, wenn Sie viel davon trinken

WIRKUNG DER PFLANZEN: entspannend, schlaffördernd, verringert die Häufigkeit von unruhigem Schlaf

BETROFFENE SYSTEME: Muskeln, Nerven

HINWEIS: Dieser Tee sollte nicht in Schwangerschaft und Stillzeit getrunken werden.

* Kava ist in Deutschland nicht zugelassen. Alternativ kann hier Kamille oder Melisse verwendet werden. Für weitere Informationen siehe Seite 173.

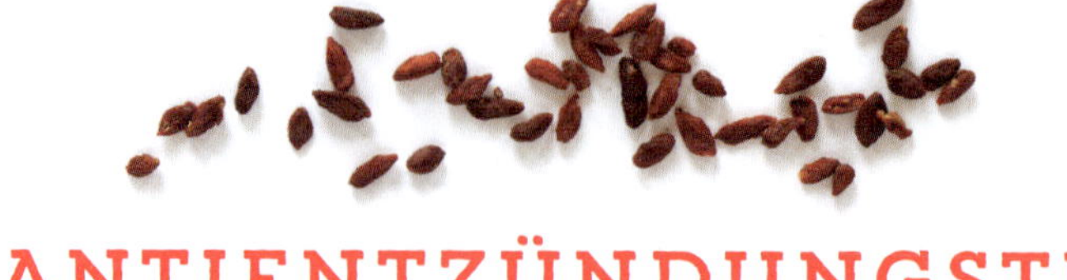

ANTIENTZÜNDUNGSTEE

Dieser auf einem ayurvedischen Rezept basierende Tee ist praktisch eine Mahlzeit in der Tasse und schmeckt ähnlich wie ein vollmundiger Chai oder ein reichhaltiges Currygericht. Viele Jahre lang hatte ich Mühe damit, entzündungshemmende Tees für meine Kunden zusammenzustellen, weil die meisten wirkkräftigen Kräuter mit dieser Eigenschaft unglaublich bitter sind. Stattdessen empfahl ich letzten Endes immer Tinkturen oder Ernährungsumstellungen, um Entzündungen einzudämmen. Aber dann beschrieb mir vor ein paar Jahren ein Freund diesen Tee, und seitdem experimentiere ich damit.

Frischer Ingwer und Kurkuma gehören nicht nur zu den heilkräftigsten tonischen Kräutern der Welt, sondern sie sind auch sehr entzündungshemmend. Frischen Bio-Ingwer und Bio-Kurkuma können Sie meist in Ihrem regionalen Naturkostladen kaufen oder auch problemlos selbst anbauen, falls Sie in einem sonnigen Klima leben und ein Gewächshaus zur Verfügung haben. Ich lebe in einer relativ kühlen Region und konnte schon beides im Gewächshaus mit frischen Wurzelstecklingen aus dem Lebensmittelladen anbauen. Wenn Sie regelmäßig frischen Ingwer und Kurkuma (in Gerichten, in Tees oder in frischem Saft) zu sich nehmen, verbessert das die Entzündungszustände im Körper massiv. Entzündungshemmende Medikamente und standardisierte Extrakte mögen vielleicht wirkungsvoller sein, besitzen aber nicht die ausgleichende Wirkung der ganzen Pflanze. Aufgrund der zusätzlichen harmonisierenden Wirkung von frischem Ingwer und Kurkuma auf das Immun- und Verdauungssystem ziehe ich sie bei Weitem vor.

Dieser Tee macht enorm Spaß. Die Butter kommt mit hinein, weil die Gewürze fettlösliche Bestandteile enthalten, die in Wasser allein nicht vollständig extrahiert werden. Gojibeeren sind ein Superfood, das die Immunfunktion verbessert, äußerst antioxidativ ist und die Auswirkungen von Stress auf Körper und Geist verringert. Kombiniert mit Kurkuma verbessert schwarzer Pfeffer die entzündungshemmende Wirkung der Kurkuma im Körper. Je nachdem, ob Sie Koffein bevorzugen oder nicht, können Sie Schwarztee oder Rooibos für den Tee nehmen. Da dieses Rezept sich nicht für große Mengen eignet, sind die Mengen hier in Messwerten, nicht in Teilen angegeben.

ZUBEREITUNG

Ingwer, Kurkuma, Gojibeeren, Kardamom, Gewürznelken und Pfeffer und 950 ml Wasser in einen Topf mit Deckel geben. Bei niedriger Hitze 15 Minuten köcheln lassen. Den Herd ausstellen. Den Tee, die Butter und den Honig hinzufügen. 5 Minuten stehen lassen. Abseihen und genießen. Der Zucker in den Gojibeeren sollte bewirken, dass die Butter besser in den Tee emulgiert. Falls die Butter auf dem Tee schwimmt, können Sie den Tee 15 Sekunden in einem Mixer emulgieren.

ZUTATEN

2 EL	geriebener frischer Ingwer
2 EL	geriebene frische Kurkuma
2 EL	Gojibeeren
½ TL	Kardamom
½ TL	Gewürznelken
1	winzige Prise schwarzer Pfeffer
1 TL	Schwarztee oder Rooibos pro 240 ml
1 TL	Butter, Ghee oder Kokosöl pro 240 ml
1 TL	Honig pro 240 ml

GESCHMACK: buttriges, curryartiges Aroma

WIRKUNG DER PFLANZEN:
entzündungshemmend für das Gewebe, wärmend, Unterstützung des Immunsystems

BETROFFENE SYSTEME:
Muskeln, Nerven, Immunsystem, Kreislauf

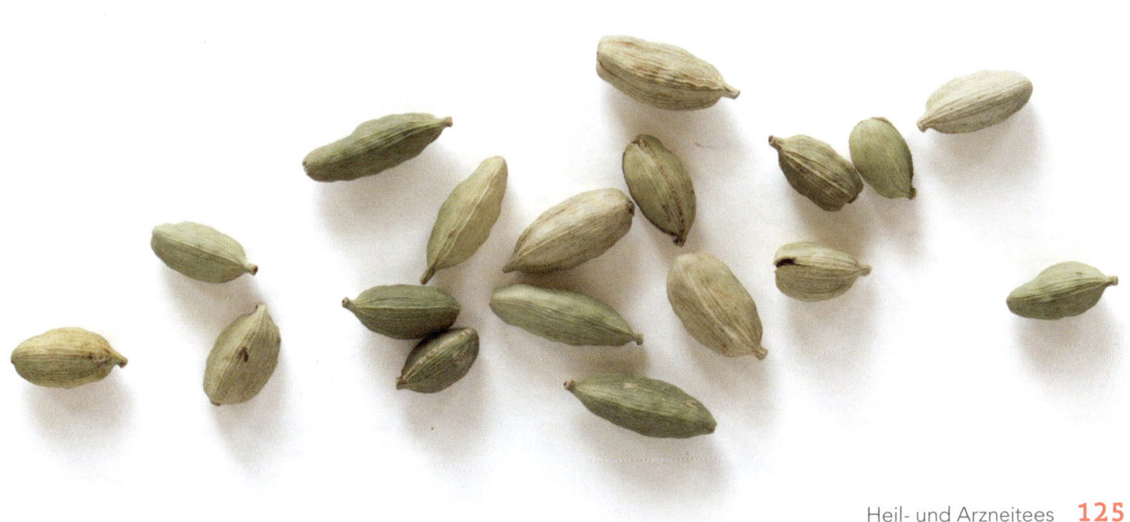

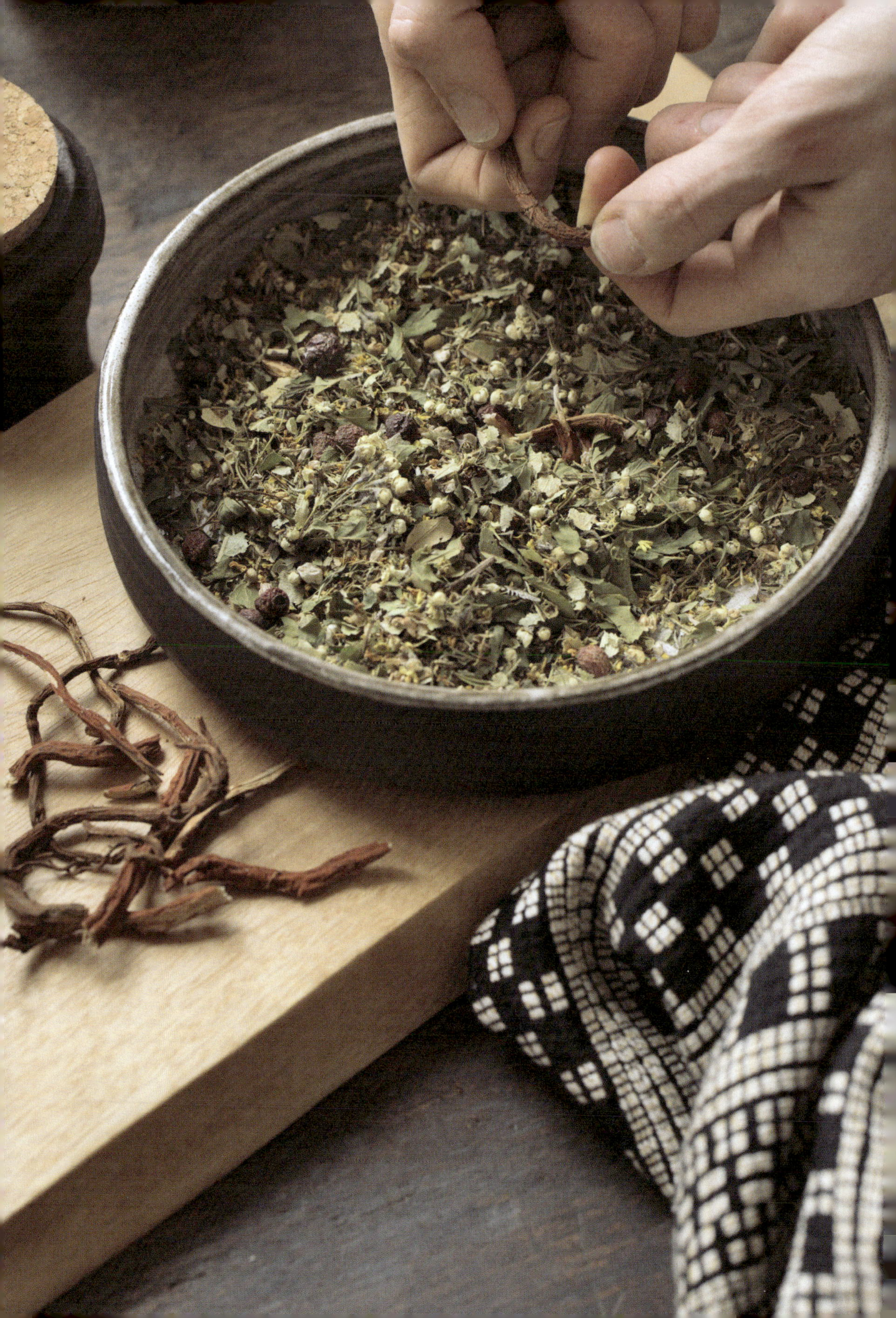

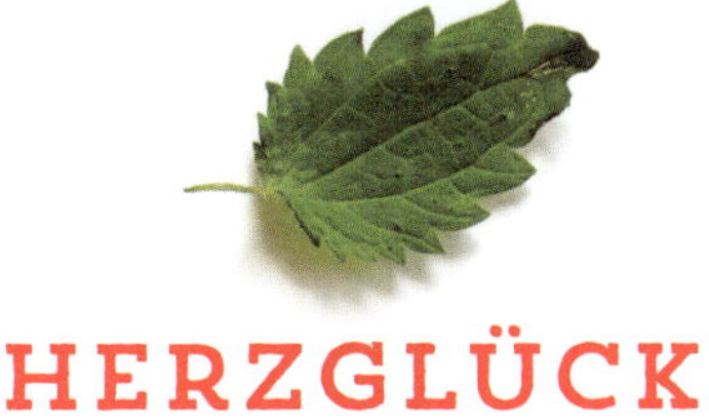

HERZGLÜCK

Der köstliche, stärkende Herzglück besänftigt das physische und erneuert das seelische Herz mit einer Kombination aus traditionellen Blutreinigern, entspannender Herzunterstützung und aufmunternden Aromen.

Linde, Brennnessel und Weißdorn vereinen sich, um angespannte Nerven zu beruhigen und das Herz-Kreislauf-System zu schützen. Weißdorn steigert die arterielle Durchblutung und senkt „schlechtes" Cholesterin (LDL). Weniger bekannt ist seine Fähigkeit, die Nerven zu besänftigen und Engegefühle in der Brust bei seelischer Anspannung oder Ängstlichkeit zu lindern. Auch die Linde ist eine fabelhafte regenerierende Pflanze für das Nervensystem und unterstützt die Wirkung des Weißdorns. Rotwurzel-Salbei verbessert gemeinsam mit Weißdorn die Durchblutung. Im Mittelpunkt dieser Mischung stehen die herzberuhigenden Eigenschaften und schützenden Energien des Herzgespannkrauts.

Jeder von uns hat hin und wieder mit Herzschmerz zu tun. Herzgespann, Weißdorn, Linde und Salbei gehören zur Grundausstattung des westlichen Kräuterkundigen. Sie sind besonders hilfreich für alle, die an einem seelischen Trauma mit schnellem Herzschlag oder Herzklopfen leiden. Diese Mischung ist auch bei Nervosität und Bluthochdruck wirksam. Der Tee ist zur langfristigen Nutzung für alle gedacht, dic vertrauensvoll ihr Herz öffnen möchten.

ZUBEREITUNG

350 ml heißes Wasser über 1 bis 2 EL Tee gießen. 5 bis 10 Minuten ziehen lassen.

GESCHMACK: Bouquet aus hellen, blumigen Aromen vermischt mit bittersüßen und minzigen Noten

WIRKUNG DER PFLANZEN:
tonisch für das seelische und physische Herz

BETROFFENE SYSTEME:
Herz-Kreislauf, Nerven

ZUTATEN

- 1 Teil Weißdornblätter
- 1 Teil Weißdornbeeren
- 1 Teil Lindenblüten
- 1 Teil Minze
- 1 Teil Brennnesselblätter
- 1 Teil Salbei
- 0,5 Teile Osmanthusblüten
- 0,25 Teile Herzgespann

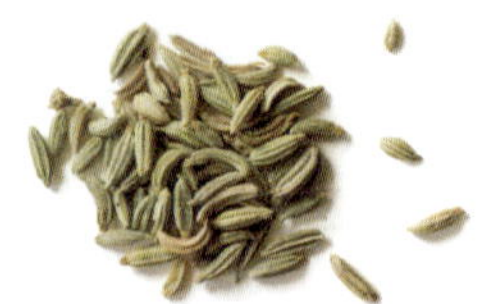

SCHMERZLINDERUNGSTEE

Akute oder chronische Schmerzen können den Alltag zur Belastung machen. Neben den körperlichen Schmerzen infolge einer Verletzung werden vielleicht auch Ihre Muskeln und Gelenke durch schmerzvermeidende Bewegungen und Schonhaltungen in Mitleidenschaft gezogen. Dazu können seelischer Stress und anhaltende psychologische Auswirkungen kommen. Wenn ich einen Tee gegen Schmerzen zusammenstelle, wähle ich daher oftmals unterschiedliche Kategorien an Kräutern, um alle diese zugehörigen Schmerzmuster zu lindern: analgetische, entspannende, krampflösende und modifizierende Kräuter.

Analgetische Kräuter dämpfen die Schmerzempfindung (bekämpfen aber nicht die Schmerzursachen). In dieser Mischung habe ich Yan Hu Sou verwendet, ein schmerzlinderndes Kraut, das den Körper nicht abhängig macht. Helmkraut ist ein großartiges allgemeines Entspannungsmittel, das ich gerne mit Fenchel kombiniere. Zur Linderung von Muskelverspannungen ist außerdem Wilde Yamswurzel enthalten. Und um die Mischung auszubalancieren, gebe ich noch Minze und Süßholzwurzel dazu. Zu guter Letzt habe ich noch ein weiteres adaptogenes Kraut, Dang Shen, hinzugefügt, um den Körper darin zu unterstützen, den mit Schmerzen verbundenen langfristigen Stress zu bewältigen.

ZUBEREITUNG

350 ml heißes Wasser über 1 bis 2 EL Tee in einen Topf mit Deckel gießen. Mindestens 20 Minuten auf dem Herd warm halten. Der Tee darf nicht so heiß werden, dass er köchelt oder kocht; den Herd daher in jedem Fall auf die niedrigste Stufe stellen.

ZUTATEN

- 1 Teil Yan Hu Sou
- 1 Teil Helmkraut
- 1 Teil Fenchel
- 0,5 Teile Wilde Yamswurzel
- 0,5 Teile Minze
- 0,25 Teile Dang Shen
- 0,25 Teile Süßholzwurzel

GESCHMACK: die Süße von Fenchel, Süßholz und Dang Shen gleicht die Bitterkeit von Helmkraut, Yan Hu Sou und Wilder Yamswurzel aus

WIRKUNG DER PFLANZEN: schmerzlindernd, krampflösend, entspannend, adaptogen

BETROFFENE SYSTEME: Muskeln, Nerven

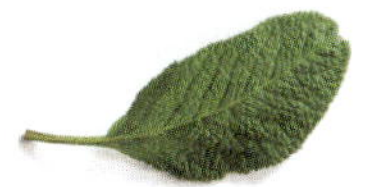

INSPIRATIONS-TEE

Der Inspirations-Tee ist perfekt für Zeiten intensiver Gedankenakrobatik. Diese Mischung verleiht einen mentalen Schub, um Gedächtnis, Konzentration und beim Lernen auf die Sprünge zu helfen. Das macht sie zu einem großartigen Tee für alle, die in ihrem Job oder bei den Hausaufgaben geistige Beweglichkeit brauchen. Außerdem bietet er Menschen gute Unterstützung, die infolge eines Schädel-Hirn-Traumas unter kognitiven Beeinträchtigungen leiden. Als Kind hatte ich im Rahmen meiner sportlichen Aktivitäten viele Gehirnerschütterungen, und mitunter bemerke ich bei mir deutliche kognitive Beeinträchtigungen. Tee mit Tulsi und Gotu Kola hilft mir, Stress zu verringern und mein Denkvermögen zu stärken.

Tulsi gibt einem müden Geist auf eine wunderbare Art Jugendlichkeit und Anmut zurück. Gotu Kola wird in Indien oft als frischer Saft getrunken, um den Geist wieder wach und wendig zu machen. Dang Shen, eine köstliche, süße Wurzel, ist ein toller Ersatz für Asiatischen Ginseng und gibt dem Nervensystem frischen Schwung; zudem kurbelt sie die Immunabwehr an. Salbei ist ein Kraut der Weisheit und verbessert unsere Fähigkeit, geistig präsent zu sein. Grüner Rooibos ist weniger süß und herb als roter Rooibos und bekannt für seinen hohen Gehalt an Antioxidantien und sein leichtes, lebendiges Aroma. Süßholz ist ein Kraut, das ich gerne als tiefen Fluss der Regeneration sehe. Es verleiht der Mischung Süße und verringert gleichzeitig Stress, aktiviert das Immunsystem und bringt die Jugendlichkeit in uns wieder zum Vorschein.

Viele Menschen haben Lernfrust, weil Lernen schwierig ist, wenn wir uns gestresst fühlen. Eine gute Arbeits- und Lernumgebung kann viel bewirken, um die geistigen Funktionen insgesamt zu verbessern.

ZUBEREITUNG

350 ml heißes Wasser über 1 bis 2 EL Tee gießen. 5 bis 10 Minuten ziehen lassen.

GESCHMACK: kräftige Aromen aus Minze, Salbei und Tulsi; herbe Basis mit süßen Nachklängen

WIRKUNG DER PFLANZEN: unterstützen Gedächtnis und Konzentration

BETROFFENES SYSTEM: Nerven

ZUTATEN

- 2 Teile Gotu Kola
- 1,5 Teile Tulsi
- 1 Teil Pfefferminze
- 1 Teil Salbei
- 1 Teil Süßholzwurzel
- 1 Teil grüner Rooibos
- 1 Teil Dang Shen

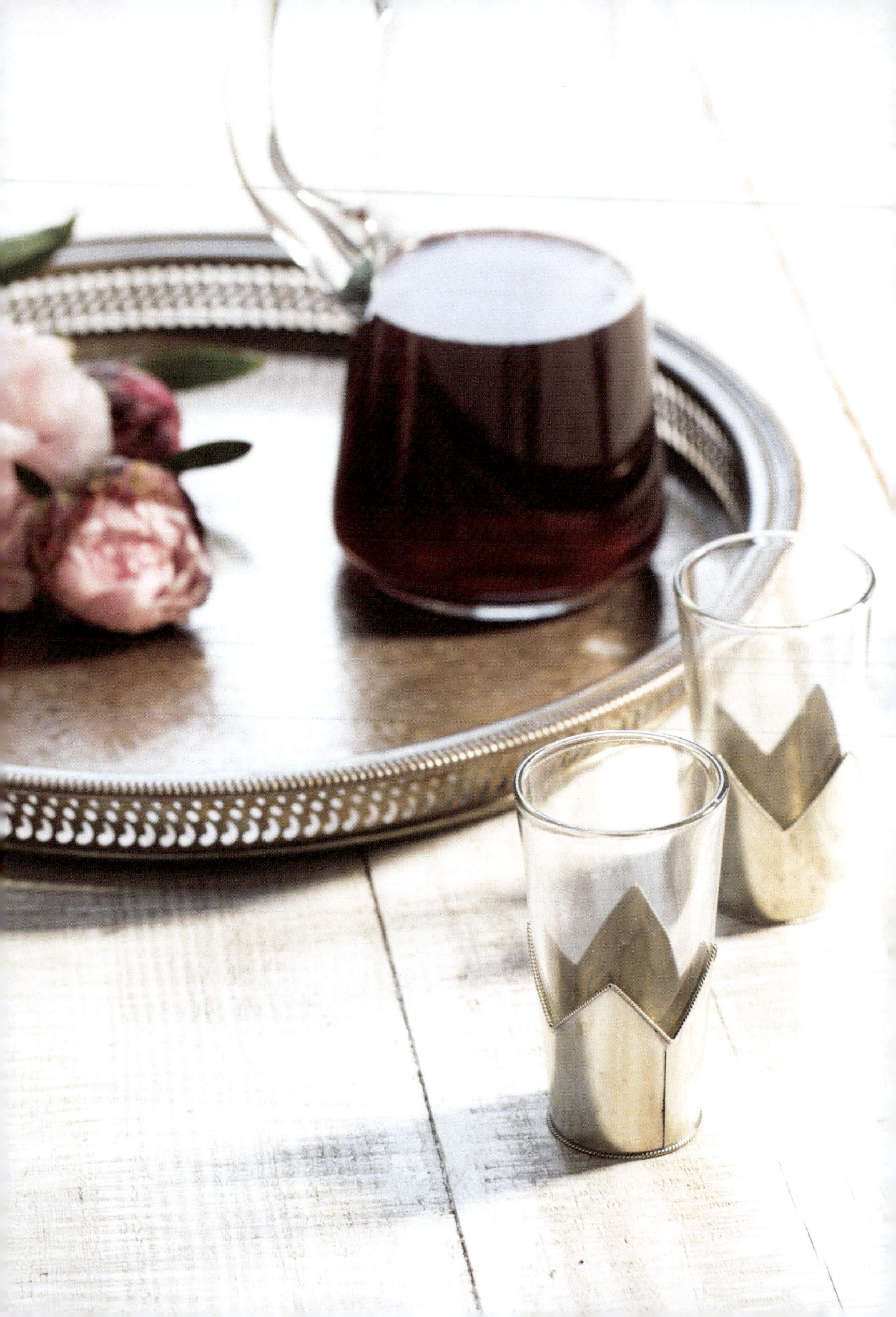

5. KAPITEL

JAHRESZEITEN-TEES

WIR MENSCHEN SIND EMPFINDSAME, WAHRNEHMENDE ORGANISMEN und unsere Gesundheit hängt davon ab, wie gut unser Körper auf unsere Umwelt reagiert. Es hat sich gezeigt, dass wir mit einem einfachen, achtsamen Bewusstsein für die Jahreszeiten Unmengen an Stress bewältigen können. Wenn Sie aufmerksam das Wachstum der Pflanzen und Tiere in Ihrer unmittelbaren Umgebung beobachten, kann Ihnen das helfen, sich der Veränderungen Ihrer Gedanken und Gefühle im Laufe der Jahreszeiten bewusster zu werden.

Leben wir in Regionen, in denen Winter und Sommer sich stark voneinander unterscheiden, stellen wir oft fest, dass unsere Energie Jahr für Jahr zyklisch Höhen und Tiefen durchläuft. Die Jahreszeiten haben großen Anteil daran, wie wir denken, wie wir fühlen, welche Aktivitäten wir bevorzugen und wie gut wir mit Stress umgehen. Auf den Einfluss der Zyklen der Natur zu achten, bedeutet aber nicht, beim Wechsel der Jahreszeiten nun alle Verpflichtungen fallen zu lassen oder Wetterumschwünge für unser Verhalten verantwortlich zu machen. Vielmehr geht es darum, die dynamischen Einflüsse zu verstehen, die die Jahreszeiten auf unseren Körper haben, gesunde Gewohnheiten zu entwickeln, die im Einklang mit der jahreszeitlichen Energetik stehen, und die Möglichkeiten schätzen zu lernen, die uns die Natur Tag für Tag, Monat für Monat und Jahreszeit für Jahreszeit bietet. Sie werden feststellen, dass Sie dadurch anpassungsfähiger werden und mehr Handlungsmacht, Freude und emotionale Stabilität im Leben haben.

Jede Jahreszeit stellt den Körper vor unterschiedliche Arten von Unterstützung und Belastung. Wenn Sie wissen, wie Sie sich bei Sommerhitze mit Eistees angenehm erfrischen und mit ausreichend Flüssigkeit versorgen können, kann das enorme Wirkung auf Ihre Energie, Ausdauer und Herz-Kreislauf-Funktion haben. Im Winter bemüht sich der Körper, warm zu bleiben. Dann kommen andere Kräuter und Tees zum

Einsatz, um die Immunabwehr anzukurbeln und sich wohl in der eigenen Haut zu fühlen. Tees zu trinken, um in den Jahreszeiten gesund zu bleiben, muss nicht kompliziert sein. Ich habe in jeder Jahreszeit meist etwa ein halbes Dutzend Tees zur Hand, um meinem Körper genau die sanfte Unterstützung zu geben, die er gerade braucht. Dabei stelle ich mir Tees zusammen, die ich angenehm zu trinken finde, und empfehle Ihnen, es auch so zu halten. Die Rezepte in diesem Buch sollen Ihnen lediglich eine Starthilfe geben. Wahrscheinlich werden Sie einige Rezepte ändern, damit sie besser zu den Vorlieben Ihres Körpers und zu Ihrem Geschmack passen.

Wenn Sie im Voraus wissen, was Ihr Körper braucht, können Sie sich mental und körperlich auf jede Jahreszeit vorbereiten – bevor jahreszeitliche Belastungen Sie überraschen und sich negativ auf Ihren Körper auswirken.

Kalt aufgebrühter Grüntee mit frischen Kräutern im Sommer hat eine andere Qualität und fühlt sich anders an als eine heiße Tasse mit einem kräftigen, würzigen Tee mitten im Winter, der das Immunsystem unterstützt. Teetrinken *sollte* sich von Jahreszeit zu Jahreszeit unterscheiden, da der Körper jeweils ganz unterschiedliche Umweltbedingungen und -energien verarbeitet und wahrnimmt. Ihre Kombination aus Kräutern und Aufgussmethoden richtet sich dabei am besten nach den Merkmalen der Jahreszeiten in Ihrer Region.

Jahreszeiten-Tees nehmen in meinem Leben eine wichtige Rolle ein, da ich versuche, die kleinen Veränderungen bei hellem, dunklem und saisonalem Wetter und die sich ausdehnende oder zusammenziehende Energie der Jahreszeiten wahrzunehmen und zu fühlen. Mein Körper weiß, wann es Zeit ist, meine persönliche Apotheke innerhalb des Spektrums der kühlenden und wärmenden oder befeuchtenden und austrocknenden Kräuter umzustellen. Sich einfach darüber bewusst zu sein, wie wir uns zu jeder Zeit des Jahres in Beziehung zu unserer Umwelt fühlen, macht es viel einfacher, uns um unsere Gesundheit zu kümmern. Dieses Kapitel möchte Sie inspirieren, mit Jahreszeiten-Tees gesunde Muster im Leben zu entwickeln.

FRÜHLING

DER VORFRÜHLING IST EINE ZEIT DER WIEDERGEBURT. Der Winter zieht sich rasch zurück und weicht leuchtend grünen jungen Blättern und Trieben. Es ist Zeit, voller Energie Ihren Frühling und Sommer zu planen und zu überlegen, welche neuen Projekte Sie auf den Weg bringen wollen. Um die Frühlingsenergie bestmöglich zu nutzen, teilen Sie große Projekte in kleine mundgerechte Stücke ein, damit Sie die gewünschten Veränderungen erreichen.

Im Vorfrühling haben Gärtner freudige und auch überraschende Arbeiten zu erledigen: Sie pflanzen neue Saaten, räumen Beete auf, machen Bestandsaufnahmen, wenn die Pflanzen wieder zum Leben erwachen, und entfernen abgestorbenes Pflanzenmaterial aus dem Vorjahr. Ich liebe die Gartenarbeit im Frühjahr mit all seinen Wetterkapriolen. Das wieder auflebende Bedürfnis rauszugehen und zu arbeiten, geht mir zu Herzen und gibt mir viel Tatendrang. Warme Tage verführen uns dazu, mit dem Pflanzen zu beginnen, aber kühle Nächte zwingen uns dazu, uns noch ein wenig zu gedulden, bis die Wärme des Tages anhält und die Nächte milder werden. Sonne, Wind, Hagel und Regen scheinen sich in einer Endlosschleife abzuwechseln. Die Sonne inspiriert mich aufzuspringen und draußen mit einem Projekt anzufangen, aber schon wenige Minuten später sprinte ich wieder in die Sicherheit des Hauses zurück, weil urplötzlich ein starker Regenguss einsetzt. Im Frühling zu versuchen vorherzusehen, wie der Tag wohl wird, ist jedenfalls nie langweilig.

Die schwungvolle Energie des Frühlings kann uns zu allen möglichen kreativen Projekten anspornen. Vielleicht fühlen Sie sich motiviert, sich einem vernachlässigten Projekt wieder zuzuwenden oder etwas völlig Neues zu beginnen. In meinem Garten experimentiere ich ausgiebig mit einheimischen essbaren Pflanzenarten aus ganz Washington und Oregon, und im Vorfrühling kann ich es kaum erwarten, mit der Bestandsaufnahme meiner Schützlinge zu beginnen. Falls ein harter Winter vorausgegangen ist, vermerke ich eventuelle Verluste, aber größtenteils staune ich einfach nur ehrfürchtig, wie viele zarte Pflanzen voller Dynamik und Persönlichkeit wieder aus der Erde hervorsprießen.

In der Mitte des Frühjahrs sehen wir enorme, schnelle Veränderungen und ein Wachstum, das die Weichen für den Rest der Vegetationsperiode stellt. Das ganze Ökosystem erwacht: Kleinstlebewesen regen sich im Erdreich, ruhende Samen keimen plötzlich hervor, und nach dem großartigen, prächtigen Auftritt der Vorfrühlingsblüher sprießen die Blätter und bilden schon bald ein üppiges Dach, das uns im Sommer Schatten spendet.

Das Frühlingswetter kann unseren Körper mit seiner Unvorhersehbarkeit ziemlich durcheinanderbringen. Die Tees in diesem Abschnitt spiegeln in ihrer Vielfältigkeit den Übergangscharakter des Frühlings wider. Da der Frühling temperamentvoll ist, müssen wir lernen, flexibel und anpassungsfähig zu sein. Die Natur kann uns in vielerlei Hinsicht inspirieren. Hören Sie auf Ihren Körper, achten Sie darauf, wenn Sie durch Stress belastet sind, und nutzen Sie Tees, die helfen, widerstandsfähig sowie körperlich und geistig flexibel zu werden. Wenn Ihr Gehirn auf Hochtouren läuft, weil der Frühling eine Vielzahl von Ideen und Wünschen aufkommen lässt, ist es eine gute Idee, Ihr Nervensystem zu schützen und Ihre Muskelkraft und geistige Frische anzuregen. Aber auch nervenberuhigende Tees am Abend können sinnvoll sein, um einen unruhigen Geist zur Ruhe zu bringen. Falls Sie sich durch schnelle Wetterwechsel stark beeinträchtigt fühlen, versuchen Sie einmal, nährende, erdende Tees zu trinken, und achten Sie darauf, sich immer mit ausreichend Flüssigkeit zu versorgen. Experimentieren Sie mit unterschiedlichen Tees, um Ihre körperliche und emotionale Energie auszugleichen.

Der am meisten mit dem Frühling assoziierte Geschmack ist sauer – nicht unbedingt wie Zitrus oder Hibiskus, sondern eher ein Geschmack neuen Wachstums. Sich entfaltende Knospen und Triebe, die in den Himmel wachsen, haben oft ein frisches, junges Aroma und sind reich an organischen Säuren. Der lebendige, saure Geschmack von jungen Tannennadelspitzen oder Postelein ist ein Musterbeispiel dafür. Es ist ein unglaublich erfrischendes Aroma mit üppig grüner Energie.

Bei mir zu Hause an der Nordwestküste der USA beginnen die praktischen Seiten des Frühlings schon vor der Frühjahrstagundnachtgleiche. Schauen Sie sich um und achten Sie darauf, wann die Landschaft zu sprießen und aufzublühen beginnt. Lassen Sie sich von Ihrer Umgebung leiten.

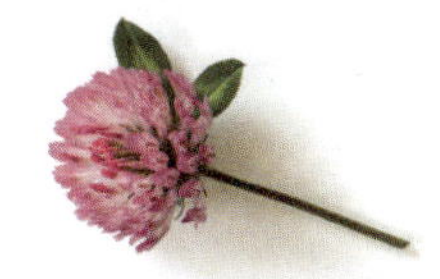

ALLERGIETEE

Halten Sie im Frühjahr einen fertig gemischten Allergietee bereit. Regionale Brennnesseln, Honig und Blütenpollen können helfen, saisonale Allergien zu lindern. Allerdings müssen Sie schon früh in der Saison anfangen, sie als Nahrungsmittel oder in Tee einzunehmen (ein paar Wochen bevor Sie normalerweise Allergiesymptome bei sich feststellen).

Die Kräuter in dieser Mischung verringern die Empfindlichkeit gegenüber Pollen im Frühjahr und Symptome wie Niesen, Schnupfen, verstopfte Nase, entzündete Nebenhöhlen und tränende Augen. Brennnesseln haben ein natürliches Antihistaminikum in den Blättern und eine lindernde Wirkung auf die Atemwege. Versuchen Sie, frische oder sorgfältig getrocknete Brennnesseln aus Ihrer Region zu verwenden. Ansonsten schauen Sie sich nach gefriergetrockneten Brennnesseln um, falls Sie sie wirklich als antihistaminische Nahrungsergänzung verwenden möchten. Muskateller-Salbei ist hilfreich bei geschwollenen, geröteten Augen, ebenso wie Holunderblüten, die auch Fieber senken können. Rotkleeblüten werden aufgrund ihrer schleimlösenden Eigenschaften schon lange in Allergiemischungen verwendet, und Katzenminze ist ein natürliches abschwellendes Mittel mit beruhigenden Eigenschaften. Eibisch ist ein linderndes Kraut; es hat (aufgrund von süßen Mucopolysacchariden im Pflanzengewebe) eine glatte, schleimige Beschaffenheit und beruhigt trockenes, gereiztes oder entzündetes Gewebe in Rachen und Lunge.

Blütenpollen können helfen, den Körper gegenüber Allergenen zu desensibilisieren. Eine tägliche niedrige Dosis hat sich bei einigen Menschen als sehr hilfreich erwiesen. Einen Versuch ist es definitiv wert!

ZUBEREITUNG

350 ml heißes Wasser über 1 EL Tee gießen. Abdecken und 10 bis 15 Minuten ziehen lassen. Für einen süßeren Geschmack eine kleine Menge Honig hinzugeben.

GESCHMACK: grasig mit Minze- und Anis-Akzenten

WIRKUNG DER PFLANZEN: verringern saisonale allergische Reaktionen und mildern Allergiesymptome

BETROFFENE SYSTEME: Nebenhöhlen, Immunsystem, Nerven

ZUTATEN

- 3 Teile Brennnesselblätter
- 1,5 Teile Katzenminze
- 1,5 Teile Pfefferminze
- 1,5 Teile Anissamen
- 1 Teil Muskateller-Salbei
- 1 Teil Holunderblüten
- 1 Teil Eibischwurzel
- 1 Teil regionale Blütenpollen oder 1 TL regionaler Honig (optional)
- 0,5 Teile Rotkleeblüten

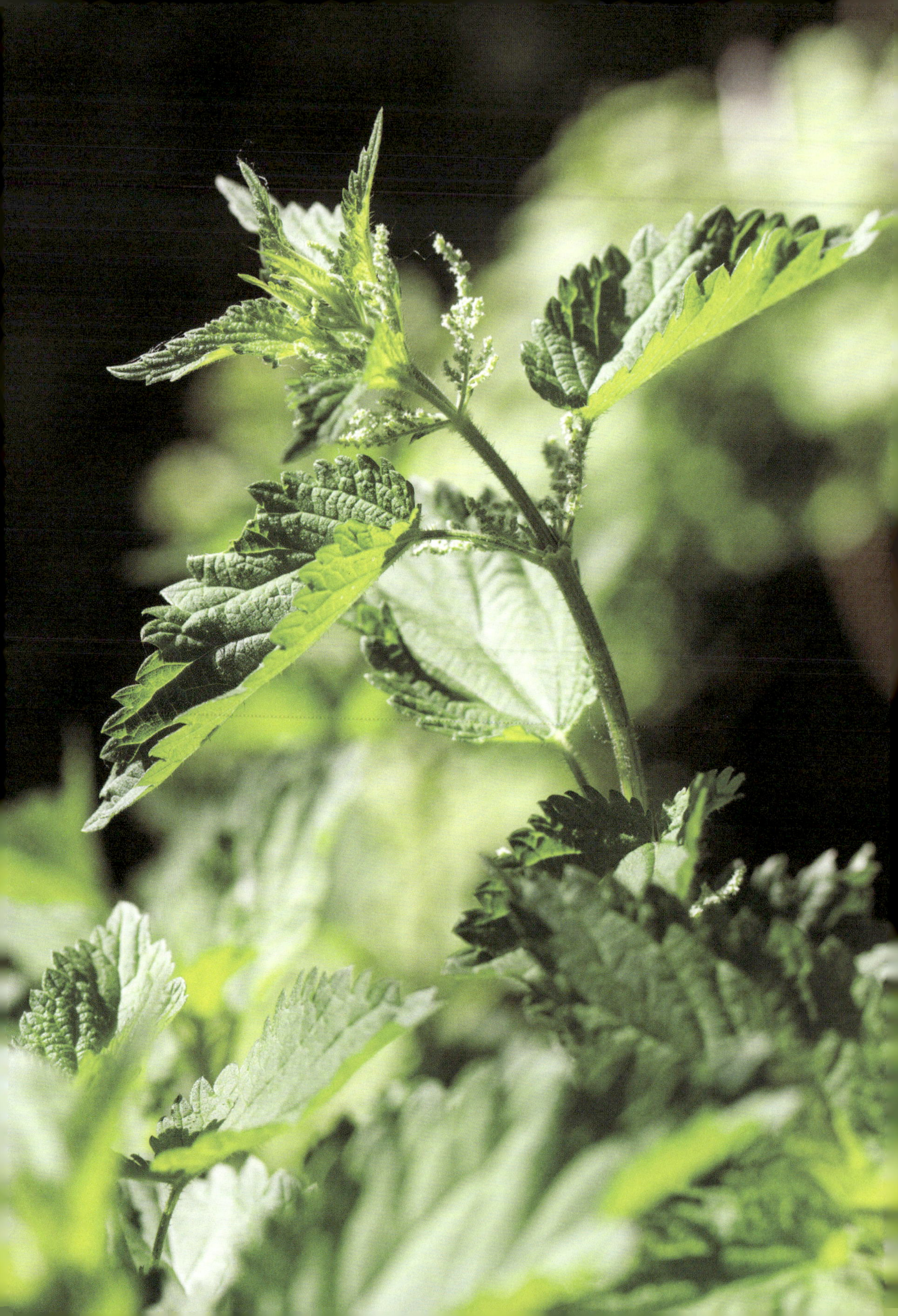

KLEINE KRÄUTERKUNDE

BRENNNESSELN

Im Frühling freue ich mich immer sehr darauf, Tee mit frischen oder frisch getrockneten Brennnesseln zuzubereiten, eine der ersten Heilpflanzen, die nach einem langen Winter wieder aus der Erde sprießen. Die Brennnessel wächst während der schweren, kalten Regengüsse des Vorfrühlings empor, ohne Angst vor Spätfrost und genau rechtzeitig, um uns zu helfen, nach dem kalten, bewegungsarmen Winter wieder Gewebe und Blut aufzubauen. Mit ihrem reichen Schatz an Chlorophyll, Proteinen, Mineralien und Vitamin B, K und A ist die Brennnessel das Multivitamin der Natur.

Ich mag sehr, wie der Kräuterkenner Matthew Wood die Brennnessel beschreibt. Er sieht den „Brennnessel-Geist als ältere Dame mit einem Besen oder einer Rute, die die Leute ermahnt, in die Gänge zu kommen, einen Zahn zuzulegen, nicht nur einfach rumzusitzen, sondern etwas zu tun." Das Wesen der Brennnessel ist, stagnierende Energie in Bewegung zu setzen, indem sie das Gewebe stärkt und Überschüssiges entfernt. Sie wirkt auf Nieren und Schleimhäute und kann dazu beitragen, überschüssigen Schleim zu entfernen und wieder ein Gleichgewicht herzustellen. Ich habe auch Berichte gelesen, denen zufolge die Brennnessel hilft, Fieber zu senken. Ich gebe sie gerne zusammen mit anderen wärmenden Kräutern in Frühlings- und Wintermischungen, weil sie mich, genau wie Matthew Wood es beschreibt, motiviert, in die Gänge zu kommen.

Brennnesseln ernte ich immer mit Handschuhen, indem ich vorsichtig die zwei oberen Blätterschichten hochziehe und den Stiel genau an der dritten Blätterebene abschneide. Beim Kochen mit frischen Brennnesseln ist es sehr wichtig, sie nicht zu sehr zu blanchieren, da sonst die empfindlichen Nährstoffe schnell abgebaut werden können.

Nehmen Sie Brennnesseln wann immer möglich im Frühling zu sich, wenn sie den Gipfel der Vollkommenheit erreicht haben! Ich empfehle eine reichhaltige, cremige Lauch-Brennnessel-Suppe mit Knochenbrühe und Frühlings-Waldpilzen, oder blanchieren und braten Sie die Brennnesseln einfach mit Knoblauch und aromatischen Gewürzen. Sehr gerne mag ich auch Brennnessel-Aufstriche aus kurz blanchierten Brennnesseln, Joghurt oder würzigem Weichkäse, Zitronen- oder Champagneressig, gehacktem Knoblauch und Zwiebeln oder ein gesundes Topping aus gerösteten und zerstoßenen Kreuzkümmel-, Fenchel- und Koriandersamen.

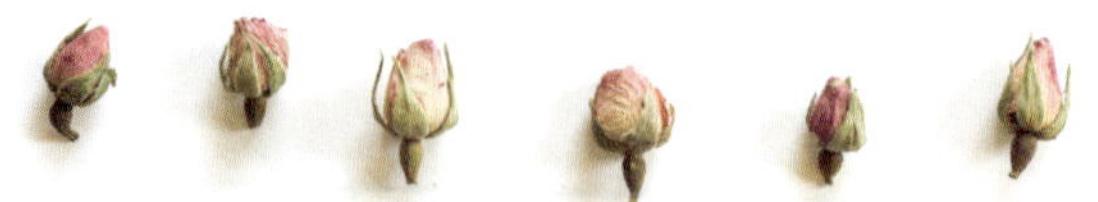

FRÜHLINGSERWACHEN-TEE

Dies ist eine stärkende, koffeinhaltige Frühlingsmischung. Wenn der Winter dem Frühling weicht, erleben wir im Wechsel energiegeladene und träge Tage, da unser Körper sich an die Veränderung der Jahreszeit anpasst. Dies ist ein fantastischer Tee für träge Tage, da er hilft, den Körper mit energiespendenden Vitaminen und Mineralien zu versorgen, aber auch Koffein enthält.

ZUBEREITUNG

350 ml heißes Wasser über 1 EL Tee gießen. 3 Minuten ziehen lassen. Abseihen und genießen. In frischem Wasser weitere 4 Minuten ziehen lassen. Es ist wichtig, den Tee zwischen dem Ziehenlassen abzuseihen, damit der Schwarztee oder Oolong-Tee nicht bitter wird.

ZUTATEN

- 1 Teil Brennnesselblätter
- 1 Teil Schwarztee oder Oolong
- 1 Teil Fenchel
- 0,5 Teile Minze
- 0,5 Teile Rosenblütenblätter

GESCHMACK: dunkle, malzige Basis mit Akzenten aus süßer Minze, Rose und Fenchel

WIRKUNG DER PFLANZEN: nährend, energiespendend

BETROFFENES SYSTEM: Nerven

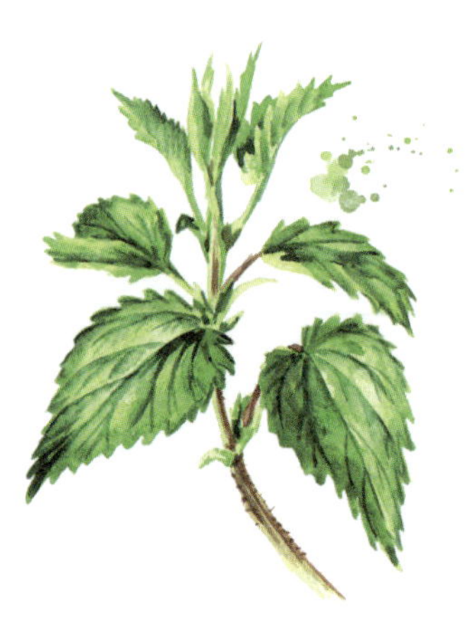

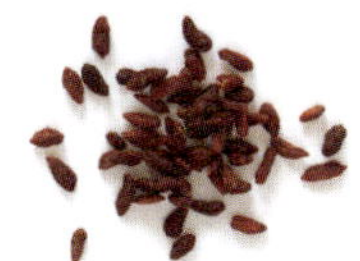

NÄHRENDER FRÜHLINGSTEE

Üppige, nährende Frühlingstees sind ein Hochgenuss. Da wir im Winter hauptsächlich Lebensmittel gegessen haben, die entweder konserviert, verarbeitet oder von weit her importiert wurden, sehnen wir uns im Frühling instinktiv nach frischen, grasigen Aromen. Diese Kräuter beleben Körper und Geist. Die meisten Menschen betrachten Grünen Hafer oder Alfalfa nicht als Nahrungsmittel, aber beide sind unglaublich nährstoffreich und enthalten eine Vielfalt an Vitaminen, Mineralien und Proteinen. Wenn wir sie in Tees verwenden, werden viele Nährstoffe extrahiert, ohne dass sämtliche pflanzliche Fasern verarbeitet werden müssen. Dieser Tee ist eine wahre Nährstoffbombe, die Ihrem Körper nach einem langen, schleppenden Winter neue Kraft gibt. Wenn Körper und Geist im Frühling aktiver werden, ist es wichtig, ihm die Grundnährstoffe zuzuführen, um Muskeln, Knochen, Blut und Gelenke aufzubauen, zu erhalten und zu regenerieren.

ZUBEREITUNG

350 ml heißes Wasser über 1 EL Tee gießen. 5 bis 20 Minuten ziehen lassen. Je länger Sie den Tee ziehen lassen, umso mehr Vitamine und Mineralien werden extrahiert. Wenn Sie den Tee länger als 20 Minute ziehen lassen möchten, verwenden Sie 480 ml Wasser, damit der Tee nicht zu stark wird.

GESCHMACK: mildes Aroma aus süßem Grünen Hafer, Gojibeeren und Anis kombiniert mit grasigen Brennnesseln und Alfalfa

WIRKUNG DER PFLANZEN: nährend

BETROFFENE SYSTEME: allgemein tonisch

ZUTATEN

- 3 Teile Bockshornkleesamen
- 2 Teile Grüne Haferspitzen
- 2 Teile Grüner Hafer
- 2 Teile Gojibeeren
- 2 Teile Minze
- 1 Teil Alfalfa
- 1 Teil Eleuthero (Sibirischer Ginseng)
- 1 Teil Anissamen
- 1 Teil Brennnesselblätter

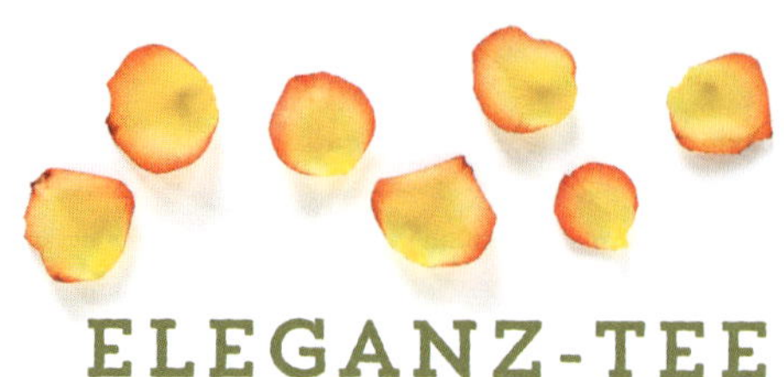

ELEGANZ-TEE

Weißer Tee ist von seinem Wesen her weich und luftig, was sich in seiner hellen Farbe und seinem sanften Geschmack widerspiegelt. Er erinnert mich an die Zartheit des Frühlings und hilft mir, über Seiten an mir nachzusinnen, die nach dem Winter wieder zutage treten. Pflanzen müssen mutig sein, um sich auszudehnen und gen Himmel zu wachsen, wenn das Wetter und die Zukunft voller Ungewissheiten sind. Genauso viel Mut brauchen auch wir Menschen, um zielgerichtet zu bleiben und uns weiterzuentwickeln, während wir älter werden.

Weißer Tee gehört zu den ersten Frühjahrsernten. Sein leichtes, elegantes Aroma wird perfekt durch Rosenblütenblätter und Osmanthusblüten ergänzt. Osmanthusblüten sind süß und betörend, Rosenblütenblätter lebendig und bezaubernd. Das wundersame Gleichgewicht dieser drei wird sanft Ihre Sinne verzaubern. Der Duft aus der Tasse lädt Sie ein auf eine Reise durch blumige Noten. Dann erahnen Sie allmählich das hauchzarte Aroma der Teeblätter, das im Vergleich zu den Blüten erdig erscheint. Trinken Sie einen Schluck – die tiefgreifende, sinnliche Erfahrung dieses Tees wird Ihnen Wärme, Energie und Inspiration schenken.

ZUBEREITUNG

Ich verwende gerne einen Teekrug und ein chinesisches Kung-Fu-Teeservice, um das Beste aus meinen koffeinhaltigen Tees herauszuholen. Da man diesen Tee viele Male ziehen lassen kann und sollte, nehme ich dafür nur eine kleine Menge Tee, etwa einen Teelöffel. Außerdem spüle ich mein Teeservice sowie den Tee selbst mit heißem Wasser ab, bevor ich die erste Tasse ziehen lasse. Hierzu gieße ich heißes Wasser über die Blätter, als wollte ich eine Tasse Tee zubereiten. Ich lasse sie etwa 15 Sekunden ziehen und gieße dann das Wasser ab oder seihe den Tee ab. Dann gieße ich frisches heißes Wasser darüber, um den Tee trinkfertig zu machen, lasse ihn aber nur etwa 30 Sekunden ziehen. Wahrscheinlich können Sie den Eleganz-Tee 5- oder 6-mal ziehen lassen, bevor das Aroma beginnt, sich abzuschwächen. Grundsätzlich können Sie ihn aber weiter bis zu 9- oder 10-mal ziehen lassen. Auf diese Weise erleben Sie ein enormes Spektrum an Aromen und Düften, während der Tee und die Blüten extrahiert werden.

ZUTATEN

1	Teil weißer Tee
0,5	Teile Rosenblütenblätter
0,25	Teile Osmanthusblüten

GESCHMACK: leicht und grasig, ein wundervolles Zusammenspiel von frischem weißen Tee und süßen Osmanthus- und Rosenblüten

WIRKUNG DER PFLANZEN: energiespendend, aufmunternd

BETROFFENES SYSTEM: Nerven

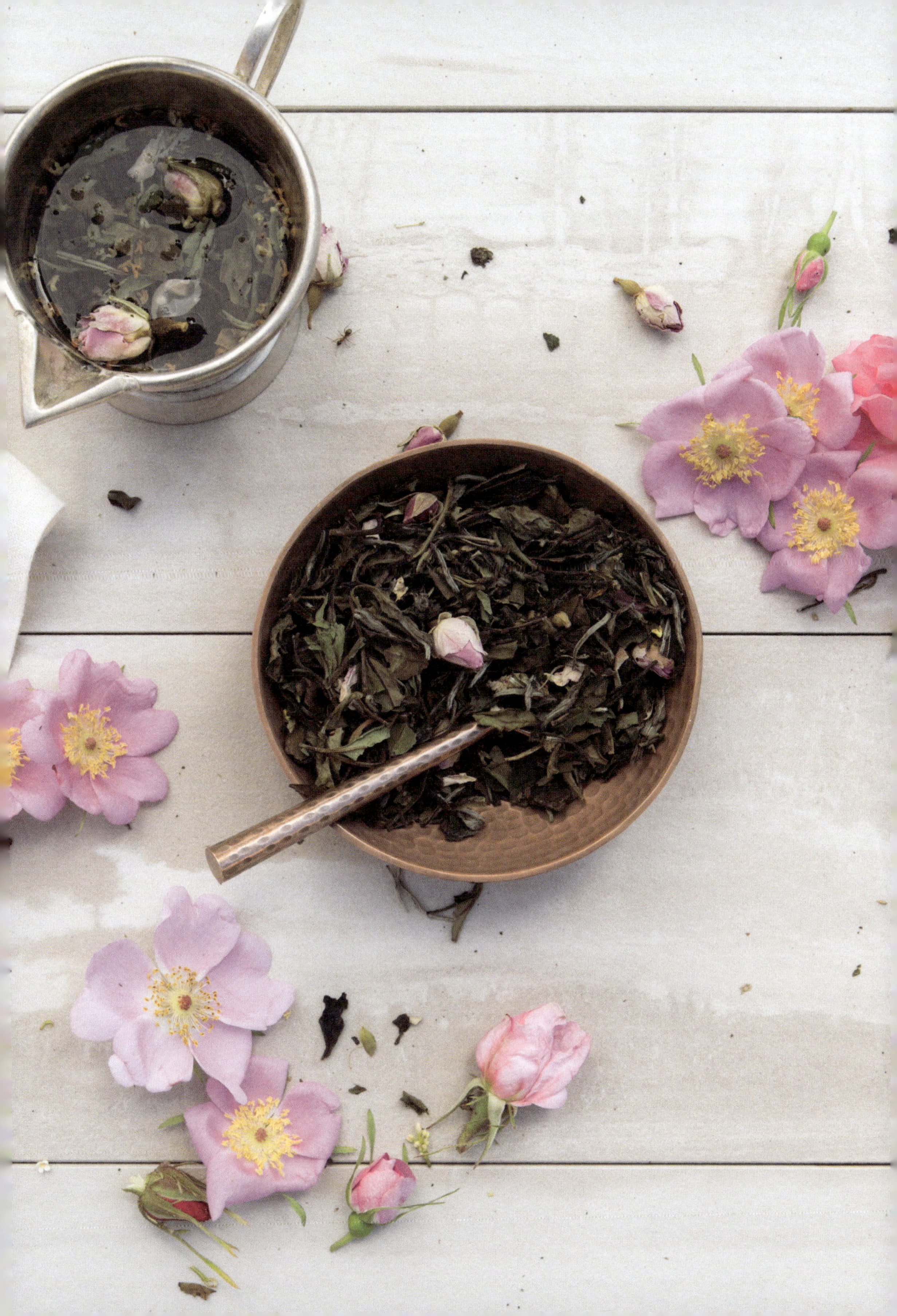

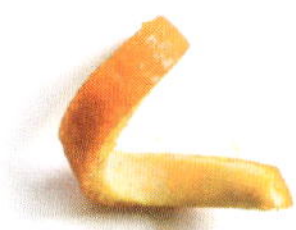

FRÜHLINGSHELFERTEE

Der Frühlingshelfertee ist einzigartig, herb und vitaminreich. Ursprünglich habe ich ihn als Tee nach dem Sport kreiert. Er ist reich an Elektrolyten und Mineralien, erfrischend und köstlich ohne all die künstlichen und natürlichen Aromastoffe, die in handelsüblichen Sportgetränken enthalten sind. Diese Mischung unterstützt die Muskelregeneration, steigert Energie und Widerstandskraft und ist als allgemeines Tonikum für aktive Menschen geeignet.

Im Frühling bereitet es besondere Freude, an die frische Luft zu gehen und Sport zu treiben. Unser Körper fühlt sich wie elektrisiert an von all den Möglichkeiten, die sich bieten. Da kommt ein Sport-Tee wie gerufen, den Sie auf einen langen Spaziergang oder eine Radtour einfach mitnehmen können, der Sie mit Flüssigkeit versorgt und auch noch köstlich schmeckt.

ZUBEREITUNG

350 ml heißes Wasser über 1 EL Tee gießen. 4 bis 8 Minuten ziehen lassen.

GESCHMACK: heller süß-saurer Geschmack mit einem Hauch würzigem Ingwer und aromatischem Zimt

WIRKUNG DER PFLANZEN: durstlöschend, nährend, Gewebe aufbauend

BETROFFENES SYSTEM: Muskeln

ZUTATEN

4 Teile Hagebutten
3 Teile Zitronenmelisse
3 Teile Ingwer
3 Teile Orangenschale
3 Teile Zitronengras
3 Teile Schisandra
2 Teile Zimt

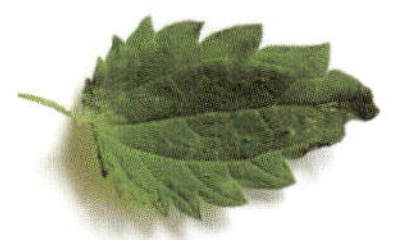

FRÜHLINGSKRAFT-TEE

Wie gut Sie Ihren Körper ernähren und wie stark und gesund Sie sich emotional fühlen, ist eng miteinander verbunden. Wenn Sie sich mit wohltuenden Kräutertees verwöhnen, die fantastisch schmecken und Ihrem Körper guttun, fühlen Sie sich von Natur aus zuversichtlich und stark.

Dies ist eine wärmendere Abwandlung des Kraft-Tees (Seite 50). Die köstlich dunkle, aromatische, einfache Mischung aus einigen der beliebtesten Frühlingskräutern empfehle ich besonders als tägliches Tonikum für Frauen. Dieser Tee hilft beim Muskel- und Knochenaufbau, vitalisiert das weibliche Fortpflanzungssystem, verbessert die Stimmung und stärkt die Verdauung. Eine Tasse Frühlingskraft-Tee zu trinken ist ein wirkungsvolles Ritual, das Vitalität und Gesundheit fördert.

ZUBEREITUNG

350 ml heißes Wasser über 1 EL Tee gießen. Mindestens 8 Minuten ziehen lassen.

GESCHMACK:
großartiges Aroma aus Süßholz, Minze und Rose; tief und erdig mit aufsteigenden Akzenten aus Gewürzen und Minze

WIRKUNG DER PFLANZEN:
nährend, tonisch

BETROFFENE SYSTEME:
stärkt viele Organsysteme

ZUTATEN

- 1 Teil Brennnesselblätter
- 1 Teil Himbeerblätter
- 1 Teil Fenchel
- 1 Teil Minze
- 0,5 Teile Ingwer
- 0,5 Teile Rosenblütenblätter

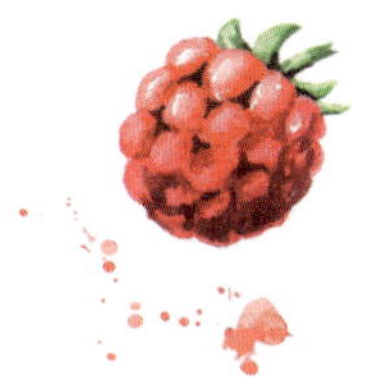

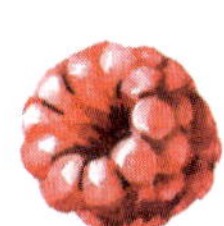

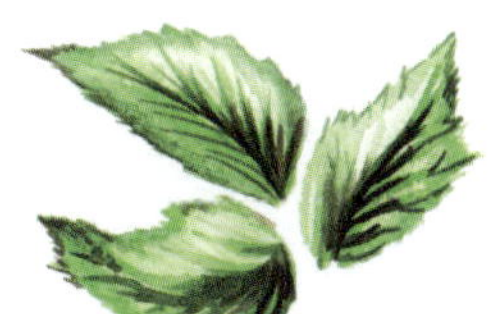

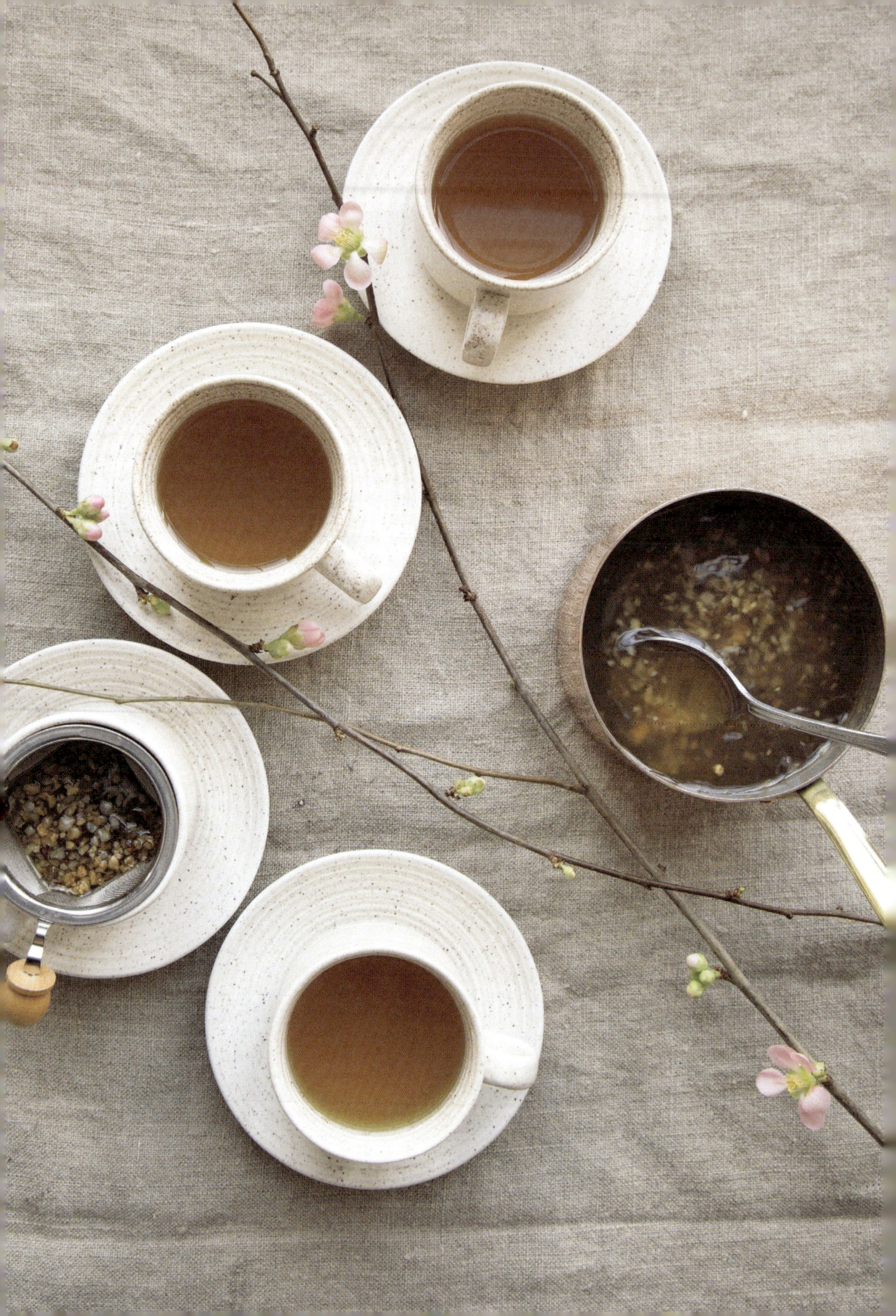

FRÜHLINGS-TONIKUM

Dies ist ein allgemeines Frühlings-Tonikum, das abgekocht werden muss, um die ganze Vielfalt seiner wohltuenden Nährstoffe zu extrahieren. Es soll dem Körper helfen, stark zu bleiben, wenn Ihr Leben körperlich anstrengender wird. Im Winter neigt unser Körper dazu, langsamer zu werden und sich nach innen zu wenden. Wenn der Frühling kommt, strebt unsere Energie wieder nach außen. An warmen Tagen treten wir hinaus in die Welt, fangen draußen neue Projekte an und sind dann oft überrascht, wie müde und eingeschränkt sich unser Körper nach einem relativ bewegungsarmen Winter anfühlt. Das Frühlings-Tonikum soll helfen, die Ausdauer und Regeneration der Muskeln zu steigern, die Immunabwehr zu stärken und die Verdauung zu unterstützen, was es zu einem wunderbaren Getränk für das allgemeine Wohlbefinden macht.

Sie können eine große Charge Frühlings-Tonikum zubereiten und beim Abfüllen einer Wasserflasche immer eine Tasse davon dazugießen.

ZUTATEN

- 1 Teil Löwenzahnwurzel
- 1 Teil Klettenwurzel
- 0,5 Teile Ingwer
- 0,5 Teile Zimt
- 0,5 Teile Dang Shen
- 0,25 Teile Reishi-Pilze
- 0,25 Teile Astragalus
- 0,25 Teile Süßholzwurzel

ZUBEREITUNG

2 EL Tee und 950 ml zimmerwarmes Wasser in einen Topf mit Deckel geben. Bei niedriger Hitze 20 bis 60 Minuten köcheln lassen. Abseihen. Den Tee etwas abkühlen lassen und genießen.

GESCHMACK: erdig mit süßen, würzigen Noten und leichter Bitterkeit

WIRKUNG DER PFLANZEN: nährend

BETROFFENE SYSTEME: allgemein tonisch

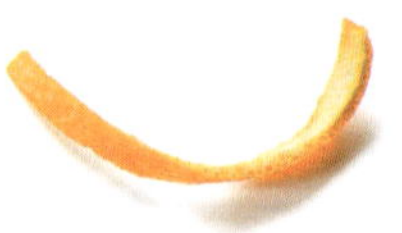

KLARHEITS-TEE

Weißer Tee ist perfekt für den Frühling und den Frühsommer. Klar, leicht und reich an Antioxidantien verhilft er zu neuem Schwung. Ingwer und Zimt sind großartig zur Unterstützung des Immunsystems und der Verdauung und bringen den Körper ins Gleichgewicht, wenn es an einem Tag erst warm und dann wieder kalt ist. Schisandra, eine saure chinesische Pflanze, hilft, die Verdauung anzuregen und hat eine wunderbare tonische Wirkung auf das Nervensystem. Zitronenmelisse ist ein großartiges Frühlingskraut, das die Nerven beruhigt und gemeinsam mit dem Zitronengras schöne Zitrusakzente setzt. Hagebutten verleihen eine herbe Süße und liefern reichlich Vitamin C. Außerdem sind sie entzündungshemmend.

Diese Mischung soll die Vorfreude auf das kommende wärmere Wetter noch größer machen und die Verdauung unterstützen. Ebenso hat sie die Aufgabe, den Appetit auf Süßes und Würziges zu befriedigen, wenn das Wetter langsam besser wird. Ich hoffe ja, dass es dem Tee gelingt, Sie von weniger gesunden Getränken abzulenken.

ZUBEREITUNG

350 ml heißes Wasser über 1 TL Tee gießen. 2 Minuten ziehen lassen. Abseihen und genießen. Danach nochmals in frischem Wasser 4 bis 5 Minuten ziehen lassen und auch diesen Aufguss genießen.

GESCHMACK:
ausgewogene Mischung aus süß, sauer und würzig; wunderbar lebendig und herb

WIRKUNG DER PFLANZEN:
energiespendend, Unterstützung des Immunsystems, nährend, tonisch

BETROFFENE SYSTEME:
Nerven, Immunsystem, Haut

ZUTATEN

2	Teile weißer Tee
1	Teil Hagebutten
0,5	Teile Ingwer
0,5	Teile Zimt
0,5	Teile Zitronengras
0,25	Teile Schisandra
0,25	Teile Zitronenmelisse
0,25	Teile Orangenschale

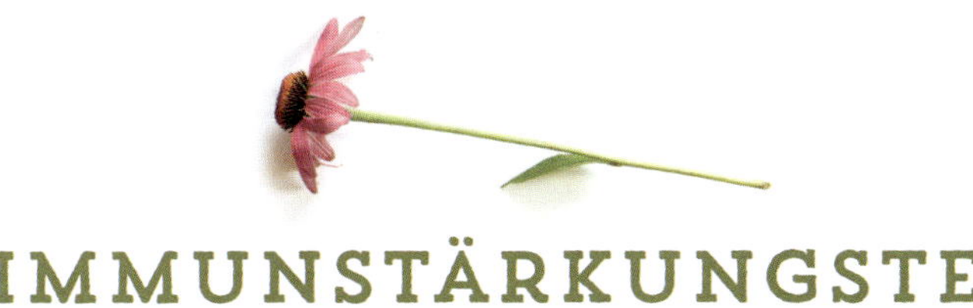

IMMUNSTÄRKUNGSTEE

Dank seiner Würzigkeit erwärmt dieser ImmunStärkungstee Ihren Körper und regt ihn zum Schwitzen an. Würzige Tees und Nahrungsmittel schaffen durch ihre Wärme eine unwirtliche Umgebung für viele Arten von Krankheitserregern. Wärme kann Fremdproteine im Körper abtöten, weshalb wir oft Fieber bekommen, wenn wir an Grippe erkranken: Unser Körper versucht dann, Krankheitserreger abzutöten, indem er die Körpertemperatur erhöht.

Auch wenn Sonnenhut als immunstärkendes Kraut angepriesen wird, verwende ich ihn in diesem Tee mehr wegen seiner antimikrobiellen Eigenschaften. Der recht bitter schmeckende Sonnenhut ist am wirkungsvollsten, wenn er bei den ersten Krankheitsanzeichen genommen wird. In Kräutertees verwende ich ihn nicht allzu oft, weil ich finde, dass viele andere Kräuter und Kräuterkombinationen in Form von Tee besser für die Immunabwehr funktionieren.

Ingwer gehört zu meinen stärkenden Lieblingskräutern, um den Körper gesund zu erhalten. Er kann problemlos täglich angewendet werden und macht sich in konzentrierten Mengen sehr gut in Tees, die das Immunsystem unterstützen. Er ist antimikrobiell, wärmend, entzündungshemmend und tonisch für das Verdauungssystem und lindert Übelkeit und Brechreiz. Tulsi, üblicherweise als Adaptogen für das Nervensystem verwendet, stärkt ebenfalls die Immunreaktion und hilft, sich nach einer akuten Infektion schnell zu erholen. Ich betrachte Tulsi als hochwirksames Stärkungsmittel. Zu guter Letzt sorgen Zitronengras und Minze für Ausgewogenheit und Aroma, hellen die Stimmung auf und helfen mit ihren flüchtigen ätherischen Ölen, die Nebenhöhlen zu befreien und zu schützen.

Trinken Sie den ImmunStärkungstee, wenn Sie rasch eine Infektion loswerden müssen. Er ist stark schweißtreibend und antimikrobiell. Wann immer ich eine lästige Frühjahrserkältung bekomme, trinke ich eine oder zwei Tassen dieses Tees.

ZUBEREITUNG

350 ml heißes Wasser über 1 EL Tee gießen. 5 bis 10 Minuten ziehen lassen.

GESCHMACK: starke Mischung aus bittersüß und würzig

WIRKUNG DER PFLANZEN: Unterstützung des Immunsystems

BETROFFENES SYSTEM: Immunsystem

ZUTATEN

- 1 Teil Tulsi
- 1 Teil Ingwer
- 1 Teil Minze
- 0,5 Teile Zitronengras
- 0,5 Teile Sonnenhut
- 0,1 Teile Cayenne

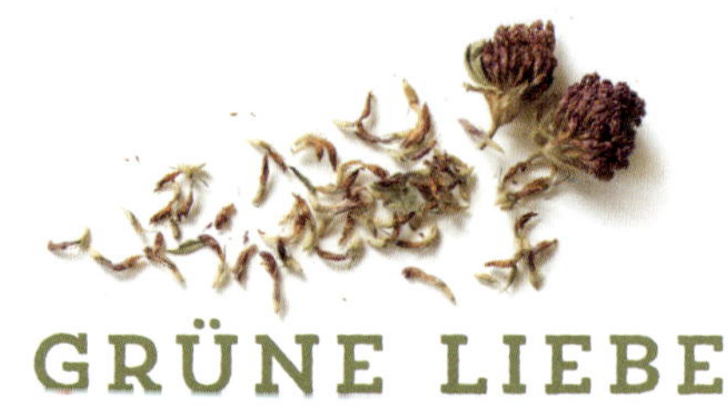

GRÜNE LIEBE

Der Grüne-Liebe-Tee hat einen wundervollen Frühlingsgeschmack und nährende Eigenschaften. Sencha ist ein heller, grasiger japanischer Grüntee, der ein vollkommenes Frühlingsaroma verströmt. Die Grüne Liebe wurde für Teeliebhaber formuliert, die gar nicht genug vom Frühling bekommen können und es lieben, sich mit dem Duft und den Aromen der wieder auflebenden Jahreszeit zu umgeben.

ZUBEREITUNG

350 ml heißes Wasser über 1 bis 2 EL Tee gießen. Mehrmals kurz ziehen lassen, nicht länger als 2 Minuten pro Durchgang. Hierdurch erhalten Sie die meisten Nährstoffe aus der Mischung und verhindern, dass der Sencha-Tee einen bitteren Geschmack bekommt.

ZUTATEN

- 5 Teile Sencha-Tee
- 2,5 Teile Grüne Haferspitzen
- 1 Teil Brennnesselblätter
- 1 Teil Rotkleeblüten

GESCHMACK: ausgesprochen grasig mit einem Hauch süßem Getreide

WIRKUNG DER PFLANZEN: nährend, energiespendend

BETROFFENE SYSTEME: allgemeines Gewebe, Nerven

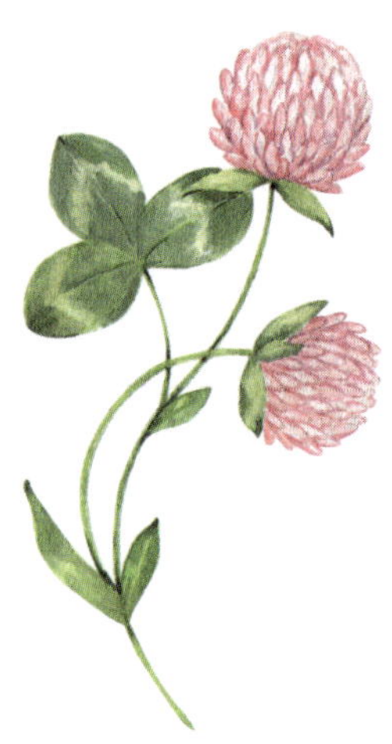

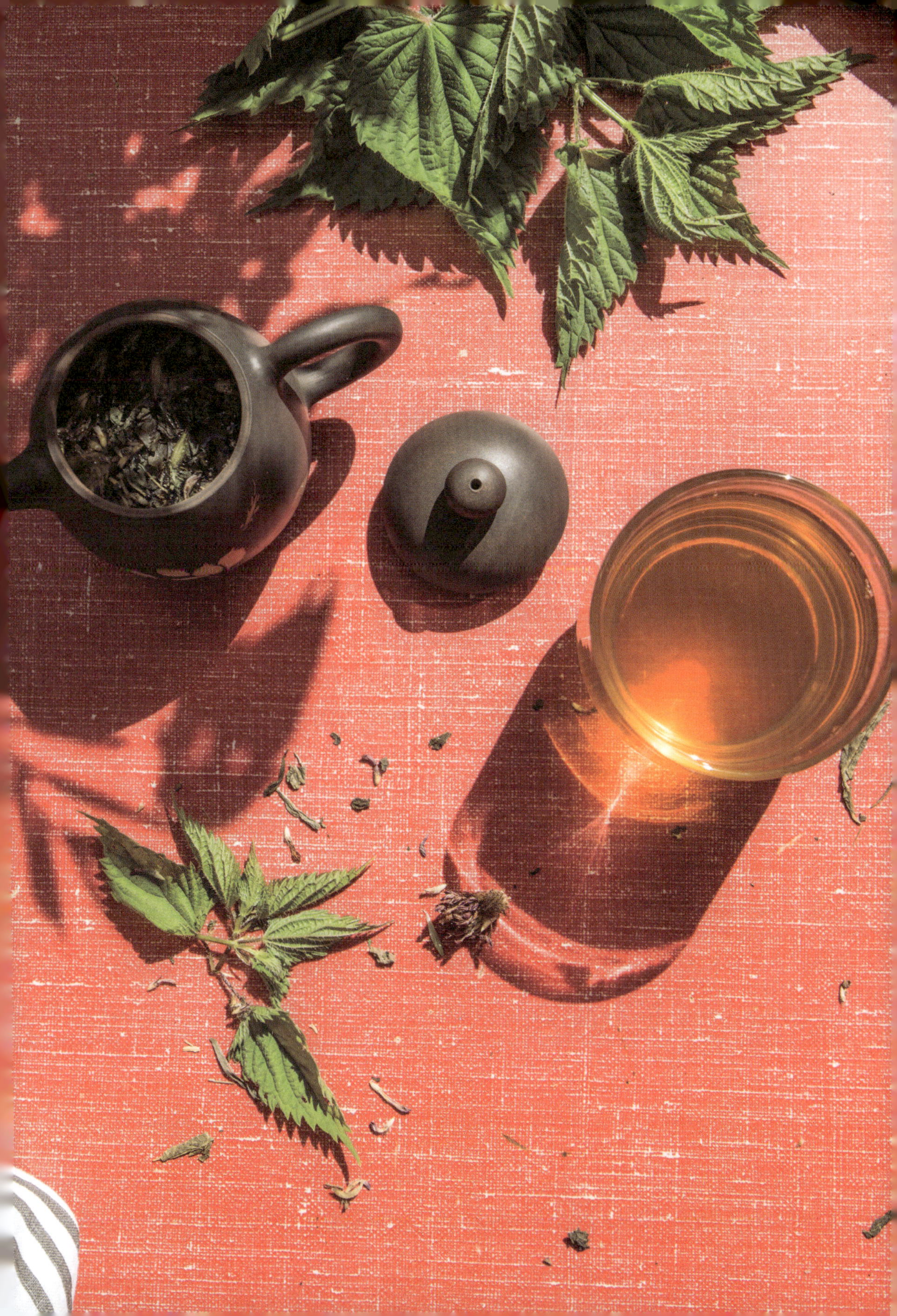

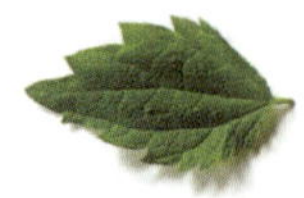

AUFWACH-TEE

Mit dieser robusten, koffeinhaltigen Morgenmischung mit köstlich dunklem, geheimnisvollem Keemun-Tee können Sie perfekt in den Tag starten. Er ist ganz leicht bittersüß, was helfen kann, die morgendliche Verdauung zu verbessern. Weißdorn ist eine starke, wunderbar tonische Herz-Kreislauf-Pflanze, die das körperliche und seelische Herz stärkt. Als Teil Ihrer Morgenroutine sollte der Aufwach-Tee helfen, die Durchblutung anzuregen und die Vitamine und Mineralien zu liefern, die Sie brauchen, um morgens richtig in Schwung zu kommen. Sie können ihn auch als nachmittäglichen Wachmacher trinken, wenn Sie nach dem Mittagessen ein bisschen Motivation brauchen.

Das Aroma des Tees ist fein ausgewogen zwischen einer erdigen, bittersüßen Basis, flüchtigem Zitrus und aromatischen Gewürzen, die über der Tasse zu tanzen scheinen. Keemun-Tee, Weißdorn, Tulsi und Brennnesseln bilden die Basis des Aromas. Dann schmecken Sie langsam die stimmungsaufhellenden Zitrusnoten der Orangenschale und des Zitronengrases heraus, gefolgt von der lieblichen Süße von Zimt, Weißdornbeeren, Anis und Hagebutten. Falls Ihr Mundraum empfindlich ist, wird Tulsi ein nachklingendes Prickeln auf Ihre Zunge zaubern, was einfach fantastisch (und normal) ist.

ZUBEREITUNG

350 ml heißes Wasser über 1 EL Tee gießen. 4 Minuten ziehen lassen. Abseihen. Genießen. Dann in frischem Wasser weitere 4 Minuten ziehen lassen. Sie werden zwei ganz und gar unterschiedliche, aber gleich köstliche Aromen feststellen.

GESCHMACK: schönes Potpourri aus bittersüß, würzig und erdig

WIRKUNG DER PFLANZEN: energiespendend, herzstärkend, nährend

BETROFFENE SYSTEME: Herz-Kreislauf, Nerven, Bewegungsapparat

ZUTATEN

- 2 Teile Keemun-Tee
- 2 Teile Orangenschale
- 1,5 Teile Tulsi
- 1,5 Teile Hagebutten
- 1,5 Teile Weißdornblätter und -blüten
- 1 Teil Weißdornbeeren
- 1 Teil Zitronengras
- 1 Teil Zimt
- 1 Teil Brennnesselblätter
- 1 Teil Anissamen

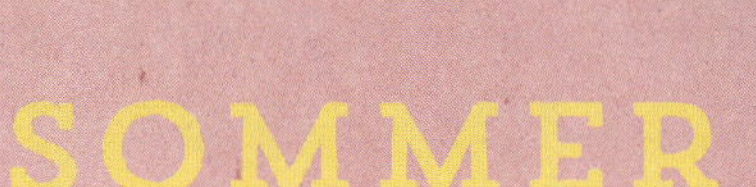

SOMMER

IMMER WENN ICH IM SOMMER VON DER STADT ZURÜCK zu meiner Farm fahre, bin ich überwältigt von den Düften und all der Schönheit, die sich mir eröffnet, sobald ich die Autotür öffne. Ich liebe diesen Moment, wenn mein Körper sich nicht mehr nur vom Kopf leiten lässt, sich entspannt und in der vertrauten sinnlichen Umgebung meines Zuhauses zur Ruhe kommt. Praktisch überall, wohin ich meinen Fuß setze, nehme ich die einzigartigen Gerüche der flüchtigen ätherischen Öle wahr, die die Blumen, Blätter, Früchte und Samen verströmen.

Inspiriert von der Energie und Intuition der Natur stellen wir im Frühling und Sommer oft fest, dass unsere Energie nach draußen strebt. Unsere Sinne achten mehr auf die Stimmen und Einflüsse von außen. Wir sind körperlich bewusster und weniger analytisch. Lassen Sie sich vom Sommer erneuern und tauchen Sie in die Welt um sich herum ein. Machen Sie in vollen Zügen Gebrauch von Ihren Sinnen. Lassen Sie die Hitze alles etwas verlangsamen und sich von der prächtigen Schönheit der Jahreszeit verzaubern.

Die Sommersonnenwende markiert einen zentralen Moment, wenn die Tage wieder kürzer werden. Pflanzen bemerken diese Veränderung und beginnen, mehr Energie auf die Fortpflanzung zu verwenden. Anfang Juli kommen daher die Sommerblumen so richtig in Schwung. Blüten sind oft leicht bitter und adstringierend, aber überwältigen die Sinne mit ihrem betörenden Duft. Zu meinen Lieblingsblüten für Tees zählen Linde, Weißdorn und Rose. Wenn Sie sich mitunter zu angeregt oder aufgeputscht fühlen, geben Sie bittere

Pflanzen wie Helmkraut, Löwenzahn oder Kalifornischen Mohn hinzu, die helfen, das Körpergewebe zu kühlen.

Im Laufe des Sommers werden Früchte reif und bieten ein ganzes Spektrum an süßen Aromen, die Sie in Ihren Tees erkunden können. Süße weist auf nährende Eigenschaften hin, und süße Kräuter haben oft eine kühlende, befeuchtende Wirkung auf das Körpergewebe. Wichtige süße Pflanzen, die häufig im Sommer genutzt werden, sind solche mit Mucopolysacchariden wie Malven und Süßholz. Weitere Beispiele für süße Pflanzen sind Grüne Haferspitzen, Maisgrannen, Kletten, Beeren und Früchte.

Wenn der Sommer sich langsam verabschiedet, haben wir instinktiv das Bedürfnis, unsere Schätze für die kommenden Wintermonate zu verarbeiten und einzulagern. Wir arbeiten auf Hochtouren, um in den kalten, dunklen Wintermonaten frische, lebendige Nährstoffe und Aromen vorrätig zu haben. Für viele Menschen hat der Sommer aber viel weniger saisonale Stressfaktoren als die anderen Jahreszeiten. Die wichtigsten Sommertees sind solche, die den Schlaf, die Muskelregeneration, die Herz-Kreislauf-Gesundheit und die Verdauung fördern, und solche, die den Körper an warmen Nachmittagen abkühlen. Grüntee mit seinem frischen Geschmack und Koffeingehalt hilft, energiegeladen zu bleiben und macht uns bereit, die Natur zu erkunden. Viele meiner Sommer-Eistees enthalten Früchte anstelle von Zucker.

Der Sommer sollte eine Zeit des opulenten Essens sein. Gönnen Sie sich frische, regional angebaute Kräuter und Lebensmittel. Freuen Sie sich am einfachen Genuss spektakulärer, vollwertiger Aromen. Alles, was wir zu uns nehmen, wird aufgespalten, und das meiste wird verstoffwechselt und in das Körpergewebe umgewandelt, aus dem wir bestehen. Der Sommer ist die perfekte Zeit, um tiefere Freundschaft mit Nahrungsmitteln und Kräutern zu schließen, die unseren Körper ganz natürlich in Bestform bringen.

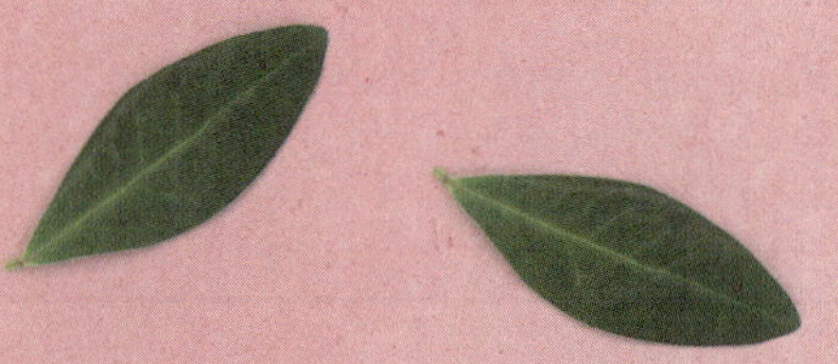

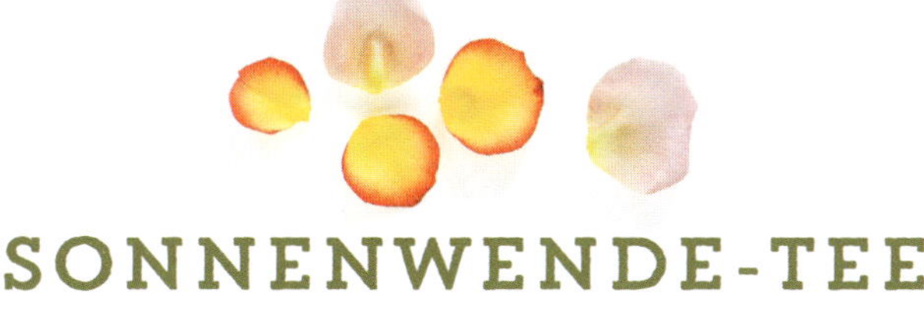

SONNENWENDE-TEE

Diese nährende Mischung enthält das Beste aus Frühling und Sommer und feiert unsere Wälder ebenso wie unsere Gärten. Mitte Juni beginnen die Tannennadelspitzen der Douglasie, in Farbe und Beschaffenheit an Tiefe zu gewinnen. Sie können auch Nadelspitzen von anderen Nadelbäumen verwenden, die in Ihrer Region wachsen. Vergewissern Sie sich nur, dass man sie sicher in Tee verwenden kann. Bereits mehrere Wochen vor der Sommersonnwende ernte und trockne ich Tannennadelspitzen, wenn sie noch die lebendige, weiche Energie der Jugend haben. Ich persönlich betrachte die Douglasie als Symbol für Beharrlichkeit und Kraft. Sie ist ein Baum, der sich nicht um die Jahreszeiten zu scheren scheint, und schützt uns sowohl vor der Sommerhitze als auch vor starkem Winterregen. Ihre Nadelspitzen schmecken erdig, harzig und zitronig zugleich.

Aromatische Rose und Minze bereichern diese Mischung mit ihren aufmunternden, erfrischenden Eigenschaften, während Weißdornblätter und -blüten das physische und seelische Herz schützen. Zur Sommersonnenwende steht der Anis in meinem Garten in voller Blüte. Sein mildes, lakritzartiges Aroma hilft, den Tee auszugleichen und leicht zu süßen. Falls Sie diese Mischung für Eistee verwenden möchten, wird der Anis sich darin stärker bemerkbar machen.

Brennnessel verleiht dem Aroma mehr Tiefe, liefert aber auch Mineralien, unterstützt die Nieren und hat nervenberuhigende Eigenschaften. Im Frühling können Brennnesseln zusammen mit Douglas-Tanne und Weißdorn wildgesammelt und getrocknet werden.

ZUBEREITUNG

350 ml heißes Wasser über 1 EL Tee gießen. 4 bis 8 Minuten ziehen lassen.

GESCHMACK: stark, frisch, aromatisch

WIRKUNG DER PFLANZEN: nährend

BETROFFENE SYSTEME: Nerven, Herz-Kreislauf, allgemein tonisch

ZUTATEN

- 1 Teil Douglasie-Tannennadelspitzen
- 1 Teil Weißdornblätter und -blüten
- 1 Teil Brennnesselblätter
- 1 Teil Minze
- 1 Teil Rosenblütenblätter
- 1 Teil Anissamen

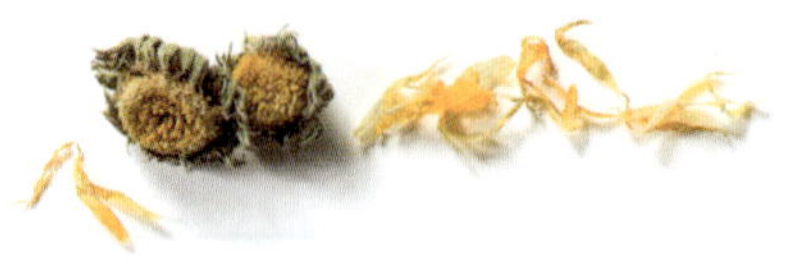

SOMMERTEE

Der Frühling hat seinen Reigen getanzt. Mit dem offiziellen Beginn des Sommers werden die Tage wärmer, aber die Sonne beginnt langsam, wieder zurück zum Äquator zu wandern und signalisiert den Pflanzen, mehr Energie darauf zu verwenden, Blüten, Früchte und Samen hervorzubringen. Der Sommertee ist ein Fest der Sonne.

ZUBEREITUNG

350 ml heißes Wasser über 1 EL Tee gießen. 4 bis 8 Minuten ziehen lassen.

GESCHMACK: herb, mit saurem Hibiskus und Hagebutten, die eine erfrischende Basis für aromatischen Tulsi und Tannennadelspitzen bilden

WIRKUNG DER PFLANZEN: führen Flüssigkeit und wertvolle Mineralstoffe, Vitamine und Co. zu

BETROFFENE SYSTEME: allgemein tonisch

ZUTATEN

- 1 Teil Douglasie-Tannennadelspitzen (geeignet sind auch Zedern- oder Fichtennadelspitzen)
- 1 Teil Hagebutten
- 1 Teil Tulsi
- 0,75 Teile Hibiskus
- 0,5 Teile Ringelblumenblüten

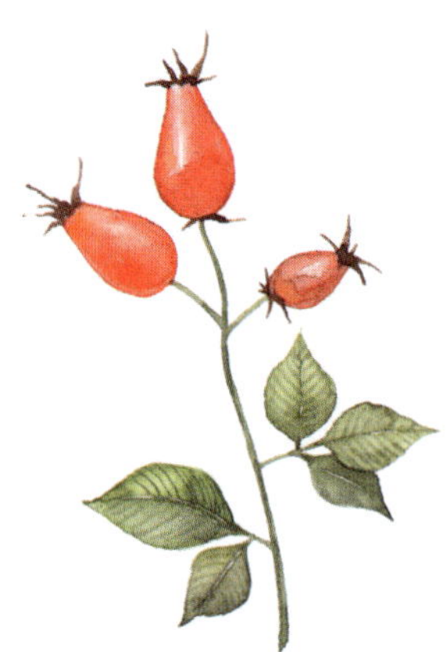

Sonnentee

Die Kombination aus frischen saisonalen Früchten, Kräutern und Sonnenschein ergibt oft einen spritzigen, vielschichtigen Durstlöscher für den Sommer. Für Sonnentee können Sie frische oder getrocknete Kräuter verwenden. Dazu brauchen Sie nur die Kräuter mit Wasser in ein Einmachglas zu geben und es für ein paar Stunden an einen warmen, sonnigen Ort zu stellen. Frisch zubereiteten Sonnentee können Sie in den Kühlschrank stellen, um ihn zu Eistee zu machen, oder als warmen Aufguss trinken. Da ich im Sommer viel mehr schwitze, bereite ich dann gerne einen starken Sonnentee mit mineralien- und vitaminreichen Kräutern und Früchten zu und gebe eine oder zwei Tassen davon in meine Wasserflasche, wenn ich sie gerade auffülle. Auf diese Weise lade ich die Reserven meines Körpers ständig neu auf.

Die meisten Menschen bereiten sich Sonnentee nicht nach bestimmten Rezepten zu, sondern improvisieren. Ich verwende dafür Früchte, die ich gerade vorrätig habe, und gebe ein paar nährende Kräuter dazu, je nachdem, wie ich mich gerade fühle. Wenn ich gestresst bin, greife ich gerne zu Zitronenmelisse, Rosenblütenblättern oder Kamille. Wenn ich viel körperliche Arbeit habe, gebe ich vielleicht Brennnesseln, Himbeerblätter oder etwas Eleuthero hinzu. Für einen verdauungsfördernden Sonnentee fügen Sie frisch geriebenen Ingwer, Minze und Fenchel hinzu. Hören Sie einfach auf Ihren Körper und versuchen Sie, sich nicht zu viele Gedanken über die Zusammensetzung Ihrer Mischung zu machen. Halten Sie es einfach und köstlich – schließlich soll es doch locker zugehen und Spaß machen.

HINWEIS: Durch die Zugabe von Zucker jeder Art während des Extraktionsprozesses kann es zu unerwünschtem Bakterienwachstum kommen, falls Sie den Tee zu lange in der Sonne stehen lassen. Honig oder andere Süßungsmittel geben Sie am besten nach der Zubereitung des Tees (und vor dem Kaltstellen) hinzu.

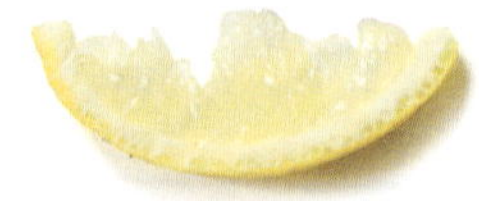

SONNENTEE MIT BEEREN

Süß-herbe Aromen sind charakteristisch für den Sommer, denn sie löschen den Durst und liefern wichtige Nährstoffe. Der Sonnentee mit Beeren ist eine köstliche Kombination aus frischen Kräutern und Früchten mit getrocknetem Hibiskus. Die verspielte Mischung ist ein toller Begleiter zu einem schnellen Mittagessen oder einem Nachmittags-Snack. Sie können den Tee morgens zubereiten, sodass er mittags trinkfertig ist. Die feinen, zarten Aromen der frischen Zutaten sind flüchtig und inspirierend zugleich.

ZUTATEN

- 250 g frische Beeren
- 1 Handvoll frische Minzeblätter
- 30 g getrockneter Hibiskus
- 1 Zitrone in Scheiben

ZUBEREITUNG

Alle Zutaten mit 2 l Wasser in ein Glas mit Deckel geben. Etwa 1 bis 3 Stunden in die Sonne stellen und bei jedem Vorbeigehen kräftig schütteln. Abseihen und nach Wunsch etwas regionalen Honig zum Süßen dazugeben. Eis hinzugeben, falls es ein Eistee werden soll.

GESCHMACK: erfrischende Mischung aus süßen Beeren, herbem Hibiskus, aromatischer Minze und heller Zitrone

WIRKUNG DER PFLANZEN: kühlend, erfrischend, führen Flüssigkeit und wertvolle Mineralstoffe, Vitamine und Co. zu

BETROFFENES SYSTEM: Herz-Kreislauf

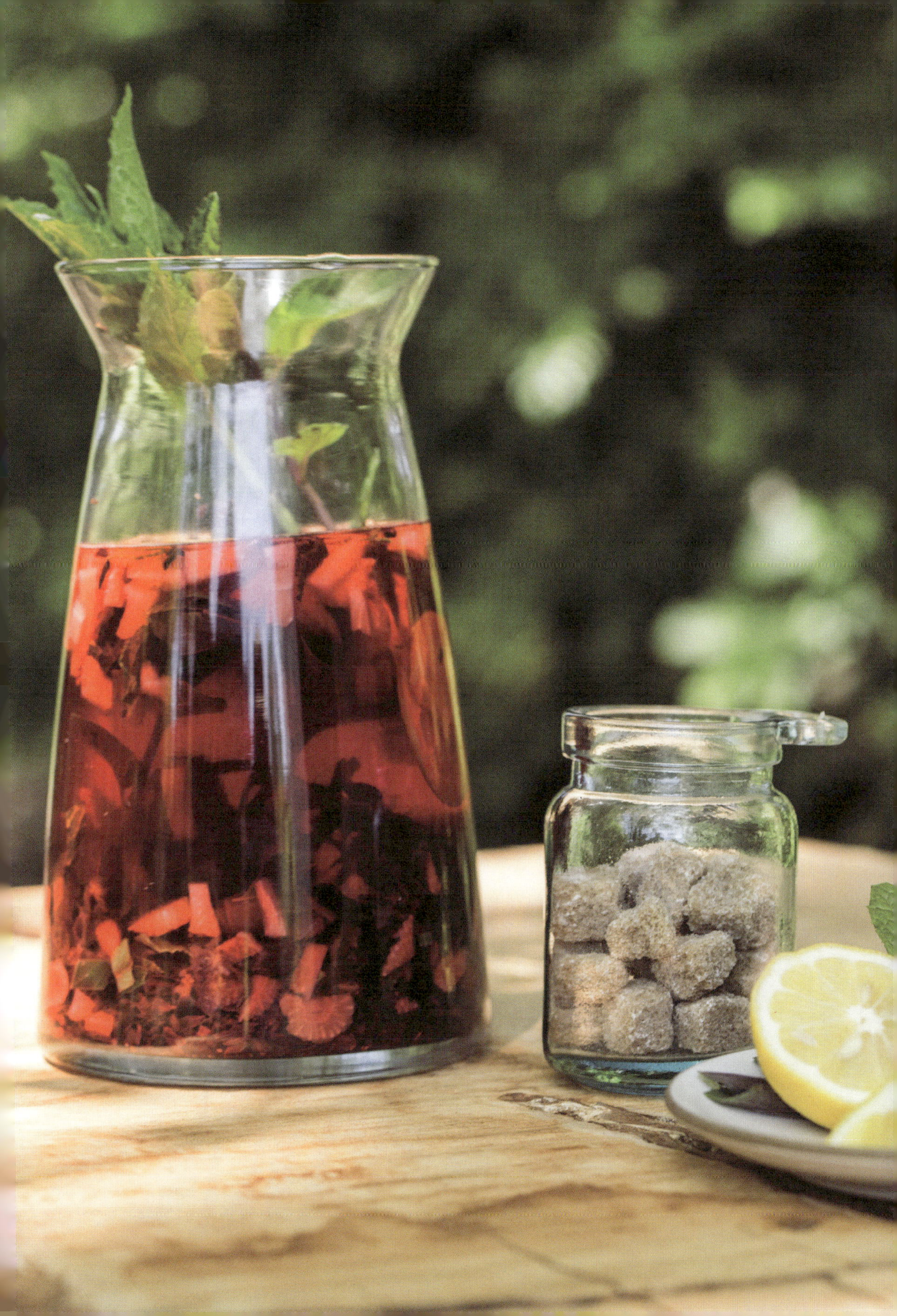

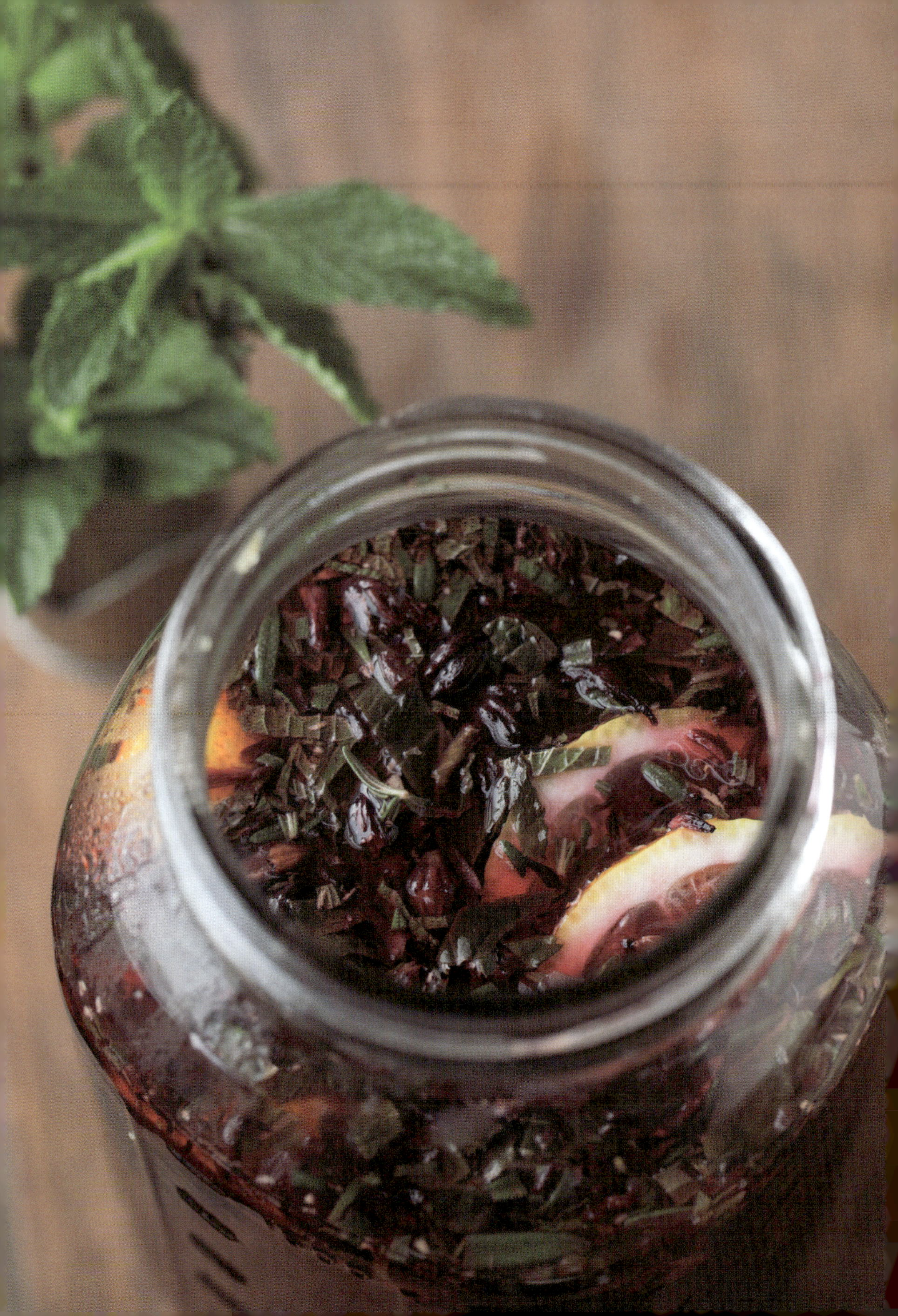

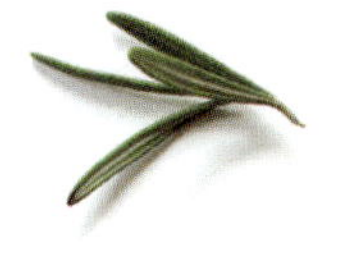

SOMMERBRISE

Schon die Zubereitung ist ein Vergnügen: Dieser köstliche, lebendige, leicht würzige Tee ist ein Durstlöscher und kühlt an heißen Sommertagen.

ZUBEREITUNG

Alle Zutaten und 950 ml Wasser in ein Glas mit Deckel geben. Etwa 1 bis 3 Stunden in die Sonne stellen und jedes Mal beim Vorbeigehen kräftig schütteln. Abseihen, etwa einen EL Honig hinzugeben und mit Eis genießen oder kaltstellen.

ZUTATEN

- 1 Handvoll frische Minze, gehackt
- ½ Zitrone in Scheiben
- 7 g Hibiskus
- 1 (1 cm langes) Stück frischer Ingwer, gerieben
- 1 Zweig frischer Rosmarin

GESCHMACK: süß, sauer, würzig, fruchtig

WIRKUNG DER PFLANZEN: aufmunternd, stärkend, erfrischend, verdauungsfördernd

BETROFFENE SYSTEME: Herz-Kreislauf, Verdauung

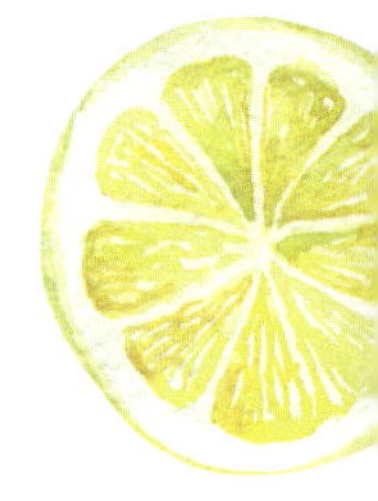

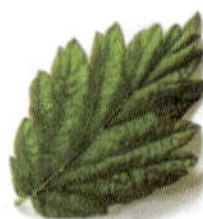

NÄHRENDER SONNENTEE

Unser Körper braucht im Sommer zusätzliche Nährstoffe, da wir dann aktiver sind und schneller ins Schwitzen kommen. Wenn Sie Ihren Zellen beim Trinken diese Nährstoffe zuführen, versorgen Sie damit kontinuierlich Ihre Haut, Muskeln und Energiereserven. Dieser Tee enthält fünf Kräuter, die Sie ganz einfach in einem kleinen Kräutergarten selbst anbauen können. Man kann den Tee mit frischen oder getrockneten Kräutern herstellen.

ZUBEREITUNG

2 bis 3 EL Tee und 950 ml kaltes Wasser in ein Glas mit Deckel geben. Etwa 1 bis 3 Stunden in die Sonne stellen und bei jedem Vorbeigehen kräftig schütteln. Abseihen und mit Eis genießen oder vor dem Trinken eine Stunde in den Kühlschrank stellen.

GESCHMACK: leicht, mit zarten erdigen, minzigen, blumigen und zitronigen Noten

WIRKUNG DER PFLANZEN: nährend

BETROFFENE SYSTEME: allgemein tonisch

ZUTATEN

- 1 Teil Brennnesselblätter
- 1 Teil frische oder getrocknete Himbeerblätter
- 1 Teil frische oder getrocknete Minze
- 0,5 Teile Rosenblütenblätter
- 0,5 Teile frische oder getrocknete Zitronenmelisse

Eistees und kalte Aufgüsse

Traditioneller Eistee wird zubereitet, indem man heiß gebrühten Tee kalt stellt. Mit dieser Methode lassen sich dichte oder hoch aromatische Kräuter vollständig extrahieren. Eine weitere Möglichkeit, die ich fast immer vorziehe, ist ein kalter Aufguss (oder kalt gebrühter Tee), bei dem Tee und kaltes Wasser in ein Glas mit Deckel gegeben werden und die Mischung dann an einem kühlen Ort aufbewahrt wird. Solche Tees lagere ich meist einfach im Kühlschrank, damit ich immer einen wirklich kalten Tee da habe, wenn ich durstig bin.

Kalte Aufgüsse sind eine tolle Methode, um das Beste aus unseren kostbaren nährenden Pflanzen und Früchten herauszuholen. Kaltes Wasser extrahiert ein anderes Spektrum an sekundären Pflanzenstoffen als heißes Wasser. Durch Extrahieren in kaltem Wasser gehen keine temperaturempfindlichen Vitamine und Mineralien verloren. Sie werden feststellen, dass heiße Aufgüsse, die zu Eistee gekühlt wurden, ein anderes Aroma haben als kalte Aufgüsse. Kalte Aufgüsse sind im Grunde rohe Kräutertees. Sonnentee und Kaltextraktionen sind im Ergebnis ähnlich, aber kalte Aufgüsse halten sich im Kühlschrank wesentlich länger und haben ein zarteres, komplexeres Aroma.

Einfache, kalt aufgebrühte Schwarz- oder Grüntees sind einfach köstlich, und es gibt viele kreative Möglichkeiten, sie aufzupeppen. Geben Sie frische Früchte und Kräuter in kalt aufgebrühten Tee und schon haben Sie ein köstliches, erfrischendes Getränk.

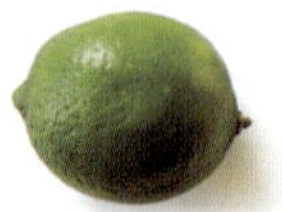

MINZE-GRÜNTEE

Frische Minze ist für diesen Tee ideal. Der Duft und das Mundgefühl frischer Minze sind so stark und betörend, dass sie die Gesellschaft von süß duftendem Jasmin-Grüntee in jedem Fall wert ist. Für einen spritzigeren, noch erfrischenderen Tee können Sie auch ein wenig frische Limettenschale und Limettensaft hinzugeben.

ZUBEREITUNG

2 EL Tee und 950 ml Wasser in ein Glas mit Deckel geben (zusammen mit einem Spritzer Limettensaft und etwas Limettenschale, falls Sie mögen). Mindestens 2 Stunden kaltstellen.

ZUTATEN

1 Teil Jasmin-Grüntee
1 Teil frische oder getrocknete Pfefferminze
Limettensaft oder Limettenschale (optional)

GESCHMACK: zarte, süße, duftende Noten von Jasmin und erfrischender Pfefferminze

WIRKUNG DER PFLANZEN: aufmunternd, energiespendend, führen Flüssigkeit und wertvolle Mineralstoffe, Vitamine und Co. zu

BETROFFENES SYSTEM: Nerven

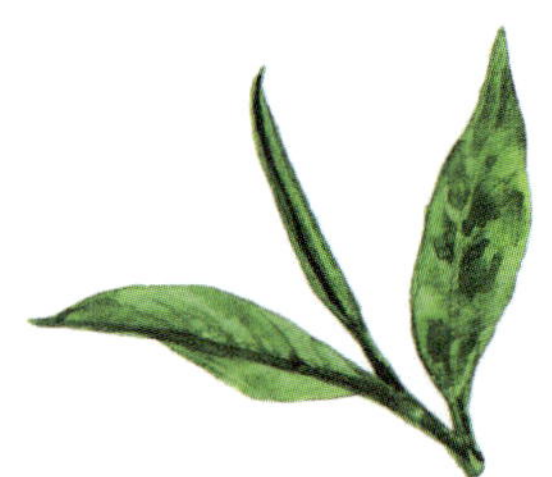

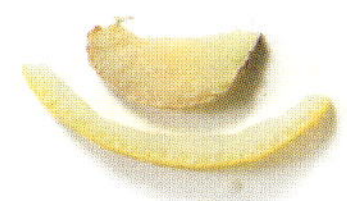

ZITRONEN-INGWER-EISTEE

Als perfekter Sommer-Genuss ist dieser Tee ein fantastischer Wachmacher am Mittag. Für diese Mischung können Sie entweder eigene Limonade mit frischen Zitronen und Honig herstellen oder eine Flasche Limonade kaufen. Kalt aufgebrüht schmeckt Schwarztee weich und leicht süß, weil das Bittere im Schwarztee im kalten Wasser nicht extrahiert wird.

ZUBEREITUNG

Alle Zutaten in ein Glas mit Deckel geben. Für mindestens 1 Stunde in den Kühlschrank stellen. Ich lasse den Tee oft über Nacht im Kühlschrank stehen, um einen kräftigen Schwarztee-Aufguss zu erhalten.

ZUTATEN

240 ml	Limonade
120 ml	Wasser
2 TL	Schwarztee
1	(1 cm langes) Stück frischer Ingwer, gerieben

GESCHMACK: malziger Schwarztee, perfekt kombiniert mit herber Zitrone und würzigem Ingwer

WIRKUNG DER PFLANZEN: energiespendend, erfrischend, führen Flüssigkeit und wertvolle Mineralstoffe, Vitamine und Co. zu

BETROFFENE SYSTEME: Nerven, Verdauung, allgemein tonisch

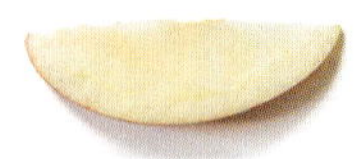

APFEL-EISTEE

Eisgekühlte Süßgetränke sind im Sommer sehr beliebt, auch wenn sie reichlich verarbeiteten Zucker enthalten. Eine köstliche Alternative mit wenig Zucker sind Eistees, die mit Fruchtsäften gesüßt werden. Diesen Apfel-Eistee bereite ich oft zu, wenn ich im Sommer besondere Mittags- oder Abendveranstaltungen habe.

Beim Formulieren süßer Tees ist es gut, die Süße des Saftes mit etwas Würzigem, Herbem oder Bitterem auszugleichen. Idealerweise sollten Sie einen vielschichtigen Geschmack im Sinn haben. Diese Mischung ergibt einen einfachen „süßen" Eistee, der durch frischen Ingwer zusätzlichen Biss bekommt.

ZUBEREITUNG

Alle Zutaten in ein Glas mit Deckel geben. Über Nacht kaltstellen. Abseihen und genießen.

GESCHMACK: süß, würzig, sauer, zitronig

WIRKUNG DER PFLANZEN: erfrischend, kühlend, führen Flüssigkeit und wertvolle Mineralstoffe, Vitamine und Co. zu

BETROFFENE SYSTEME: Nerven, allgemein tonisch

ZUTATEN

- 240 ml Wasser
- 120 ml Apfelsaft
- 2 EL ungesüßter Cranberrysaft
- 1 Handvoll frische Minze, gehackt
- 2 TL Grüntee
- 1 TL geriebener frischer Ingwer
- Schale von ½ Zitrone

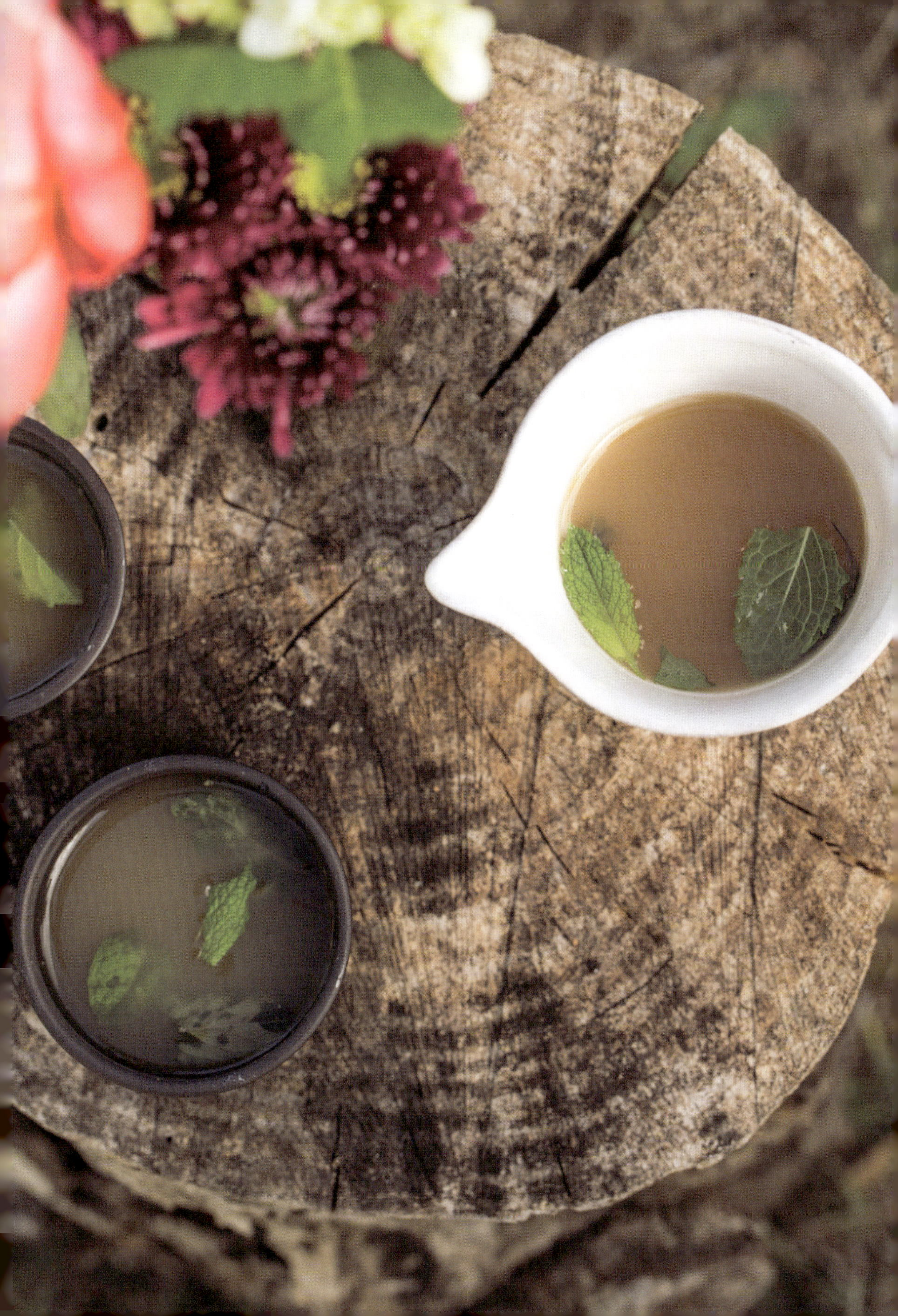

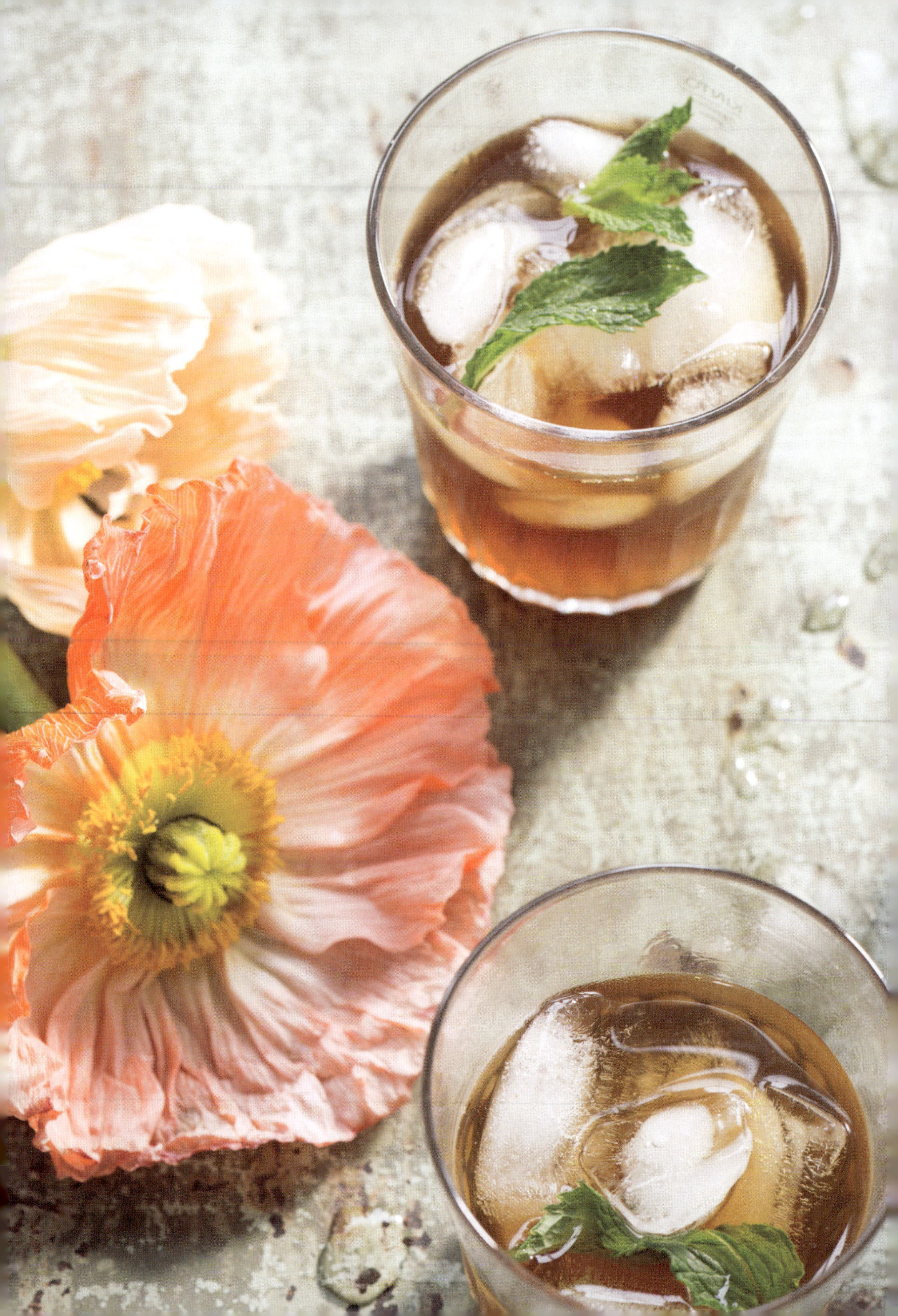

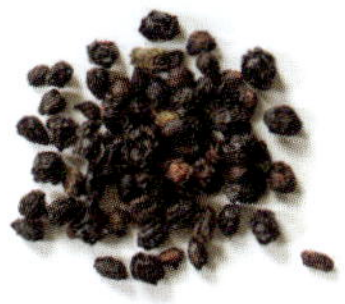

SONNEN-MATE

Heiß oder kalt servierter Sonnen-Mate kredenzt die lebendigen Aromen des Sommers in einem unglaublichen koffeinhaltigen Tee. Mit einer perfekten Balance aus erdig, minzig, fruchtig, zitronig und blumig kitzelt diese Mischung den Gaumen.

Ich habe eine starke Affinität zum Geschmack und Aroma dieses Tees. Von dem Moment an, in dem Sie den Duft der sich vermischenden Kräuter wahrnehmen, bis zum letzten, kaum noch warmen Tropfen in der Tasse erschließen sich unglaublich viele Nuancen. Ich werde regelrecht davongetragen vom süßen, blumigen Duft der Osmanthusblüten, der von Minze und Zitronengras umspielt wird. Der Tee ist außerdem ausgesprochen krautig, was typisch für Yerba Mate ist und das Aroma erdet. Holunderbeeren liefern die perfekte Menge an herber Fruchtigkeit, während die Linde leicht süß daherkommt. Linde und Pfefferminze helfen, die stark anregende Wirkung des Mate-Tees auszugleichen. Ich versuche meist, stark anregende Tees mit Kräutern auszubalancieren, die das Nervensystem stärken und schützen.

Oft halte ich meine Nase über eine Tasse Sonnen-Mate und atme tief ein, bis ich mich voller Energie fühle. Während der Tee abkühlt, wird der Gaumen von einer Mischung sich verändernder Aromen verzaubert.

ZUBEREITUNG

HEIßER AUFGUSS: 350 ml heißes Wasser über 1 EL Tee gießen. 4 bis 8 Minuten ziehen lassen.

KALTER AUFGUSS: 2 EL Tee und 950 ml Wasser in ein Glas mit Deckel geben. Mindestens 2 Stunden kaltstellen. Schütteln, abseihen und genießen. Falls Sie einen süßeren Tee mögen, können Sie eine kleine Menge Honig hinzugeben.

ZUTATEN

1 Teil Yerba Mate
0,5 Teile Zitronengras
0,5 Teile Pfefferminze
0,5 Teile Osmanthusblüten
0,5 Teile Holunderbeeren
0,25 Teile Lindenblüten
0,25 Teile Santakraut

GESCHMACK: betörende Kombination aus süßer Linde, Holunderbeeren und Osmanthus, abgerundet durch die reichen Aromen von Minze, Zitronengras und Yerba Mate, die auf dem Gaumen nachklingen

WIRKUNG DER PFLANZEN: energiespendend, erfrischend, nährend

BETROFFENES SYSTEM: Nerven

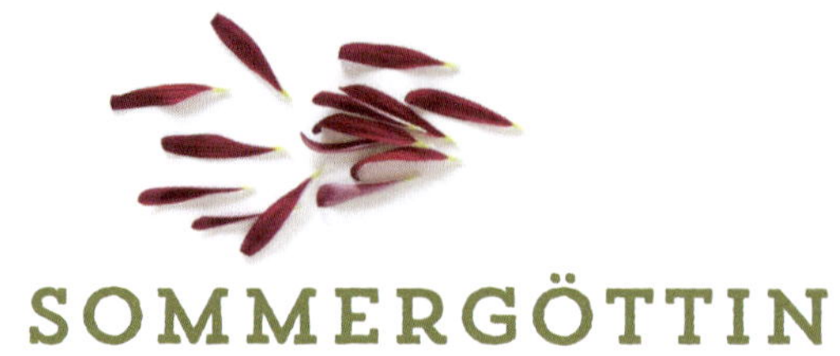

SOMMERGÖTTIN

Dies ist ein heller, nährender, herber Tee. Die Mischung kann als Sonnentee oder kalter Aufguss zubereitet werden. Ich habe Chrysanthemum mit in die Mischung gegeben, weil sie helfen, Hitze zu lindern, vor allem in der Leber. Der Tee ist voller Vitamine und Mineralien, kühlt den Körper und hilft ihm, mit Stress umzugehen.

ZUBEREITUNG

3 EL Tee und 950 ml Wasser in ein Glas mit Deckel geben. Für 1 bis 3 Stunden an einen warmen, sonnigen Ort stellen. Kräftig schütteln. Abseihen und mit Eis genießen oder kaltstellen.

ZUTATEN

1	Teil Tulsi
0,5	Teile Minze
0,5	Teile Hibiskus
0,5	Teile Himbeerblätter
0,5	Teile Fenchel
0,25	Teile Chrysanthemum

GESCHMACK: bittersüß mit leicht saurer Note, ausgeglichen durch Minze und Fenchel

WIRKUNG DER PFLANZEN: adaptogen, nährend, Unterstützung der Leber, kühlend

BETROFFENE SYSTEME: Herz-Kreislauf, Nerven

Schwitzen ist gut!

Eine der besten Seiten des Sommers ist das Schwitzen. Würzige Speisen und Getränke regen zum Schwitzen an, was enorm kühlend wirkt. Schwitzen reinigt und erfrischt, transportiert Stoffwechselabfälle aus dem Körper und regt den Durst an. Nahrhaften Eistee zu trinken und danach zu schwitzen ist ein Kreislauf, den ich am Sommer mit am liebsten mag. Hitze und Schwitzen sind nicht gerade beliebt, aber denken Sie einmal daran, wie regenerierend es ist, wenn man sich ständig mit Flüssigkeit versorgt. Irgendwie schaffe ich es, mich in der Sommerhitze unglaublich rein zu fühlen, weil ich so viel reines Wasser trinke und den ganzen Tag über gesunde, frische Pflanzen und Früchte zu mir nehme. Es fühlt sich einfach fantastisch an!

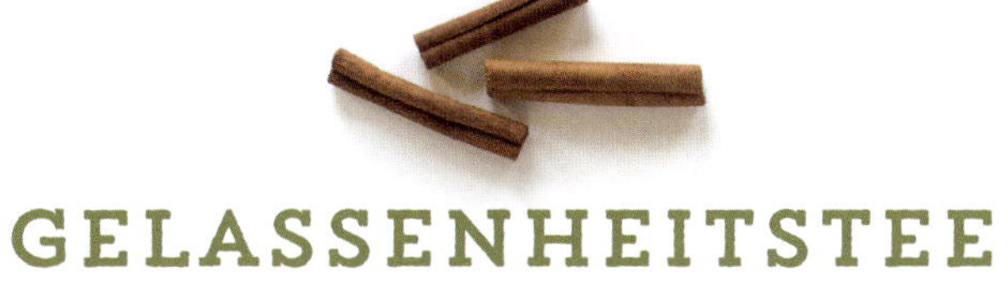

GELASSENHEITSTEE

Der Gelassenheitstee fördert die innere Ruhe. Mit reichlich Vitaminen, Mineralien und aufmunternden Aromen hilft er, in den Sommermonaten Körper und Geist zu regenerieren und zu erneuern.

ZUBEREITUNG

2 EL Tee und 950 ml Wasser in ein Glas mit Deckel geben. Mindestens 2 Stunden kaltstellen. Schütteln, abseihen und genießen.

GESCHMACK: ausgewogen, mit Noten von Gras, Zitrus, Beeren, Blumen und Getreide

WIRKUNG DER PFLANZEN: nährend, tonisch für das Herz, erfrischend, aufmunternd

BETROFFENE SYSTEME: Herz-Kreislauf, Nerven, Bewegungsapparat

ZUTATEN

- 4 Teile Grüne Haferspitzen
- 1,5 Teile Holunderbeeren
- 1 Teil Weißdornblätter und -blüten
- 1 Teil Lindenblätter und -blüten
- 1 Teil Fenchel
- 1 Teil Zimt
- 1 Teil Zitronengras
- 0,25 Teile Osmanthusblüten

KOKOS-GRÜNTEE

Geröstete Kokosnuss verleiht dem ansonsten dezenten Grüntee einen wunderbar nussigen Charakter. Kokosnüsse wachsen, wo der Sommer niemals endet. Jenseits des Äquators ergänzen sie perfekt die Sommersaison. Grüntee ist reich an Flavonoiden (antioxidativen pflanzlichen Substanzen) und er ist die beste Quelle für Katechine, eine Gruppe von Flavonoiden, die vorläufigen Forschungsergebnissen zufolge zahlreiche krankheitsbekämpfende Eigenschaften haben. So wirken sie zum Beispiel oxidativen Zellschäden wirksamer entgegen als Vitamin C und E. Regelmäßiges Trinken von Grüntee senkt außerdem den Blutdruck und das Risiko von Herzerkrankungen.

Da er schon früh in der Anbausaison gepflückt und sorgfältig verarbeitet wird, um die Oxidation zu begrenzen, hat Dao Ren deutlich mehr Antioxidantien als reifere Grüntees. Er stammt ausschließlich vom berühmten Dao Ren Peak in der Provinz Zhejiang in China und wurde nach den taoistischen Priestern benannt, die in alter Zeit auf dem Berg meditierten. Dieser Tee wurde eigens für die Priester angebaut, wird aber heute mit der ganzen Welt geteilt. Zum Höhepunkt des Frühlings gepflückt, ist Dao Ren leicht fermentiert, sodass er sowohl einen blumigen als auch einen Tannin-Charakter in sich vereint. Er ist ein Hochgenuss für Teekenner und Tee-Einsteiger gleichermaßen.

ZUBEREITUNG

HEIßER AUFGUSS: 350 ml heißes Wasser über 1 EL Tee gießen. 2 Minuten ziehen lassen. Sofort abseihen. 2 oder 3 weitere Male aufgießen und 1 bis 2 Minuten ziehen lassen.

KALTER AUFGUSS: 2 EL Tee und 710 ml kaltes Wasser in ein Glas mit Deckel geben. Schütteln. Mindestens 2 Stunden kaltstellen. Abseihen und genießen. Um den Tee noch köstlicher zu machen, können Sie etwas Limettenschale und Zucker hinzugeben.

ZUTATEN

- 1 Teil Dao Ren-Grüntee oder anderer Grüntee eigener Wahl
- 0,5 Teile geröstete Kokosnuss

GESCHMACK: leichter, blumiger Grüntee mit gerösteter Kokosnuss

WIRKUNG DER PFLANZEN: energiespendend

BETROFFENES SYSTEM: Nerven

Saisonarbeit

In den vielen Jahren, die ich nun schon zu Hause den Wechsel der Jahreszeiten und meine Beziehung zu ihnen beobachte, hat sich meine Sichtweise auf meine Lebensumstände gewandelt. Ich habe enorm viel Selbstkritik und Ängste im Zusammenhang mit meiner schwankenden Arbeitseinstellung, meinen Interessen und meinen Launen losgelassen. So weiß ich zum Beispiel, dass ich mich bei Sommerhitze über kurz oder lang ausgelaugt und erschöpft fühle. Dann fällt es mir schwer, mich zu konzentrieren, und ich schimpfe mit mir, dass ich nicht so produktiv bin, wie ich es gerne wäre. Aus dem Zwiespalt, wie ich mich fühle und was ich meiner Meinung nach tun sollte, entstehen Depressionen. An solchen heißen Sommertagen, wenn ich 10 oder 12 Stunden Farmarbeit zu erledigen habe und mein Körper einfach nur noch entspannen will, muss ich einen Gang zurückschalten und ihm zuhören.

Ich habe gelernt, mit meiner Arbeit und meinen Gefühlen entsprechend den zyklischen Mustern der Jahreszeiten umzugehen. Kurzfristig mag ich dann zwar nicht so produktiv sein wie andere in meinem Beruf. Aber ich glaube auch, dass ich viele Jahrzehnte lang weiter gute Arbeit leisten können werde, wenn ich meine Kräfte einteile und mich mit der Selbstachtung behandle, die ich verdient habe. Im Sommer gönne ich mir mehr Freiraum, um mehr Zeit im direkten Kontakt mit der Natur zu verbringen und in dem Tempo, mit dem mein Körper sich wohlfühlt, an Projekten zu arbeiten. Wenn ich ausgelaugt bin, versuche ich abzuschätzen, an welchen Projekten es sich zu arbeiten lohnt, und ich versuche, Projekte zu priorisieren, mit denen ich mich gut und ausgeglichen fühle. Im Sommer können wir wertvolle Zeit mit Familie und Freunden verbringen und bewusster zu uns selbst kommen, um die natürliche Welt um uns herum voll und ganz zu erleben.

Die Arbeit mit den Jahreszeiten gibt mir ein Gefühl dafür, Teil eines vernetzten, intuitiven Systems zu sein. Es fühlt sich gesund an, im direkten Gespräch mit dem Ort zu sein, an dem ich lebe. Meine Arbeit gewinnt an Bedeutung, wenn ich weiß, dass ich ein größeres, komplexes Ökosystem unterstütze und dieses System mich im Gegenzug ebenfalls unterstützt.

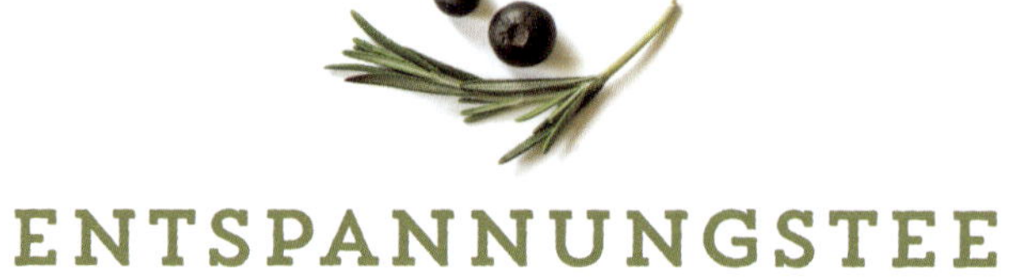

ENTSPANNUNGSTEE

Der Entspannungstee ist eine wunderbare Mischung, die ich praktisch nur im Sommer zubereite. In Hawaii und in ganz Polynesien, woher Kava* ursprünglich stammt, wird Kava ausschließlich in kaltem Wasser extrahiert. Ich halte es für wichtig zu respektieren, wie ein Heilkraut dort verwendet wird, wo es heimisch ist. Daher extrahiere ich Kava immer, indem ich es in kaltem Wasser in den Kühlschrank stelle. Kava-Wurzel ist ein hervorragendes Mittel bei Verspannungen der Skelettmuskulatur. Falls Sie Verspannungen und Ängste in Ihren Muskeln mit sich tragen, kann Kava helfen, sie zu lösen.

Kava hat einen Geschmack und ein Mundgefühl, das einigen Menschen unangenehm sein kann. Im Grunde betäubt es leicht die Zunge und die Lippen, eine Empfindung, die aber nur ein paar Minuten nach dem Trinken einer Tasse anhält.

Die Kava im Entspannungstee wird mit anderen Kräutern vermischt, um das Aroma und die Empfindung von Kava abzumildern. Zitronengras, das man in kaltem Wasser ziehen lässt, schmeckt fast süß und blumig. Hafer ist sehr nährend für das Nervensystem und fördert die Entspannung. Bei den getrockneten Beeren bevorzuge ich eine Mischung aus Hagebutten und Brombeeren, die zusätzliche Vitamine, etwas Süße und eine herbe Note zum Ausgleich der Mischung beisteuern.

ZUBEREITUNG

2 EL Tee und 710 ml kaltes Wasser in ein Glas mit Deckel geben. Schütteln. Mindestens 4 Stunden kaltstellen und schütteln, wann immer Sie daran denken. Abseihen und nach 4 Stunden jederzeit genießen. Für eine vollständige Extraktion lasse ich diesen Tee üblicherweise über Nacht im Kühlschrank stehen.

GESCHMACK: süß, fruchtig, zitronig, erdig

WIRKUNG DER PFLANZEN: beruhigend

BETROFFENE SYSTEME: Bewegungsapparat, Nerven

HINWEIS: Kava wird nicht in der Schwangerschaft, beim Stillen oder bei einer akuten Lebererkrankung empfohlen.

ZUTATEN

- 1 Teil Kava-Wurzel*
- 1 Teil Zitronengras
- 1 Teil Grüne Haferspitzen
- 1 Teil getrocknete Beeren nach Wahl
- 0,75 Teile getrockneter oder geriebener frischer Ingwer
- 0,25 Teile Süßholzwurzel
- 0,25 Teile Rosmarin

* Hinweis des Verlags: Kava ist in Deutschland nicht zugelassen. Für weitere Informationen siehe Seite 173.

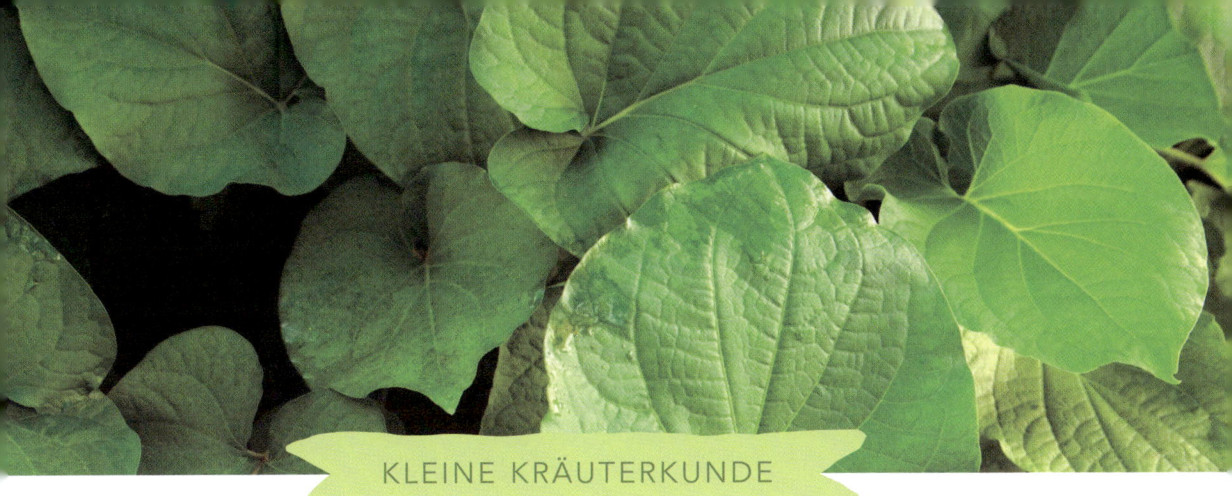

KLEINE KRÄUTERKUNDE

KAVA

Kava ist eine in Polynesien heimische Wurzel, die von den Bewohnern der Pazifikinseln seit vielen Jahrhunderten geschätzt wird. Die Wurzel verwendet man üblicherweise frisch geerntet in einem kalten Aufguss. Das traditionelle Kava-Getränk erinnert an schlammiges Wasser, das schon nach kurzer Zeit das Gewebe im Mund betäubt. Die oberirdischen Teile der Pflanze sind giftig. Kava hat im Internet einen schlechten Ruf, weil es an Kenntnissen über die Pflanze mangelt. Obwohl die Bewohner der Pazifikinseln niemals oberirdische Teile der Pflanze für medizinische Zwecke verwenden, sondern nur die Wurzel, wurden viele Studien über Kava an der ganzen Pflanze durchgeführt.

Ich habe Geschichten über Menschen in Hawaii und Polynesien gehört, die übermäßig viel starken Kava (über 20 Tassen an einem Abend) tranken, was zur Folge hatte, dass ihre Muskeln sich dermaßen entspannten, dass sie kaum noch gehen oder sprechen konnten. Kleine Mengen Kava können jedoch sehr gut helfen, ängstliche, angespannte Muskeln zu beruhigen, ohne die Wahrnehmung zu beeinträchtigen.

Starke Kava an einer Kava-Bar zu trinken ist, als würde man mundbetäubenden Schlamm zu sich nehmen. Es schmeckt nicht besonders, wird aber auf den Pazifikinseln seit vielen Jahrhunderten zur Entspannung verwendet.

Hinweis des Verlags: *Kava ist in zahlreichen Ländern sehr beliebt, in Deutschland jedoch nicht zugelassen. Alternativ können in den Rezepten anstelle von Kava andere Kräuter mit entspannender Wirkung eingesetzt werden, zum Beispiel Kamille, Melisse, Passionsblume oder Baldrian.*

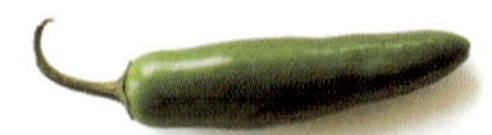

GURKEN-JALAPEÑO-BRISE

Dieser erfrischende, würzige Tee ist eine tolle Möglichkeit, um Kräuter und Gewürze zu verwenden, die Sie problemlos in einem Sommergarten anpflanzen können. Die klassische mexikanische Mischung aus Zitrus, Koriander und würzigen Jalapeños gesellt sich zu Grüntee für mehr Energie, gehackter Gurke zur Kühlung von entzündetem Gewebe, zu frischer Minze für eine erfrischende Note und Honig, um alles zu versüßen. An einem heißen Tag ist dies ganz klar eines der besten Getränke überhaupt!

ZUBEREITUNG

Alle Zutaten und 950 ml kaltes Wasser in ein Glas mit Deckel geben. Über Nacht kaltstellen.

GESCHMACK: ein spektakulärer Gaumenschmeichler – frische Jalapeño, Gurke, Limette und Koriander bilden ein wundervolles Gespann mit grasigem Grüntee

WIRKUNG DER PFLANZEN: führen Flüssigkeit und wertvolle Mineralstoffe, Vitamine und Co. zu; kühlend

BETROFFENES SYSTEM: Herz-Kreislauf

ZUTATEN

1 TL	Grüntee
1	mittelgroße Gurke, gehackt
1	Limette in Scheiben
¼	Jalapeño, in Scheiben
	einige Zweige Koriander
	einige Zweige frische Minze
1 EL	Honig

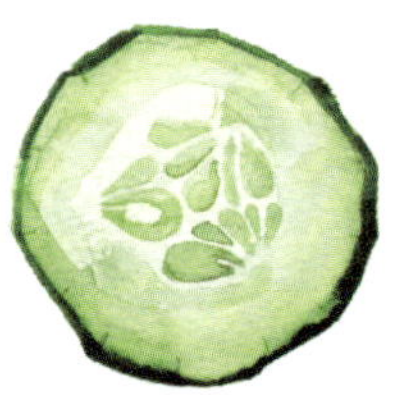

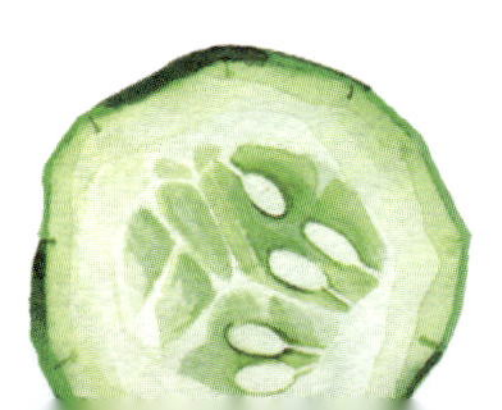

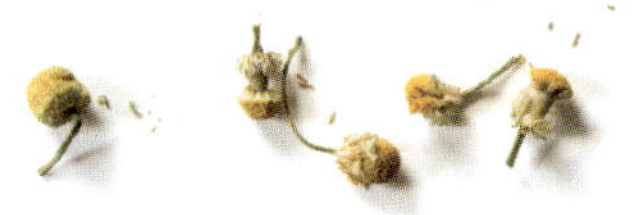

KALTER AUFGUSS FÜR DIE NERVEN

Wenn die Sommerhitze an Ihren Nerven zerrt, probieren Sie diesen köstlichen kalten Aufguss. Bei warmem Wetter fällt es mir oft schwer zu schlafen. Mein Körper fühlt sich unruhig und gereizt, sobald ich mich ins Bett lege. Wenn ich früh am Tag einen oder zwei Liter Kalten Aufguss für die Nerven zubereite, ist er zur Schlafenszeit trinkfertig. Jede Pflanze in dieser Mischung ist kühlend und erfrischend für das Nervensystem und sorgt für eine geruhsame Entspannung zur Schlafenszeit.

ZUTATEN

- 1 Teil Himbeerblätter
- 1 Teil Brennnesselblätter
- 1 Teil Minze
- 0,5 Teile Helmkraut
- 0,5 Teile Rosenblütenblätter
- 0,5 Teile Kamille

ZUBEREITUNG

2 EL Tee und 710 ml Wasser in ein Glas mit Deckel geben. Für mindestens 2 Stunden in den Kühlschrank stellen.

GESCHMACK: Basis aus blättrigen, krautig schmeckenden Pflanzen, kombiniert mit dem herrlich aromatischen Erlebnis von Rose, Kamille und Minze

WIRKUNG DER PFLANZEN: nährend, beruhigend

BETROFFENE SYSTEME: allgemeines Gewebe, Nerven

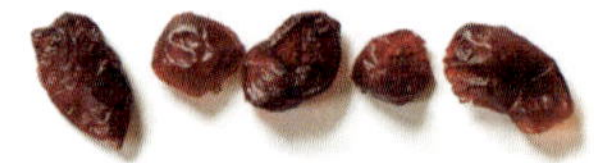

SOMMERFRISCHETEE

Dieser Sommerfrischetee ist Sommer pur! Herber Hibiskus und Zitronengras verleihen der Mischung einen leicht tropischen Geschmack, ergänzt durch süße Linde, Ceylon-Zimt und getrocknete Beeren. Einen besseren Kräuter-Eistee kann es nicht geben. Dieser Tee wird Ihnen helfen, sich an einem heißen Sommertag hydriert und erfrischt zu fühlen und ist sowohl warm als auch kalt ein Hochgenuss.

ZUBEREITUNG

HEIẞER AUFGUSS: 350 ml heißes Wasser über 1 EL Tee gießen. 4 bis 8 Minuten ziehen lassen.

EISTEE: 350 ml heißes Wasser über 1 EL Tee gießen. 4 bis 8 Minuten ziehen lassen, dann kühlen.

KALTER AUFGUSS: 2 EL Tee und 710 ml Wasser in ein Glas mit Deckel geben. Für mindestens 2 Stunden in den Kühlschrank stellen.

ZUTATEN

- 3 Teile Hibiskus
- 2 Teile Zitronengras
- 2 Teile getrocknete Beeren
- 1 Teil Lindenblüten
- 1 Teil Ceylon-Zimt

GESCHMACK:
süß-saure Kräuter und Beeren, akzentuiert durch aromatischen Zimt und Zitronengras

WIRKUNG DER PFLANZEN: führen Flüssigkeit und wertvolle Mineralstoffe, Vitamine und Co. zu; kühlend

BETROFFENE SYSTEME: allgemein tonisch

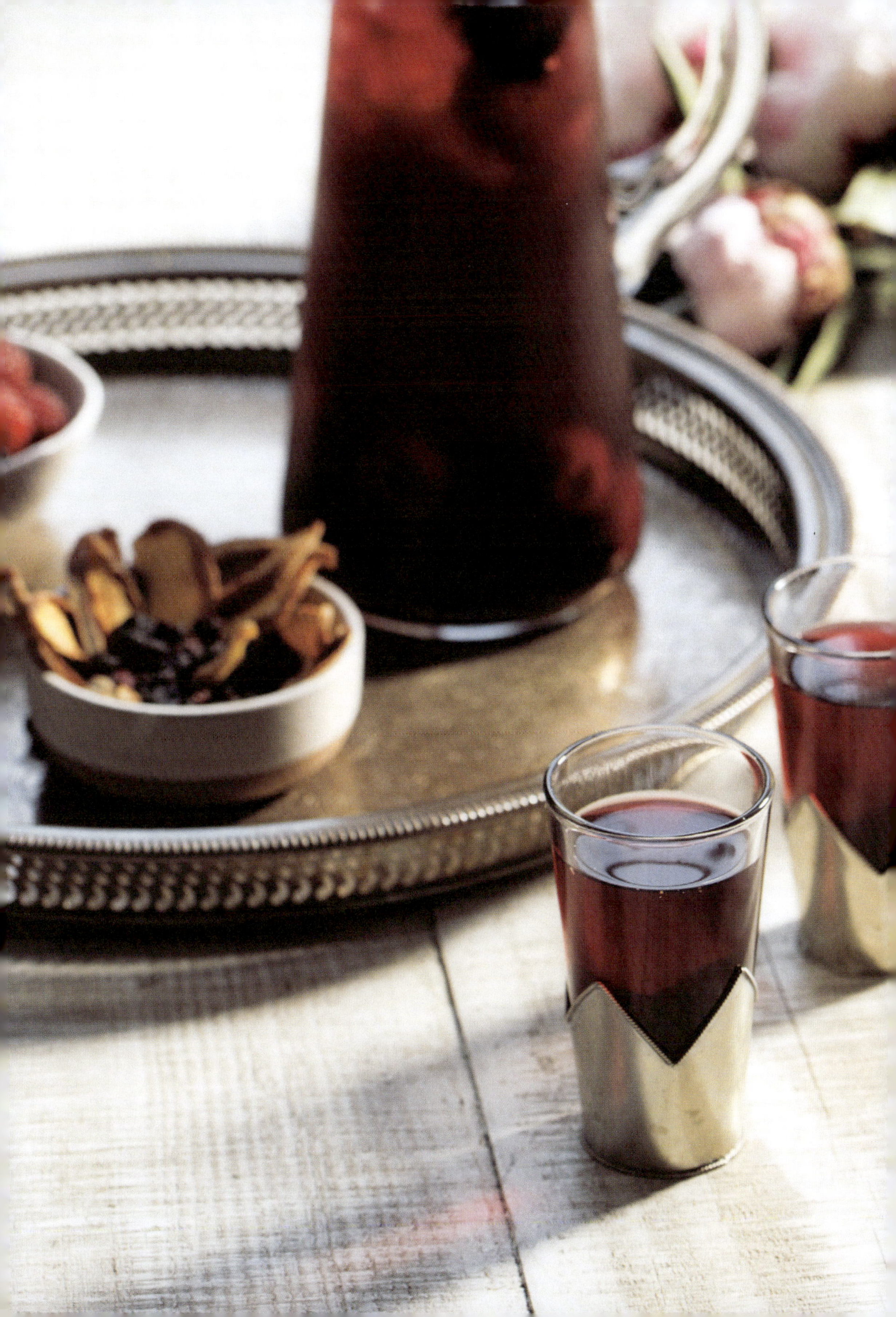

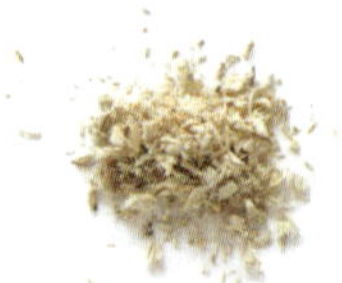

ERNEUERUNGSTEE

Der Sommer kann mit seinem grellen Sonnenlicht und seiner Gluthitze brutal sein. Gerade richtig ist dann ein erfrischender, minziger Tee, der den Wasserhaushalt wieder auffüllt und uns wieder einen kühlen Kopf schenkt. Der Erneuerungstee ist dekadent und durstlöschend zugleich. Minze ist fantastisch zum Abkühlen im Sommer geeignet, besonders wenn sie zu Eistee gemacht wird. Dieser ist gerade so süß, dass auch die Naschkatze in Ihnen auf ihre Kosten kommt. Falls Sie in einem sehr trockenen Klima leben, überlegen Sie, befeuchtende Kräuter wie Fenchel oder Eibischwurzel hinzuzugeben.

Bereiten Sie diesen Tee als warmen oder kalten Aufguss zu und lagern Sie ihn im Kühlschrank.

ZUBEREITUNG

HEIẞER AUFGUSS: 350 ml heißes Wasser über 1 EL Tee gießen. 4 bis 8 Minuten ziehen lassen.

KALTER AUFGUSS: 2 EL Tee und 710 ml Wasser in ein Glas mit Deckel geben. Für mindestens 2 Stunden in den Kühlschrank stellen.

GESCHMACK: beruhigende, kühle Minze, frische Zitrone und süßer, herber Honeybush mit aufmunternder Vanille als gewisses Extra

WIRKUNG DER PFLANZEN: führen Flüssigkeit und wertvolle Mineralstoffe, Vitamine und Co. zu; kühlend

BETROFFENE SYSTEME: allgemein tonisch

ZUTATEN

- 2 Teile Honeybush
- 1 Teil Grüne Minze
- 1 Teil Pfefferminze
- 1 Teil Fenchel oder 0,5 Teile Eibischwurzel (optional)
- 1 Vanilleschote pro 450 g Teemischung
- 0,25 Teile Zitronenschale oder -saft plus Schale von 1 kleinen frischen Zitrone pro 240 ml

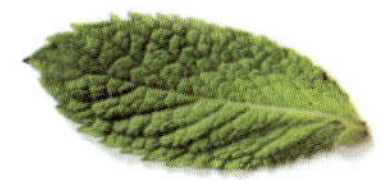

SHISO-EISTEE

Shiso-Eistee ist einfach grandios. Die meisten Menschen empfinden ihn als exotisch und würzig, wie Basilikum und Anis in einem. Shiso lässt sich zum Glück einfach in einem Sommergarten anbauen, da es als getrocknetes Kraut nur schwer erhältlich ist. Es ist eine herrliche Pflanze, die es in verschiedenen Sorten gibt: violett, grün und bunt. (Ich mag die bunte Sorte vom Geschmack und Aussehen her am liebsten.) Es hat ein erfrischendes Anis-Aroma, das den malzigen Assam-Tee und die kühlende Minze perfekt ergänzt. Dieser Tee kann heiß oder als kalter Aufguss zubereitet und im Kühlschrank gelagert werden.

ZUBEREITUNG

HEIẞER AUFGUSS: 350 ml heißes Wasser über 1 EL Tee gießen. 4 bis 8 Minuten ziehen lassen. Das Zitronenöl oder die Zitronenschale hinzugeben.

KALTER AUFGUSS: 2 EL Tee, 950 ml Wasser und Zitronenöl oder Zitronenschale in ein Glas mit Deckel geben. Für mindestens 2 Stunden in den Kühlschrank stellen.

ZUTATEN

- 2,5 Teile Assam-Tee
- 1 Teil Shiso (getrocknet oder frisch)
- 0,75 Teile Minze
- 0,25 Teile Süßholzwurzel
- 1 Tropfen ätherisches Zitronenöl oder ein Stückchen frische Zitronenschale pro 240 ml

GESCHMACK: leicht süß und malzig, mit anisartigem Aroma, aromatischer Minze und einem frischen, belebenden Zitrus-Akzent

WIRKUNG DER PFLANZEN: energiespendend, erfrischend

BETROFFENE SYSTEME: Nerven, Verdauung, Immunsystem

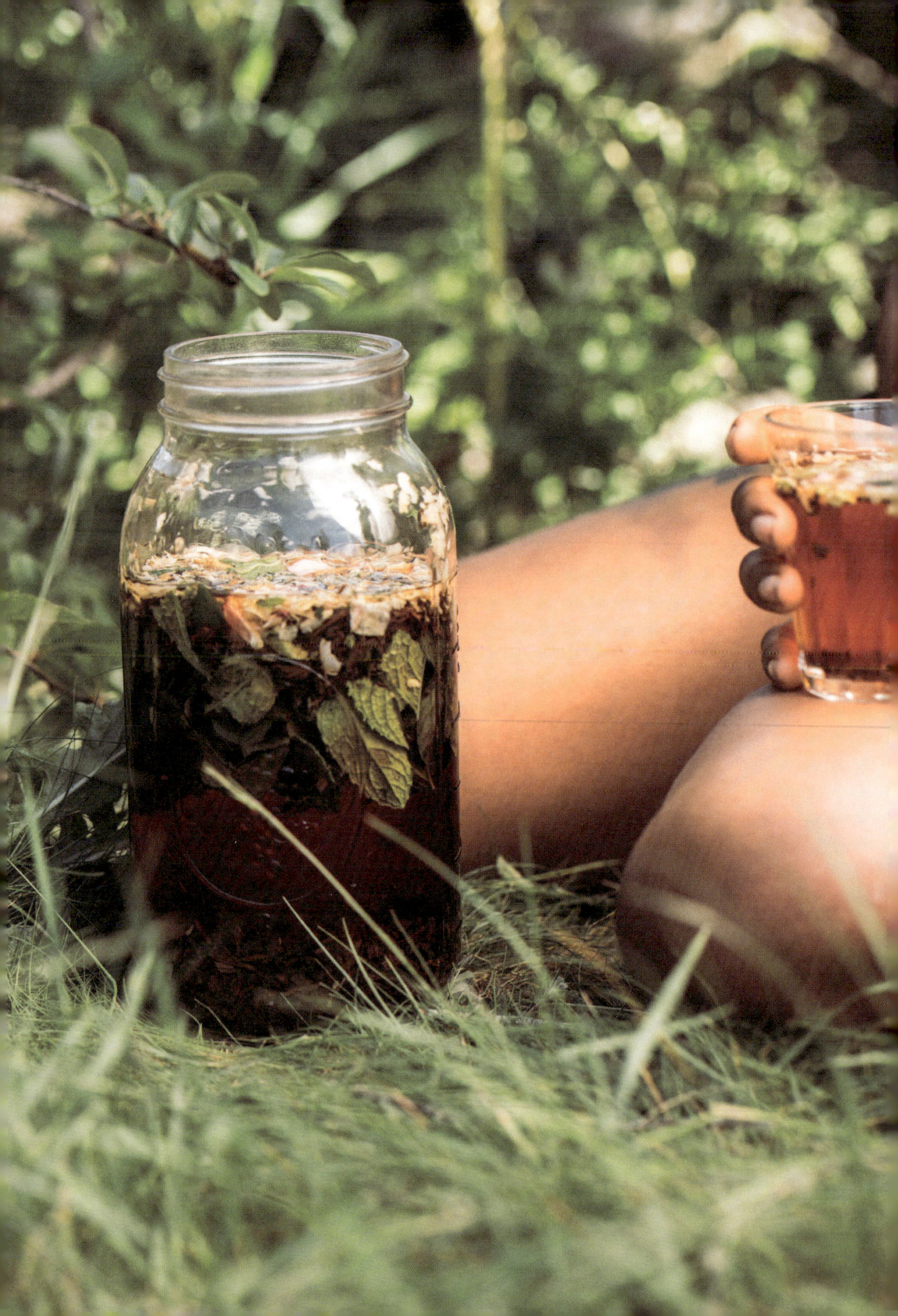

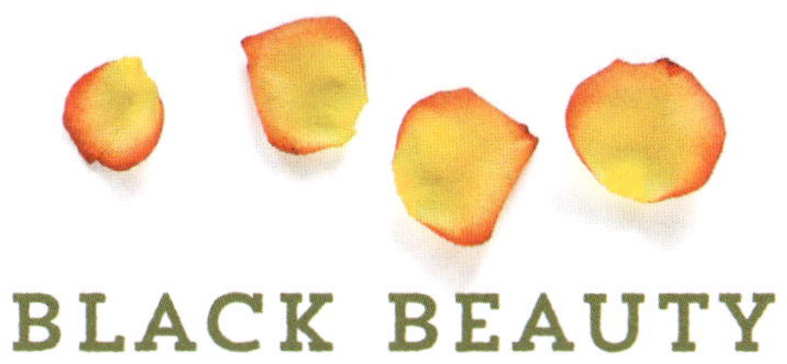

BLACK BEAUTY

Minze und Rose geben auf den ersten Blick kein gutes Paar ab, da sie beide mit ihrem Duft um Aufmerksamkeit konkurrieren. In kleinen Mengen aber betont die Rose wunderschön das grasige Aroma der Minze und mildert ihre Schärfe. Ich stelle viele Tees mit Rose und Minze her, weil sie die Sinne auf eine amüsante, angenehme Art und Weise überraschen. Normalerweise wird Rose mit Gewürzen wie Kardamom und Zimt kombiniert, aber scheuen Sie sich nicht, zur Rose zu greifen, um die duftenden Eigenschaften anderer Kräuter subtil zu verbessern oder hervorzuheben. Im Herbst macht sich Black Beauty auch hervorragend als heißer Tee.

ZUBEREITUNG

HEIẞER AUFGUSS: 350 ml heißes Wasser über 1 EL Tee gießen. 4 bis 8 Minuten ziehen lassen.

KALTER AUFGUSS: 2 EL Tee und 950 ml Wasser in ein Glas mit Deckel geben. Für mindestens 2 Stunden in den Kühlschrank stellen.

ZUTATEN

- 1 Teil Schwarztee
- 1 Teil frische oder getrocknete Minze
- 0,5 Teile Rosenblütenblätter

GESCHMACK: Basis aus malzigem Schwarztee mit süßer Minze und blumiger Rose

WIRKUNG DER PFLANZEN: energiespendend, aufmunternd

BETROFFENES SYSTEM: Nerven

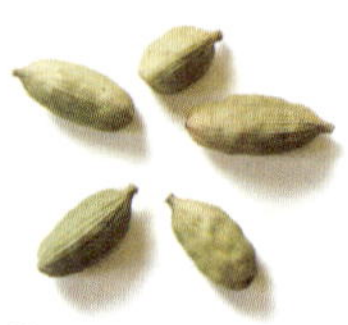

EISGEKÜHLTER CHAI

Köstliche Eis-Chai-Variationen machen im Sommer richtig Spaß. Alle Arten von Schwarztee sind dafür geeignet. Besonders empfehle ich aber den Oolong-Schwarztee aus der Provenienz Formosa in Taiwan, falls Sie diesen bekommen können. Formosa-Schwarztee ist bekannt dafür, weich, duftig und etwas fruchtig zu sein. Frischer Ingwer verleiht zusätzlich eine helle, fast zitronige Frische. Sie können die Menge an Ingwer aber auch reduzieren, falls Sie nicht möchten, dass der Tee Sie zum Schwitzen bringt. Als Eistee ist diese Mischung beruhigend und süß, fast wie ein Dessert.

ZUTATEN

3	Teile geriebener frischer Ingwer
1	Teil Fenchel
1	Teil Zimt
0,5	Teile Kardamom
0,25	Teile Muskatnuss
0,25	Teile Süßholzwurzel
	Honig oder Zucker
	Schwarztee

ZUBEREITUNG DES KONZENTRATS

1,2 l Wasser und ¼ Tasse Gewürzmischung in einen Topf mit Deckel geben. [Siehe auch Umrechnungstabelle auf S. 263.] Bei niedriger Hitze mindestens 15 Minuten köcheln lassen. Den Herd ausstellen und 2 EL Honig oder Zucker hinzugeben. Das Konzentrat in einem Eisbad oder im Kühlschrank abkühlen lassen. Nach dem Abkühlen 4 EL Schwarztee hinzugeben und mindestens 2 Stunden kaltstellen.

ZUBEREITUNG EINER TASSE EISGEKÜHLTER CHAI

1 Cup abgeseihtes Chai-Konzentrat und 60 ml Milch vermischen. Über Eis gießen.

GESCHMACK: süß und würzig

WIRKUNG DER PFLANZEN: energiespendend, immunstärkend

BETROFFENE SYSTEME: allgemein tonisch

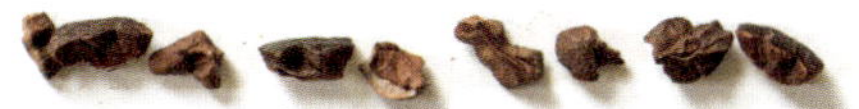

EISGEKÜHLTER SCHOKO-CHAI

Dieser schöne Tee ist einfach und vielschichtig zugleich. Geröstete Kakaobohnenschalen zusammen mit einer milden Kombination aus Gewürzen ergeben einen energiespendenden, wohltuenden und gaumenverwöhnenden kalten Aufguss. Probieren Sie ihn auch einmal als süßes Dessert nach einer Mahlzeit!

ZUBEREITUNG

2 EL Tee und 950 ml Wasser in ein Glas mit Deckel geben. Für mehr Süße einen TL Honig hinzufügen. Für mindestens 2 Stunden in den Kühlschrank stellen.

GESCHMACK: gefällige, geröstete Kakaobohnen-Spreu mit einem süß-würzigen Bouquet

WIRKUNG DER PFLANZEN: energiespendend, Unterstützung des Immunsystems, verdauungsfördernd

BETROFFENE SYSTEME: Nerven, Verdauung, Immunsystem

ZUTATEN

- 3 Teile Ingwer
- 2,5 Teile Zimt
- 2,5 Teile Fenchel
- 2,5 Teile Kardamom
- 2 Teile geröstete Kakaobohnenschalen (Spreu)
- 2 Teile Schwarztee (optional)
- 1,5 Teile Chaga-Pilze
- 0,5 Teile schwarzer Pfeffer

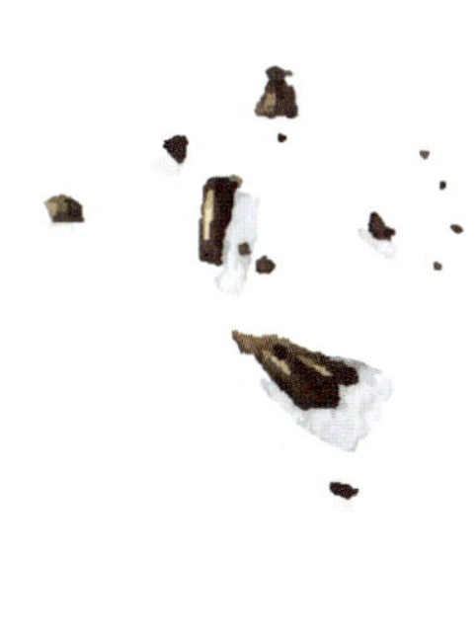

HERBST

WENN DER GLUTVOLLE ATEM DES SOMMERS DEM KÜHLEN, eisigen Flüstern des Herbstes weicht, wenden sich unsere Aufmerksamkeit, Energie und Bestrebungen langsam nach innen. Vielleicht fühlen Sie sich erleichtert, wenn Sie nach einem heißen, trockenen Sommer eine feuchte Kühle in der Luft spüren. Frische, kühle Morgenstunden zwingen die Muskeln, sich zusammenzuziehen und bringen Sie auf Trab, während Sie Ihre Energiereserven nutzen, um sich warm zu halten.

Gartengeräte zu ordnen, die Herbsternte einzufahren, Lebensmittel zu konservieren und Samen für das kommende Jahr zu sammeln – all das ist Teil unseres endgültigen Abschieds von der Anbausaison. Ich liebe den Herbst, weil er uns Freiraum schenkt, um die Außenwelt aufzuräumen, Dankbarkeit für eine erfolgreiche Erntesaison zu feiern und kundzutun sowie in eine Zeit der Ruhe und Erholung überzugehen. Nachdem wir den Sommer mit der Erkundung der Welt um uns herum verbracht haben, symbolisiert der Herbst ein nach Hausekommen, eine Hinwendung zurück zu unserem Selbst und unserer Gemeinschaft. Nutzen Sie die Energie des Herbstes zu beurteilen, wo Sie im Leben stehen und gesunde Werte und Beziehungen zu schaffen oder zu stärken.

Wenn der Herbst sich einstellt und das Wetter sich langsam ändert, fällt uns erst richtig auf, dass die Tage kürzer werden. Dann können wir uns oft eingeengt fühlen. Das ist völlig normal und ein wichtiger Teil unserer Wahrnehmung der Welt um uns herum. Wir neigen dann mehr dazu, familiäre Nähe zu suchen, da wir emotional empfindlicher werden. Sobald die Tage dunkler und kälter werden, tun wir uns mit unseren Lieben zusammen, um uns gegenseitig Geschichten zu erzählen, zu singen und gemeinsam zu essen. Teil einer solidarischen Gemeinschaft zu sein, hilft uns im Herbst und Winter, den Blick nach innen zu wenden.

Da das temperamentvolle Herbstwetter Sie aus heiterem Himmel überraschen kann, kleiden Sie sich am besten nach dem Zwiebelprinzip und hören Sie auf Ihren Körper. Die Erkältungs- und Grippesaison beginnt schon im Oktober. Der beste Weg, gesund zu bleiben und auf sich selbst zu achten, ist es, Ihre Zellen durch Nahrungsmittel und Kräutertees mit den Grundnährstoffen zu unterstützen, die Sie brauchen, um körperlich und seelisch in Balance zu bleiben. Wenn die Energie des Sommers abnimmt, versuchen Sie, Verdauung und Stoffwechsel dadurch zu helfen, dass Sie mit aromatischen Gewürzen kochen und zu Herbstkulturen wie Blattkohl, Möhren, Roter Bete, Grünkohl, Brokkoli, Äpfeln, Nüssen und Samen greifen, um auch jetzt frische, lebendige Nahrungsmittel auf dem Speiseplan zu haben.

Im Herbst kreiere ich gerne Kräuterteemischungen, die gesunde Gedanken und eine gute Immunabwehr fördern. Tees für den Kopf, die Nerven und die Immunabwehr, von denen Sie viele im 3. Kapitel finden, sind die wichtigsten Tees, die ich im Herbst trinke. Tendenziell bewerbe ich im Herbst viele Tonika für das Gehirn, da die meisten Menschen entweder wieder in die Schule zurückkehren, Kinder haben, die in die Schule zurückkehren, oder sich nach den Sommerferien und weniger Arbeitsproduktivität wieder verstärkt ihren Aufgaben zuwenden müssen.

Die natürlichen Rhythmen und Zyklen der Herbstsaison begünstigen in der Regel Ruhe und Schlaf. Leider können die meisten von uns ihren Körper nicht völlig den regenerierenden Kräften des Herbstes überlassen. Zahlreiche Tees in diesem Abschnitt wurden formuliert, um gesund und glücklich zu bleiben, auch wenn es uns immer schwerer fällt, konzentriert und energiegeladen zu sein, wenn die Dunkelheit den kurzen Tagen ein Ende setzt. Grüntee, Tulsi, Gotu Kola, Rosmarin und Ginseng sind im Herbst wichtige Kräuter für den Kopf. Schwarztee und Oolong-Tee können helfen, die Energie zu steigern und die Verdauung zu verbessern. Tiefere Aromen mit einer würzigen Komponente sind im Herbst wie im Winter wichtig. Gewürze wärmen und verbessern Verdauung und Immunabwehr.

Jetzt, nachdem die nach außen strebende Energie von Frühling und Sommer hinter uns liegt, ist der Herbst eine Zeit, uns vertrauter mit den Aromen, Düften und heilkräftigen Eigenschaften getrockneter und konservierter Kräuter zu machen. Wenn unser Körper unter größerer Belastung steht, sollten wir Kräuter und Gewürze nutzen, um ein freudiges, gesundes Seelenleben zu unterstützen. Die reichhaltigen Nahrungsmittel und Tees im Herbst und Winter sind nährstoffreich mit vielschichtigen Aromen, die unsere Energie und Freude am Essen und Trinken steigern. Wenn die Temperaturen sinken und wir mehr Zeit drinnen verbringen, brauchen wir diese herzhaften Gewürze und Kräuter, um das innere Feuer zu bewahren und zu schüren.

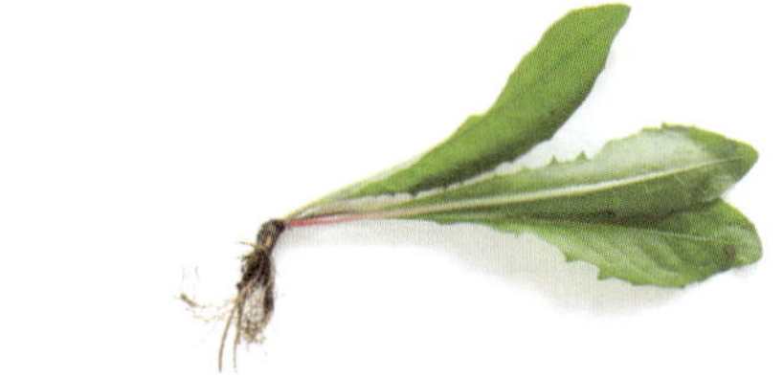

ALLGEMEINES TONIKUM FÜR DEN HERBST

Kommen Sie Erkältungen und Grippe zuvor, indem Sie rechtzeitig Ihre Immunabwehr stärken. Dieser Tee ist ein tägliches Tonikum für Ihr Immunsystem, unterstützt aber auch Leber und Nieren. Da unser Stoffwechsel sich im Herbst und Winter verlangsamt, ist es eine gute Idee, täglich ein Tonikum für die Immunabwehr zu trinken. Ich ziehe Tonika für das allgemeine Wohlbefinden wie dieses vor, weil sie schnell und leise feine Ungleichgewichte ausbalancieren, sobald sie auftreten. Speziellere Tees zur Unterstützung des Immunsystems trinke ich nur, wenn ich das Gefühl habe, wirklich gerade irgendetwas auszubrüten.

Reishi- und Chaga-Pilze sind nicht nur entzündungshemmend und adaptogen sowie hilfreich für die Immunabwehr, sondern wirken auch sehr erdend. Astragalus ist eine tolle Wurzel für den Alltag, weil sie die allgemeine Widerstandskraft des Körpers gegen Stress und Krankheiten begünstigt und hilft, die Immunabwehr zu stärken. Löwenzahn und Kletten unterstützen Leber und Nieren, die wichtigsten Organe zur Ausscheidung von Giftstoffen. Die Gewürze in dieser Mischung fördern die Verdauung, verleihen ein wunderbares Aroma und stärken den Widerstand gegen Infektionen.

ZUBEREITUNG

3 EL Tee und 950 ml Wasser in einen Topf mit Deckel geben. Langsam zum Köcheln bringen. Mindestens 30 Minuten köcheln lassen.

GESCHMACK:
weicher, leichter Geschmack und Duft

WIRKUNG DER PFLANZEN: tonisch, adaptogen, verdauungsfördernd, Unterstützung des Immunsystems

BETROFFENE SYSTEME:
allgemein tonisch für viele Organsysteme

ZUTATEN

- 3 Teile Reishi-Pilze
- 3 Teile Löwenzahnwurzel
- 3 Teile Klettenwurzel
- 3 Teile Fenchel
- 1,5 Teile Ingwer
- 1 Teil Chaga-Pilze
- 1 Teil Zimt
- 1 Teil Astragalus
- 1 Teil Gewürznelken

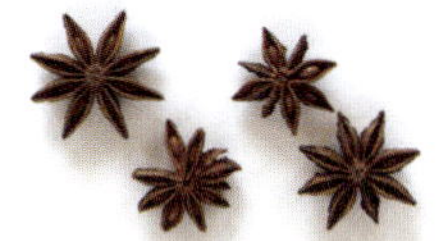

HERBSTRUHETEE

Dieser Herbstruhetee ist eine beruhigende Mischung, die helfen soll, die Energiereserven von innen heraus wiederherzustellen und aufzubauen. Chaga, Astragalus und Reishi sind milde adaptogene Pflanzen und Pilze, die helfen, Stress zu mindern, das Immunsystem zu unterstützen und langsam die Energiereserven aufzubauen. Geröstete Gerste verleiht der Mischung ein angenehm wohltuendes, süß gebranntes Aroma. Gersten-Tee ist in Asien beliebt und wird oft nachmittags und abends zum Essen getrunken. (Falls Sie glutenempfindlich sind, probieren Sie, Kukicha-Stieltee oder gerösteten Buchweizen anstelle von gerösteter Gerste zu verwenden.) Aromatische Gewürze verleihen dem Tee eine wärmende Qualität und bereichern das Aroma insgesamt.

ZUBEREITUNG

3 EL Tee und 950 ml Wasser in einen Topf mit Deckel geben. Langsam zum leichten Köcheln bringen und mindestens 10 Minuten weiter köcheln lassen.

GESCHMACK: Basis aus geröstetem Getreide mit süßen Pflanzen, Pilzen und Gewürzen

WIRKUNG DER PFLANZEN: adaptogen, Unterstützung des Immunsystems

BETROFFENE SYSTEME: Nerven, Immunsystem

ZUTATEN

- 3 Teile geröstete Gerste
- 1 Teil Chaga-Pilze
- 1 Teil Astragalus
- 1 Teil Reishi-Pilze
- 0,5 Teile Zimt
- 0,5 Teile Sternanis
- 0,5 Teile Klettenwurzel

Gerste selbst rösten

Als ich anfing, den Herbst-Tee zu entwickeln, versuchte ich eher erfolglos, koreanischen oder chinesischen gerösteten Bio-Gersten-Tee in großen Mengen zu finden. Die Bio-Gersten-Tees, die ich schließlich fand, waren unverschämt teuer. Deshalb begann ich, eigenen Gersten-Tee aus Bio-Gerste herzustellen, die ich im Laden kaufte. Es gibt sie dort zu einem winzigen Bruchteil des Preises, und die Zubereitung ist kinderleicht. Breiten Sie die Gerste einfach auf einem Backblech aus und rösten Sie sie etwa 25 Minuten bei 180 °C. Dass sie fertig ist, merken Sie, wenn die Gerstenkörner einen reichen, gerösteten Duft verströmen und ein paar Nuancen dunkler werden.

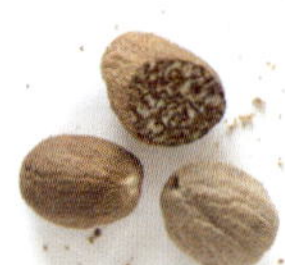

GEWÜRZMISCHUNG FÜR GLÜHWEIN

Diese wohltuende, aromatische Glühweingewürz-Mischung können Sie in Apfelwein oder Wein köcheln lassen. Sie macht eines unserer liebsten Heißgetränke im Herbst und Winter noch vielschichtiger und kurbelt die Immunabwehr an. Besonders beliebt ist sie bei Festlichkeiten und Zusammenkünften an den Feiertagen.

Eine heiße Tasse mit gewürztem Apfel- oder Glühwein ist in Nordeuropa seit Jahrhunderten ein fester Bestandteil gemeinschaftlicher Feste. Kaum einer lässt sich zweimal bitten, sich auf einen würzigen Glühwein oder ein Heißgetränk zu treffen, denn es bringt Menschen in den dunklen, kalten Monaten des Jahres zusammen.

Die flüchtigen ätherischen Öle in Zimt, Ingwer, Nelken und Kardamom sind antimikrobiell, was ein Grund dafür ist, dass sie hilfreich sind, um Erkältungen und Grippe zu bekämpfen. Außerdem tragen sie dazu bei, die innere Wärme anzuregen und unterstützen eine gesunde Verdauung. Im Spätherbst und Winter, wenn frische Nahrungsmittel nicht mehr in der sonst üblichen Vielfalt erhältlich sind, helfen wärmende Gewürze in heißem Apfel- oder Glühwein, den Körper gesund zu erhalten.

Dieses Rezept würzt 1,5 bis 2 l Apfelwein oder Wein. Geben Sie für noch mehr Würze und starken Geschmack frischen Ingwer und Orangenscheiben dazu. Bei trockenem Wein und starkem Apfelwein werden Sie wahrscheinlich noch etwas Honig hinzugeben wollen.

ZUTATEN

- 2 EL geriebener frischer Ingwer
- 2 TL Zimt
- 2 TL Anissamen oder Sternanis
- 1 TL ganze oder leicht zerkleinerte Gewürznelken
- 1 TL Kardamom
- 1 TL Orangenschale oder Schale von 1 frischen mittelgroßen Orange
- 1 TL Astragalus
- 1 TL Hagebutten
- ½ TL zerstoßener oder geschälter Muskatnusssamen
- ¼ Vanilleschote oder ½ TL Vanilleextrakt

APFEL- ODER GLÜHWEIN-ZUBEREITUNG

1,5 bis 2 l kalten Apfelwein oder Wein mit Gewürzen in einen Topf mit Deckel geben. Langsam erhitzen, bis es dampft, aber nicht kocht. Die Kräuter 20 Minuten in der Flüssigkeit einweichen lassen. Auf der niedrigsten Stufe auf dem Herd stehen lassen, damit das Getränk heiß serviert werden kann. Beim Eingießen in die Tassen abseihen. Milden Apfelwein vor dem Servieren abschmecken. Bei Wein oder starkem Apfelwein vor dem Servieren 1 TL Honig in jede Tasse geben.

GESCHMACK: wohltuende Düfte und Aromen von Zimt, Kardamom und Nelken, akzentuiert durch Zitrus und echte Vanilleschote

WIRKUNG DER PFLANZEN:
verdauungsfördernd, immunstärkend

BETROFFENE SYSTEME:
Verdauung, Immunsystem

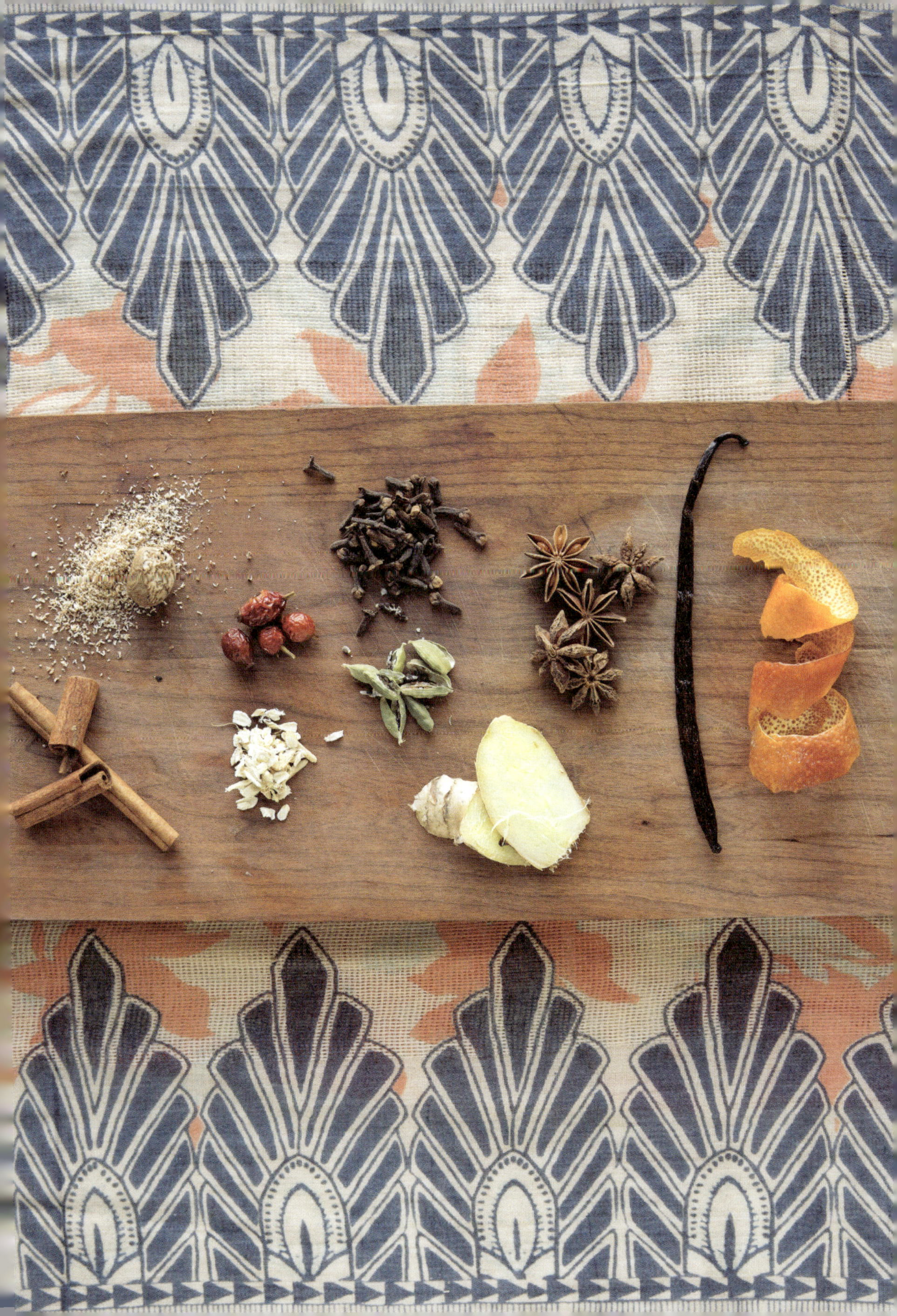

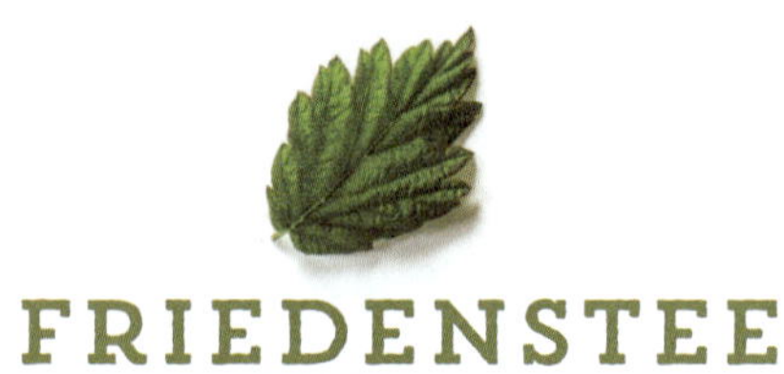

FRIEDENSTEE

Dieser Tee fördert die Ruhe nach einem stressigen Herbsttag und bringt Frieden und Gleichgewicht zurück in Ihr Nervensystem. Die Mischung ist leicht kühlend; falls Sie also schon sehr ausgekühlt sind, geben Sie zusätzlich noch frischen Ingwer dazu.

Brennnesseln sind extrem nahrhaft, und Katzenminze und Helmkraut beruhigen die Nerven, liefern aber auch viele Vitamine und Mineralien. Nach nur einer Dosis bemerken Sie ihre Wirkung vielleicht noch nicht, aber falls Sie sich mit ihnen anfreunden, werden sie Ihnen in guten wie in schlechten Zeiten zur Seite stehen. Ich finde, dass Helmkraut ein hervorragendes Mittel gegen rasende Gedanken ist, das mir hilft, mein Gemüt zu beruhigen, sodass ich schlafen oder mich auf das Jetzt konzentrieren kann. Zudem kann es Süchte durchbrechen und nervliche Anspannung abbauen (vor allem Anspannung durch zwanghafte Gedankenmuster). Katzenminze ist genau wie Minze beruhigend, hat aber ausgeprägtere entspannende Eigenschaften, sodass sie häufig in Mischungen gegen Schlaflosigkeit zu finden ist.

Rosenblütenblätter und Hagebutten verleihen dem Tee aufmunternde blumige und fruchtige Noten. Hagebutten sind reich an Vitamin C und haben deutliche entzündungshemmende Eigenschaften. Hibiskus ist herb und hilft, den Blutdruck zu senken. Kamille kann dazu beitragen, geistige Anspannung, Reizbarkeit und Kopfschmerzen zu lindern, die durch Ärger oder Frust entstehen.

ZUBEREITUNG

HEIẞER AUFGUSS: 350 ml heißes Wasser über 1 EL Tee gießen. 8 bis 10 Minuten ziehen lassen.

KALTER AUFGUSS: 480 ml kaltes Wasser und 1 bis 2 EL Tee in ein Glas mit Deckel geben. Das Glas schütteln, damit der gesamte Tee vom Wasser durchtränkt wird. Für mindestens 2 Stunden in den Kühlschrank oder an einen kühlen Ort stellen.

GESCHMACK:
grasig mit blumigen und süß-herben Noten

WIRKUNG DER PFLANZEN:
entspannend, nährend

BETROFFENE SYSTEME:
Nerven, allgemeines Gewebe

ZUTATEN

- 1 Teil Helmkraut
- 1 Teil Katzenminze
- 1 Teil Brennnesselblätter
- 1 Teil Himbeerblätter
- 1 Teil Rosenblütenblätter
- 0,5 Teile Kamille
- 0,5 Teile Hagebutten
- 0,5 Teile Hibiskus
- 1 Vanilleschote pro 450 g Teemischung
- 1 Stückchen frischer Ingwer, gerieben, pro 240 ml

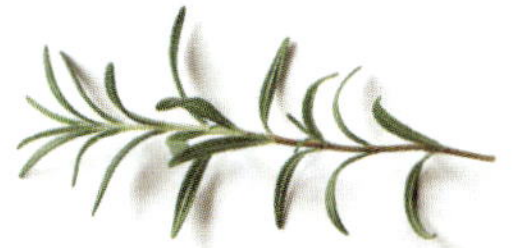

TONIKUM FÜR DEN KOPF

Dieses Tonikum für den Kopf wird Ihre Stimmung aufhellen, Ihre Energie und Immunabwehr steigern und Sie motivieren, gut durch die kühlen, dunklen Tage des Spätherbstes zu kommen. Dieser Tee kann täglich getrunken werden und stärkt Ihre Entschlossenheit, hilft, wertzuschätzen, wo Sie sich gerade in Ihrem Leben befinden, und das Beste daraus zu machen, was die Natur zu bieten hat – vor allem wenn im Herbst Sturm und Regen zurückkehren.

Kräftige, würzige Kräuter wie Kardamom und Zimt sind wichtig für den Körper, um zuversichtlich, gestärkt und motiviert zu bleiben und sich freudig in der Welt zu bewegen. Würzige Tees helfen dem Körper, Viren anzugreifen, die uns im Herbst und Winter bedrohen. Außerdem spielen sie eine positive Rolle bei der Verdauung. Eleuthero ist ein adaptogenes Kraut, das ich im Herbst gerne mag, weil es dazu beiträgt, meine Ausdauer zu stärken, wenn ich mich müde und träge fühle. Gotu Kola ist ein fantastisches Kraut für das Gedächtnis. Rosmarin ist wärmend und gilt traditionell als wichtig für ein gutes Gedächtnis. Auch pfeffriges Tulsi unterstützt Gedächtnis und Konzentration, hilft aber auch bei Stressbewältigung, Immunabwehr und Verdauung. Minze ist wegen ihrer ausgleichenden Eigenschaften in der Mischung enthalten.

ZUBEREITUNG

350 ml heißes Wasser über 1 EL Tee gießen. 5 bis 10 Minuten ziehen lassen.

GESCHMACK: Akzente aus aromatischen Gewürzen, Minze und Rosmarin

WIRKUNG DER PFLANZEN: tonisch für das Gehirn

BETROFFENES SYSTEM: Nerven

ZUTATEN

- 3 Teile Tulsi
- 2 Teile Minze
- 1 Teil Eleuthero (Sibirischer Ginseng)
- 1 Teil Gotu Kola
- 1 Teil Rosmarin
- 1 Teil Kardamom
- 1 Teil Zimt

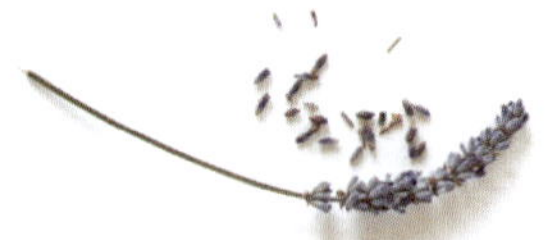

GOLDENER GARTEN

Wenn die Tage kürzer werden, ist es schön, ein paar köstliche koffeinhaltige Teemischungen zu haben, die helfen, beim Arbeiten einen wachen Kopf zu behalten. Am besten trinkt man den Goldenen Garten in heißer Milch oder Milchschaum mit einer kleinen Menge Honig. Sahnige Milch mildert den bitteren Geschmack des Lavendels auf der Zunge etwas ab, verstärkt die Süße des Kardamom. Vanilleschote und Kardamom ergänzen die malzigen Anklänge im Schwarztee, während der Lavendel für einen lieblichen blumigen Kontrast sorgt.

Ein weicher schwarzer oder gepresster Pu-Erh-Tee, der malzig ist, ohne besonders bitter zu sein, ist für diese Mischung ideal. Diese Eigenschaften passen gut zu zerstoßenen Kardamomkapseln und Lavendelblüten. Falls Sie einen gepressten Pu-Erh-Tee verwenden möchten (der „roter" Tee genannt wird, weil er zu einem Zustand zwischen Grün- und Schwarztee fermentiert wird), versuchen Sie, einen zu bekommen, der ein wenig gereift ist. Pu-Erh-Tee reift oft jahrzehntelang, und ältere gepresste Pu-Erh-Tees haben oft ein stärker entwickeltes Aroma ohne die Bitterkeit von Schwarztee.

ZUBEREITUNG

350 ml heiße Milch über 1 EL Tee gießen. 4 bis 6 Minuten ziehen lassen. Abseihen. 1 TL Honig hinzugeben.

ZUTATEN

- 4 Teile Schwarztee
- 1 Teil Kardamom
- 1 Teil Lavendelblüten
- 1 Vanilleschote pro 450 g Teemischung

GESCHMACK: malziger Schwarztee, bereichert durch würzigen Kardamom, blumigen Lavendel und aufmunternde Vanilleschote

WIRKUNG DER PFLANZEN: energiespendend, aufmunternd, verdauungsfördernd

BETROFFENE SYSTEME: Nerven, Verdauung

Ein warnendes Beispiel

Bevor ich wirklich wusste, was Kräuterheilkunde ist, lebte ich mit zwei Freundinnen in einem Haus, das weder Strom hatte noch isoliert war. Von Oktober bis Ende März war es fast jeden Tag kalt, dunkel und feucht. Aber wir hatten eine liebevolle Gemeinschaft mit Kerzenlicht und einem großen, freundlichen Hund.

Da ich seit einigen Jahren Köchin war, begann ich, mit den Gewürzen im Essen zu experimentieren. Hauptsächlich schwebte mir dabei vor, die Intensität der Aromen so hinzubekommen, dass sie meinen Körper wärmten, ohne mich ins Schwitzen zu bringen. Meine Hoffnung war, meinen Körper mithilfe von Gewürzen und Kräutern beständig warm halten zu können.

Ich kann mich noch genau an den Tag erinnern, als meine Mitbewohnerin Beatrix mit einem Rezept für wärmende Erdnussbutterkugeln nach Hause kam. Die Hauptzutaten waren Rosenwurz, geröstete Erdnussbutter, Kakaoraspeln, Sesamöl, Honig, Zimt und Ingwer. Sie waren die energetische Entsprechung der Sonne selbst.

Im Spätherbst begannen wir, den kleinen Sonnenersatz weiterzuentwickeln. Die Wirkung bei mir war durchaus gut, ich freute mich jeden Tag über warme Finger und Zehen. Nach etwa sechs Wochen Rosenwurz-Kugeln stellte ich dann allerdings fest, dass ich recht starke Rosacea bekam. Meine Haut war ständig gerötet und glühte förmlich. Mein Gesicht sah aus, als hätte ich einen Sonnenbrand mitten in einem besonders kalten, nassen Winter an der US-amerikanischen Nordwestküste bekommen. Außerdem war ich nervös und angespannt. Die Kombination aus Rosenwurz und aromatischen Gewürzen heizte meinen inneren Kamin viel zu dramatisch an. Bis dahin war mir nicht klar gewesen, wie drastisch einfache Kräuter und Gewürze das innere Gleichgewicht eines Menschen verändern können. Ich musste mehrere Wochen lang die Rosenwurz-Kugeln langsam absetzen und machte draußen noch mehr Sport als sonst schon, was half, etwas von dem Feuer zu löschen.

Infolge dieser Erfahrung entwickelte ich einen wesentlich tieferen Respekt vor Kräutern und Gewürzen und ihrer Wirkung auf meinen Körper. Außerdem sah ich ein, dass ich ein Lebensumfeld brauchte, das meinen körperlichen Bedürfnissen besser gerecht wurde. Dadurch, dass ich nur auf Kräuter und Gewürze gesetzt hatte, um die Belastungen durch meine Wohnsituation zu lindern, waren unerwartete Ungleichgewichte entstanden. Wenn wir unsere Gesundheit erhalten wollen, sollten wir unsere natürlichen Grenzen und Behaglichkeitszonen kennen und fundierte Entscheidungen über unser Lebensumfeld treffen können. Oft sind wir nicht in der Lage, uns unseren sozioökonomischen Ausgangspunkt im Leben auszusuchen. Aber wir alle können lernen, uns persönliche und soziale Gewohnheiten zuzulegen, die zu einer starken, unterstützenden Zuflucht für uns werden. Kräuter und Kräutertees sind nur ein Aspekt dessen, sich einen lebendigen Zufluchtsort zu schaffen.

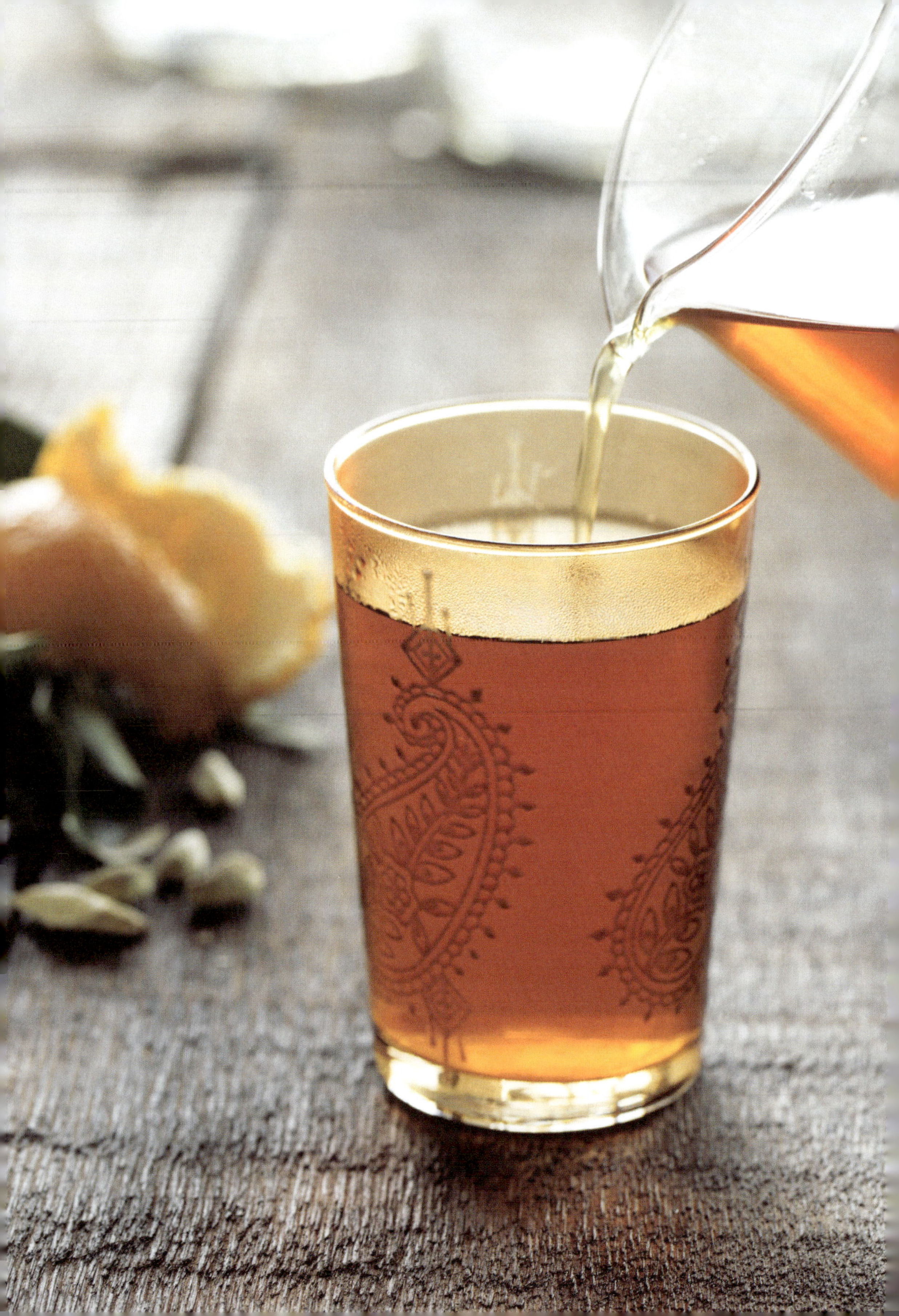

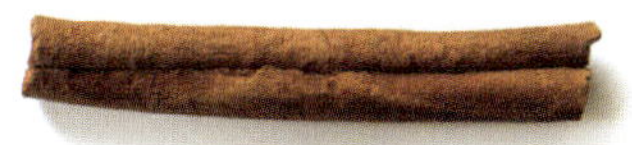

KUKICHA GOLD

Dieser Tee fühlt sich an wie ein warmer Kamin. Zart gerösteter Kukicha-Stieltee wird von einer wärmenden Mischung aus aromatischen Gewürzen umhüllt, um die innere Glut anzufachen. Ich liebe diesen Tee im Herbst, wenn die Sonnenstrahlen schräg ins Auge fallen, ihre Wärme aber kaum noch meine Haut durchdringt. Sobald die Sonne sich weiter von uns wegbewegt, beginnen wir, uns mehr der körperlichen Bewegung und wärmenden aromatischen Kräutern wie Nelken und Zimt zuzuwenden, um uns weiter behaglich und warm zu fühlen.

In dieser Orangen-Gewürz-Mischung sind keine „natürlichen Aromastoffe" enthalten, sodass Ihr Körper vom ganzen therapeutischen Nutzen der Kräuter profitieren kann. Zimt, Nelken, Orangenschale, Kardamom und Piment enthalten wichtige aromatische ätherische Öle und sind wärmend und antimikrobiell. Kukicha Gold ist ein köstlich-verwegener Tee, der belebend wirkt und den Körper vor Infektionen schützt.

ZUBEREITUNG

350 ml heißes Wasser oder heiße Milch über 1 EL Tee gießen. 5 bis 10 Minuten ziehen lassen.

GESCHMACK:
geröstete Basis mit würzigen Orangen-Akzenten

WIRKUNG DER PFLANZEN:
verdauungsfördernd, wärmend

BETROFFENE SYSTEME:
Verdauung, Kreislauf

ZUTATEN

- 10 Teile Kukicha-Stieltee
- 5 Teile Zimt
- 3 Teile Orangenschale
- 3 Teile Dang Shen
- 3 Teile Kardamom
- 2 Teile Gewürznelken
- 1 Teil Piment
- 1 Teil Süßholzwurzel

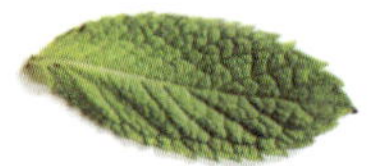

GUTE-LAUNE-TEE

Der Gute-Laune-Tee ist eine großartige Hommage an Frühling und Sommer. Wenn das Wetter sich ändert und die Welt plötzlich trist erscheint, erinnert uns dieser Tee daran, dass wir damals in weiser Voraussicht diese Kräuter zusammengestellt haben, um im Herbst und Winter unsere Stimmung aufzuhellen. Es ist eine Mélange des vergangenen Sommers auf einer Basis aus reichhaltigen, gerösteten Kakaobohnenschalen, die uns fest in der Gegenwart verankert. Stellen Sie sich Wurzeln vor, die von Ihren Füßen hinabreichen und Sie sicher erden. Ihr Kopf aber wendet sich, sehnt sich nach der Vergangenheit … Genau darum geht es bei diesem Tee.

ZUBEREITUNG

350 ml heißes Wasser über 1 EL Tee gießen. 5 bis 10 Minuten ziehen lassen.

GESCHMACK:
süße, minzige Basis mit einem Aroma aus gerösteter Schokolade, Vanille und Jasmin

WIRKUNG DER PFLANZEN:
nährend, aufmunternd

BETROFFENE SYSTEME:
Nerven, allgemein tonisch

ZUTATEN

- 3 Teile Honeybush
- 3 Teile Kakaobohnenschalen (Spreu)
- 1 Teil Brennnesselblätter
- 1 Teil Pfefferminze
- 0,5 Teile Jasminblüten (oder 1 Tropfen ätherisches Jasminöl)
- 1 Vanilleschote pro 450 g Teemischung

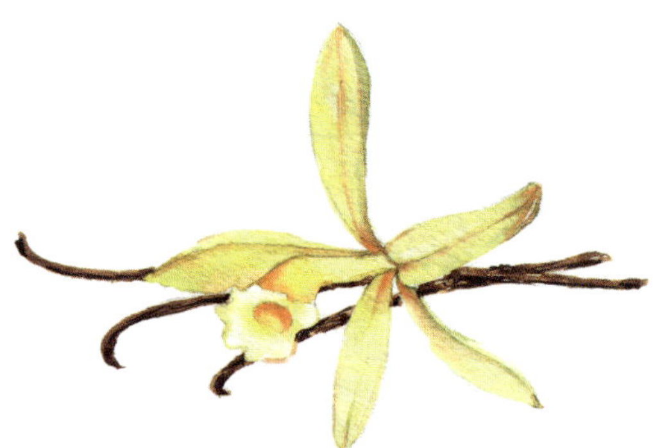

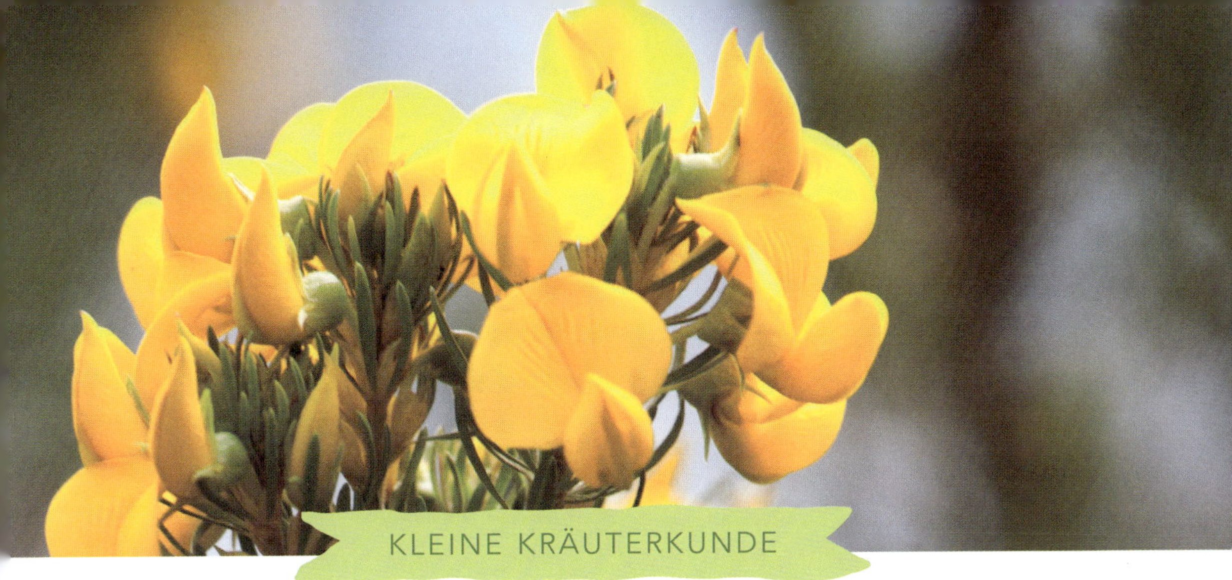

KLEINE KRÄUTERKUNDE

HONEYBUSH

Honeybush, auch „Roter Tee" genannt, wird manchmal mit Rooibos-Tee verwechselt. Übliche Bezeichnungen in Südafrika sind unter anderem Bush Tea, Bergtee und Boertee. Honeybush ist in Südafrika weit verbreitet und wächst üblicherweise in den Küstengebieten von Westkap und Ostkap von Darling bis Port Elisabeth. Wildpopulationen sind meist an Berggipfeln, an ganzjährigen Wasserläufen, in Sumpfgebieten, an Bändern mit Schiefergestein und an feuchten Südhängen zu finden. Der Tee wird geerntet und fermentiert, um die rötliche Farbe und das süße, herbe Aroma zum Vorschein zu bringen.

Honeybush enthält kein Koffein. Traditionell wird der Tee zubereitet, indem man 20 Minuten lang 2 bis 3 EL pro Liter Wasser kochen lässt. Oft wird er mit Milch und Zucker getrunken. Beides ist aber nicht notwendig, um das honigartige Aroma wahrzunehmen. Medizinisch wird er traditionell angewendet, um Verstopfung zu lindern und Wassereinlagerungen zu verringern. Außerdem lässt sich der Tee wegen seines Chlorphenamin-Gehalts zur Behandlung von Husten einsetzen. Das abschwellend wirkende Chlorphenamin wird manchmal auch zur Herstellung von Hustensaft verwendet. Es wird derzeit daran geforscht, ob es auch den Blutzuckerspiegel senken kann. Die Pflanze enthält außerdem Isoflavone und Coumestan, die als Phytoöstrogene gelten und helfen können, Wechseljahressymptome zu lindern. Eine Tasse mineralienreicher Honeybush am Tag ist überaus nahrhaft.

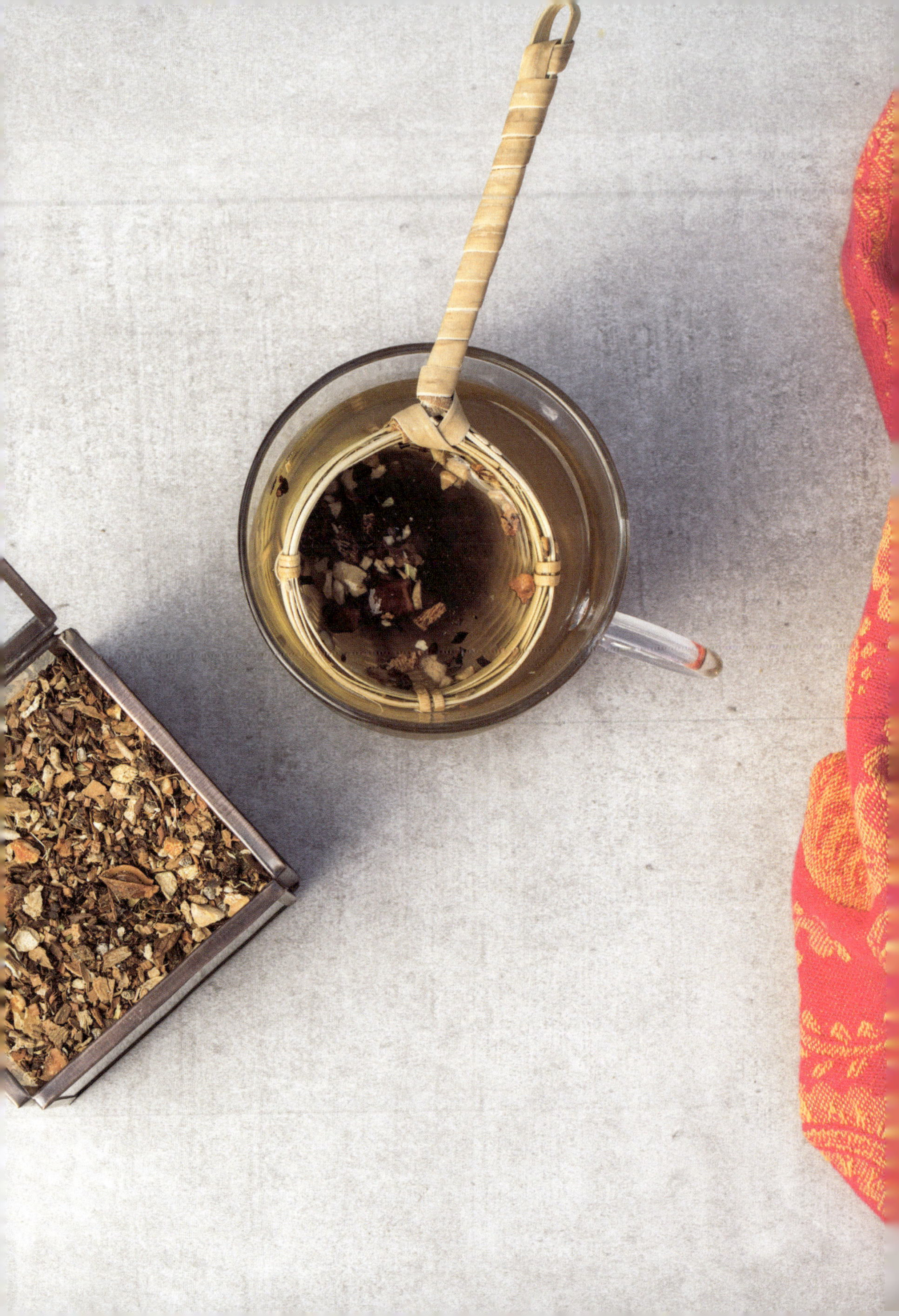

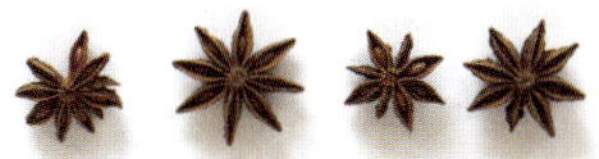

HONEYBUSH SPICE

Honeybush Spice ist eine tolle Wahl, wenn Sie Lust auf einen koffeinfreien, würzigen Chai-Tee ohne Milch und Zucker haben. Honeybush bildet eine köstliche Basis, die leicht süß und herb ist und komplexer wird, je länger Sie ihn ziehen lassen. Ingwer und Anis unterstützen die Verdauung und die Durchblutung. Zimt und Kardamom sind ebenfalls wärmende Kräuter, aber zusätzlich unterstützen sie auch noch das Immunsystem und haben starke antimikrobielle Eigenschaften, die den Körper widerstandsfähiger gegen Krankheiten machen. Orangenschale und Vanilleschote sind aufgrund ihrer aufmunternden Wirkung mit dabei.

ZUBEREITUNG

350 ml heißes Wasser über 1 EL Tee gießen. 5 bis 10 Minuten ziehen lassen. Für eine kräftigere Tasse in einem Topf mit Deckel 1 EL Tee 10 Minuten lang in 480 ml Wasser köcheln lassen.

GESCHMACK:
ähnlich wie Chai, aber nicht ganz so würzig

WIRKUNG DER PFLANZEN:
wärmend, antimikrobiell

BETROFFENE SYSTEME:
Verdauung, Immunsystem

ZUTATEN

- 4 Teile Honeybush
- 3 Teile Zimt
- 1,5 Teile Ingwer
- 1,5 Teile Sternanis
- 1,5 Teile Kardamom
- 1 Teil Gewürznelken
- 1 Teil Orangenschale
- 0,35 Teile Süßholzwurzel
- 1 Vanilleschote pro 450 g Teemischung (optional)

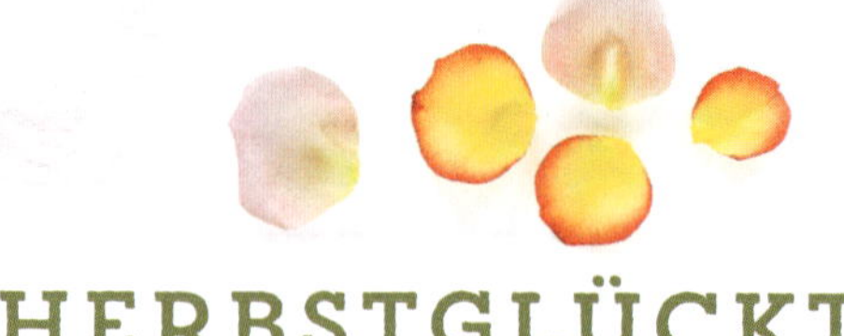

HERBSTGLÜCKTEE

Manchmal ist es schön, einen Tee zu haben, der uns hilft, über den Wolken zu schweben, egal, ob es sich dabei nun um echte Wolken oder trübe Gedanken handelt. Die reichen Zitrus-Noten von Zitronengras und Bergamotte in dieser Mischung schenken uns fast sofort neuen Auftrieb. Die tiefen, aromatischen Noten der Gewürznelken steigern die Durchblutung, während Rose und Vanilleschote liebliche, wohltuende Akzente setzen. Lassen Sie Ihren Geist wieder munter werden und erleben Sie das tiefe Wohlbehagen, wenn Sie diesen wunderbar duftenden Tee genießen.

In diesem Tee steckt eine ganze Menge Aromatherapie. Warme blumige und zitronige Noten sowie Nelken-Akzente sind wohltuend und helfen, Trägheit in Bewegung und Klarheit zu verwandeln.

ZUBEREITUNG

350 ml heiße Milch über 1 bis 2 TL Tee gießen. 4 bis 7 Minuten ziehen lassen. Eine kleine Menge Honig hinzugeben.

GESCHMACK: weicher Schwarztee kombiniert mit aufmunternden Aromen aus Bergamotte, Zitronengras und Rose; nachklingendes Aroma warmer, tiefer, sinnlicher Nelken

WIRKUNG DER PFLANZEN: energiespendend, aufmunternd

BETROFFENE SYSTEME: Nerven, Immunsystem

ZUTATEN

- 1 Teil Earl Grey-Tee
- 0,5 Teile Zitronengras
- 0,25 Teile Rosenblütenblätter
- 0,2 Teile Gewürznelken
- 1 Vanilleschote pro 450 g Teemischung

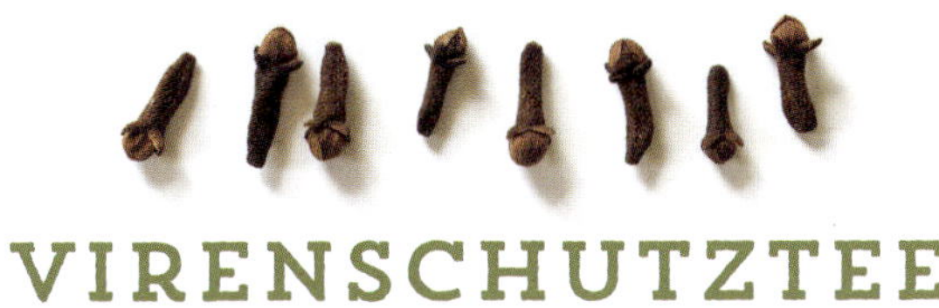

VIRENSCHUTZTEE

Falls Sie Kleinkinder haben und Ihre Kinder mit vielen anderen Kindern zu tun haben oder Sie selbst mit vielen anderen Menschen Kontakt haben, kann es lohnenswert sein, dieses kleine Juwel griffbereit zu haben, sobald der Herbst beginnt. Dieser wunderbar antibakterielle und antivirale Tee hilft, kräftezehrende Infektionen zu mildern. Die meisten von uns haben übervolle Terminkalender und sind schnell mal am Ende ihrer Kräfte. Trinken Sie diesen Tee direkt, wenn Sie sich angeschlagen fühlen, um Ihrem Körper zu helfen, in der Erkältungs- und Grippesaison Infektionen zu bekämpfen.

ZUBEREITUNG

350 ml heißes Wasser über 1 EL Tee gießen. 5 bis 10 Minuten ziehen lassen.

GESCHMACK: leicht bittersüß und würzig mit Akzenten aus Minze und Zitrus

WIRKUNG DER PFLANZEN: Unterstützung des Immunsystems

BETROFFENES SYSTEM: Immunsystem

ZUTATEN

- 6 Teile Holunderbeeren
- 6 Teile Ingwer
- 5 Teile Minze
- 3 Teile Tulsi
- 3 Teile Anissamen oder Gewürznelken
- 2 Teile Orangenschale
- 1,5 Teile Schafgarbe
- 1 Teil Süßholzwurzel

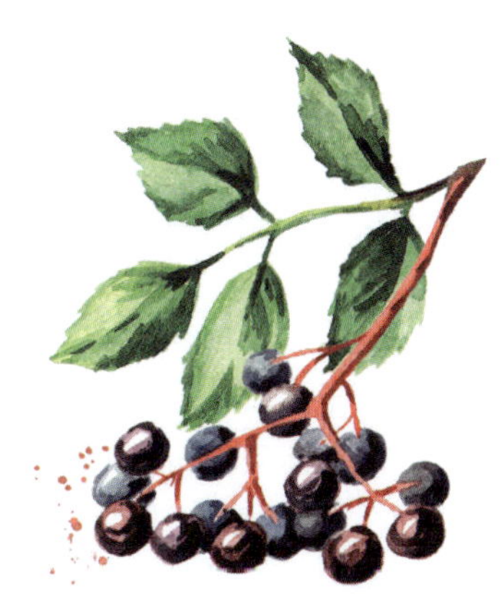

WINTER

DER WINTER IST UNSERE KÄLTESTE JAHRESZEIT UND SOLLTE EINE ZEIT der körperlichen und geistigen Regeneration sein. Da wir aber meist gerne ausgiebig die lange Weihnachtszeit feiern, bekommen wir nicht immer die Entspannung, die wir brauchen, bis der Winter richtig einsetzt. Fast in der gesamten dunkelsten Zeit des Jahres werden Körper und Geist in unserer Kultur immer wieder stark angeregt, was so gar nicht dem entspricht, wie wir tatsächlich die Welt empfinden und wahrnehmen.

Sobald die meisten Pflanzen im Spätherbst ihren Lebenszyklus vollendet haben oder in Schlaf verfallen sind, sollten auch wir generell einen Gang herunterschalten. Die meisten Menschen würden davon profitieren, sich im Winter Zeit zu nehmen, um sich körperlich zu erholen und inneren Frieden zu kultivieren. Die Stille und Dunkelheit des Winters helfen uns, unsere Energie nach innen zu wenden. Das kann überaus nützlich sein, um Herz und Geist widerstandsfähiger zu machen. Wenn Ihnen vor dem Winterwetter graut, versuchen Sie einmal, den Winter stattdessen als Teil eines natürlichen Kreislaufs zu sehen, der Sie gerade so viel langsamer macht, dass Sie Gelegenheit für seelisches und spirituelles Wachstum erhalten.

Erinnern Sie sich daran, dass der Winter eine Zeit ist, in der die Pflanzen ruhen, und er bietet Ihnen die Gelegenheit, über Ihre verletzlichen Seiten nachzusinnen. Falls Ihr Körper Ihnen mitteilt, dass Sie sich von äußerem Stress zurückziehen sollten oder falls Sie Widerstand gegen große Veränderungen in Ihrem Leben vernehmen, ist es am besten zuzuhören, was Ihr Körper Ihnen zu sagen hat. Warten Sie, bis Sie den Impuls spüren, ein neues Projekt zu starten oder etwas in Angriff zu nehmen. Es ist absolut keine Schande, auf den Körper zu hören und Selbstfürsorge zu praktizieren. Wenn wir uns selbst treu bleiben, schaffen wir Muster der Gesundheit und Zufriedenheit.

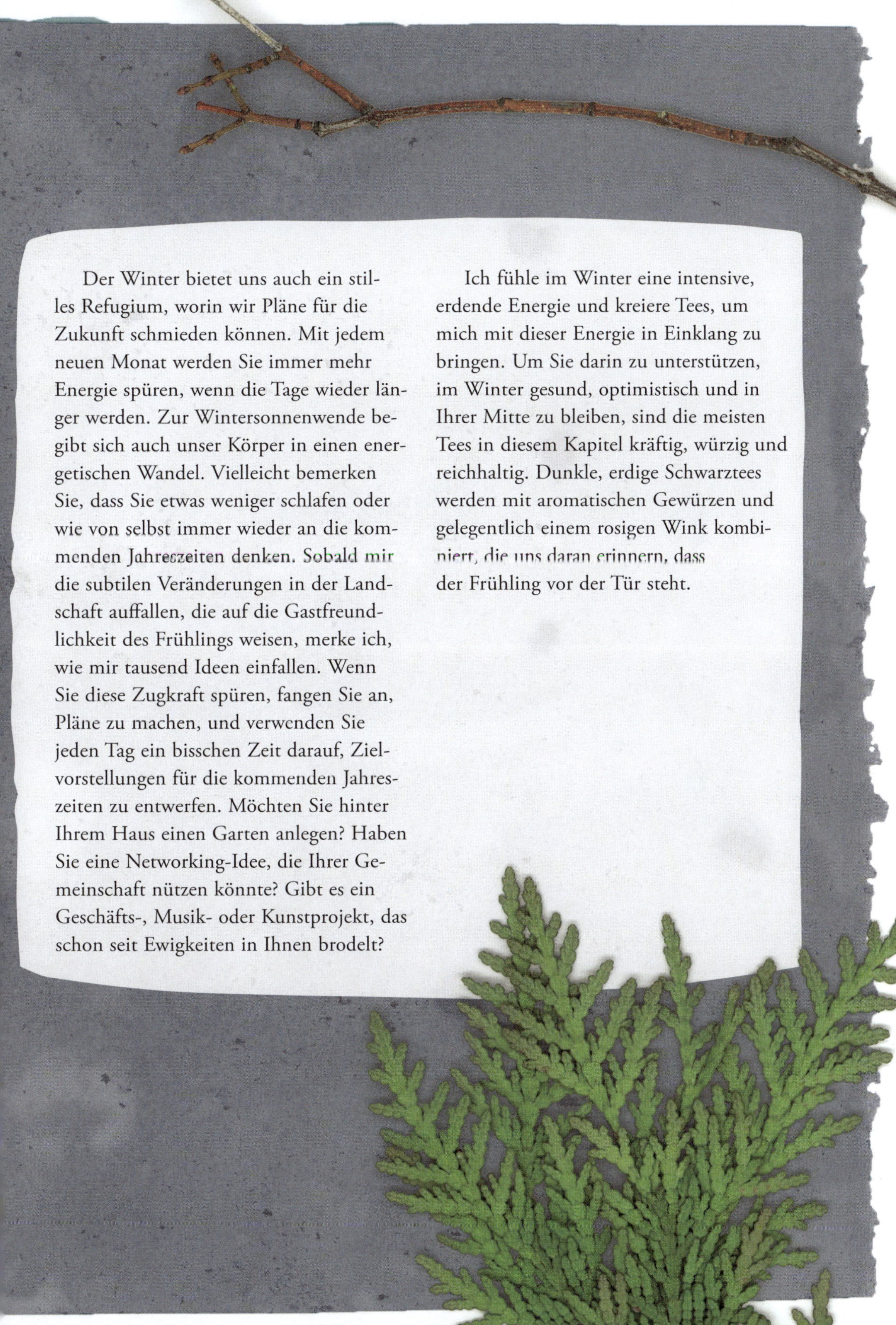

Der Winter bietet uns auch ein stilles Refugium, worin wir Pläne für die Zukunft schmieden können. Mit jedem neuen Monat werden Sie immer mehr Energie spüren, wenn die Tage wieder länger werden. Zur Wintersonnenwende begibt sich auch unser Körper in einen energetischen Wandel. Vielleicht bemerken Sie, dass Sie etwas weniger schlafen oder wie von selbst immer wieder an die kommenden Jahreszeiten denken. Sobald mir die subtilen Veränderungen in der Landschaft auffallen, die auf die Gastfreundlichkeit des Frühlings weisen, merke ich, wie mir tausend Ideen einfallen. Wenn Sie diese Zugkraft spüren, fangen Sie an, Pläne zu machen, und verwenden Sie jeden Tag ein bisschen Zeit darauf, Zielvorstellungen für die kommenden Jahreszeiten zu entwerfen. Möchten Sie hinter Ihrem Haus einen Garten anlegen? Haben Sie eine Networking-Idee, die Ihrer Gemeinschaft nützen könnte? Gibt es ein Geschäfts-, Musik- oder Kunstprojekt, das schon seit Ewigkeiten in Ihnen brodelt?

Ich fühle im Winter eine intensive, erdende Energie und kreiere Tees, um mich mit dieser Energie in Einklang zu bringen. Um Sie darin zu unterstützen, im Winter gesund, optimistisch und in Ihrer Mitte zu bleiben, sind die meisten Tees in diesem Kapitel kräftig, würzig und reichhaltig. Dunkle, erdige Schwarztees werden mit aromatischen Gewürzen und gelegentlich einem rosigen Wink kombiniert, die uns daran erinnern, dass der Frühling vor der Tür steht.

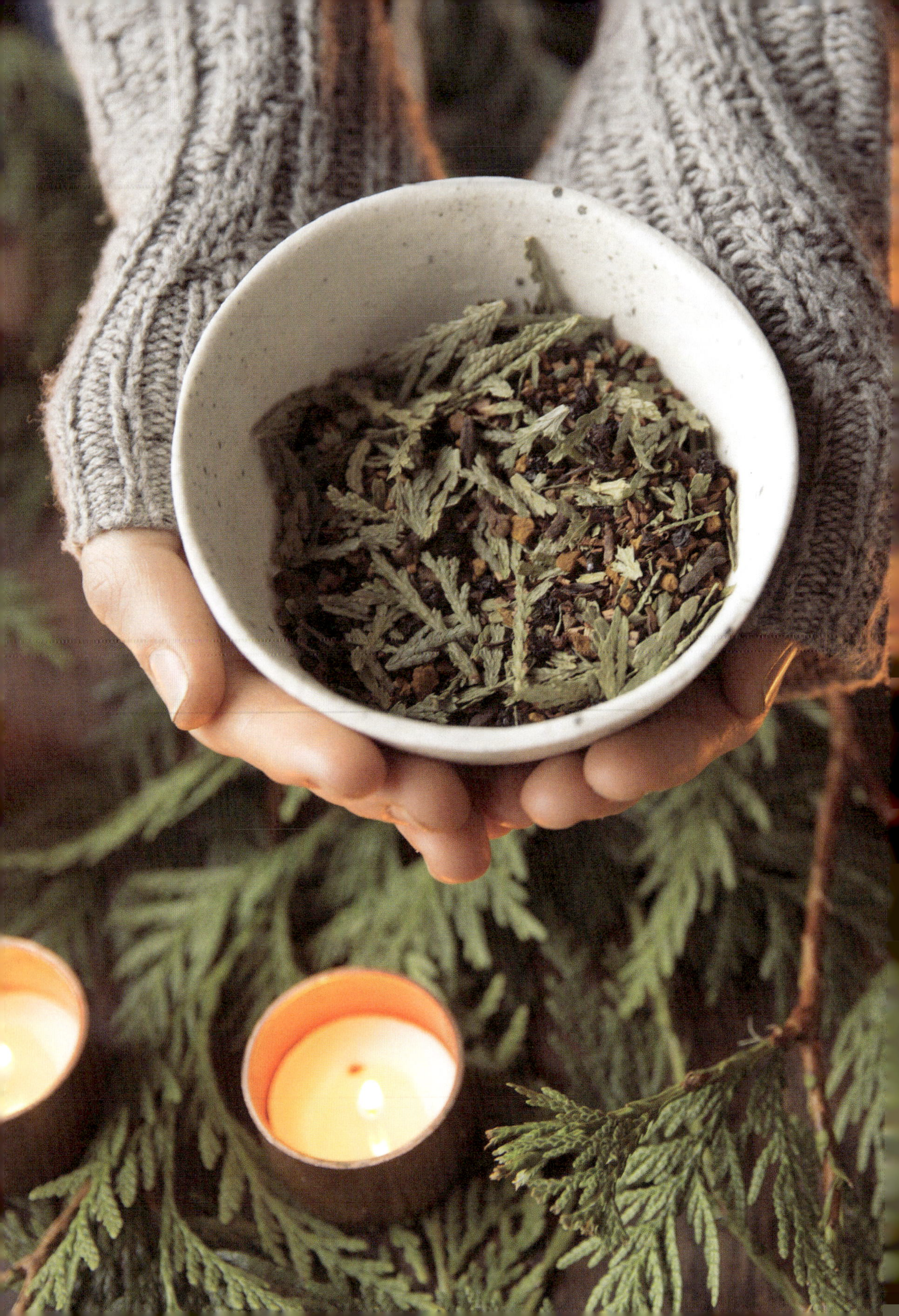

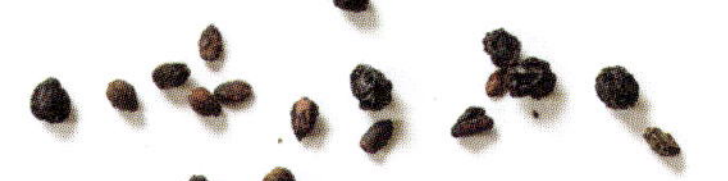

WINTERSONNENWENDE-TEE

Die Wintersonnenwende markiert den Moment, wenn die zusammenziehende Energie von Sommer und Herbst auf die sich ausdehnende Energie von Winter und Frühling trifft. Wir feiern diesen Übergang, indem wir beide Seiten des Pendels würdigen. Rund um die Wintersonnenwende erfüllen wir unser Zuhause mit den wunderbaren Düften von Zeder, Pinie, Zypresse und Tanne, um die schützende Energie der immergrünen Pflanzen zu ehren, da sie uns vor Sommer- und Winterwetter gleichermaßen Schutz bieten.

Die Zeder in diesem Tee wird Ihnen helfen, sich zu erden und Ihren Sinnen neue Energie zu schenken. Chaga-Pilze, Holunderbeeren und Gewürznelken steuern erdige, fruchtige beziehungsweise würzige Aromen bei. Honeybush ist eine großartige Basis, die notwendige Vitamine und Mineralien liefert. Zudem ist dieser Tee zugleich auch noch ein Tonikum für das Immunsystem. Genießen Sie ihn, während Sie über das vergangene Jahr nachsinnen, und lassen Sie die Kräuter helfen, Sie in einen glühenden Verfechter von Liebe und Mitgefühl zu verwandeln!

ZUBEREITUNG

350 ml heißes Wasser über 1 EL Tee gießen. 5 bis 10 Minuten ziehen lassen.

GESCHMACK: süße Honeybush-Basis, akzentuiert durch erdige Chaga-Pilze, immergrüne Pflanzen, fruchtige Holunderbeeren und würzige Nelken

WIRKUNG DER PFLANZEN: nährend, Unterstützung des Immunsystems

BETROFFENE SYSTEME: allgemeines Tonikum für den Winter

ZUTATEN

- 4 Teile Honeybush
- 2 Teile Holunderbeeren
- 1 Teil Zedernnadelspitzen
- 1 Teil Chaga-Pilze
- 0,5 Teile Gewürznelken

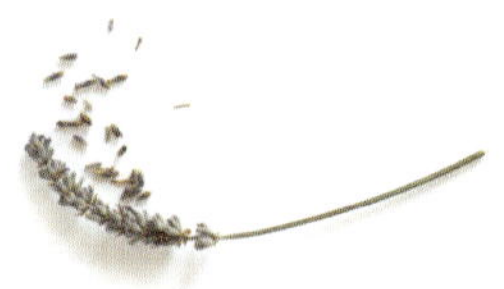

ERINNERUNGSTEE

In Erinnerung an die andere Seite des Jahres beschwört dieser Tee die reiche Vielschichtigkeit des flüchtigen Sommers herauf. Fruchtig und blumig im Aroma, mit Zitrusnoten aus Zitronengras als munteren Ausgleich ist der Erinnerungstee köstlich und wunderbar antioxidativ.

ZUBEREITUNG

350 ml heißes Wasser über 1 EL Tee gießen. 5 bis 10 Minuten ziehen lassen.

GESCHMACK: faszinierende Kombination aus süß, herb, fruchtig, blumig und zitronig

WIRKUNG DER PFLANZEN: nährend, aufmunternd, führen Flüssigkeit und wertvolle Mineralstoffe, Vitamine und Co. zu

BETROFFENE SYSTEME: allgemein tonisch

ZUTATEN

- 2 Teile Hagebutten
- 2 Teile Honeybush
- 2 Teile Holunderbeeren
- 1,5 Teile Rosenblütenblätter
- 1 Teil Ringelblumenblüten
- 1 Teil Lavendelblüten
- 1 Teil Zitronengras

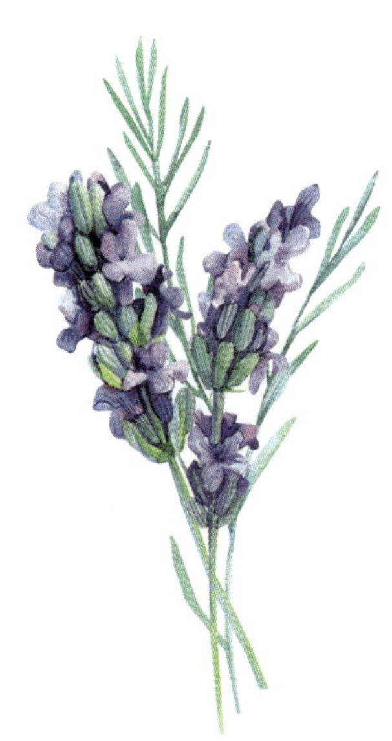

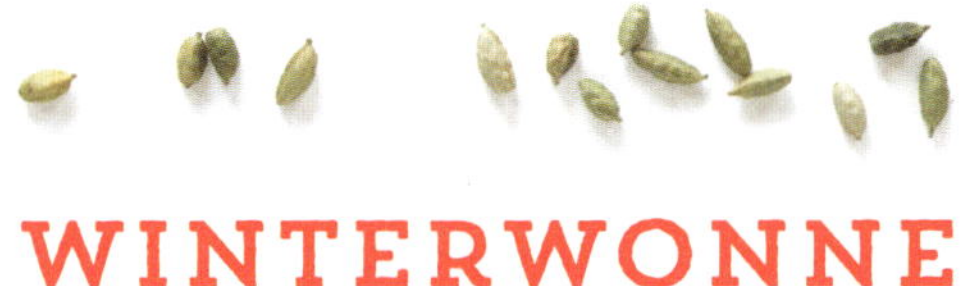

WINTERWONNE

Dies ist ein toller Tee für den Dezember. Für den Tag der Wintersonnenwende empfehle ich ein wenig Reflexion zusammen mit einer heißen Tasse Winterwonne. Diese Mischung lässt ein bisschen an würzige Weihnachtstee-Mischungen denken, offenbart aber auch eine tiefe, erdige, immergrüne Energie.

Die leicht aromatischen Tannennadeln der Douglasie haben ein mildes Zitrusaroma und bewirken die rote Tönung dieses Tees. Die Douglasie ist eine gute Vitamin-C-Quelle und einfach nur köstlich. Falls Sie eine Tanne im Garten stehen haben, können Sie die Tannennadeln selbst ernten. Die jungen Frühlings-Nadelspitzen sind am besten zum Kochen geeignet und ergeben einen etwas süßeren Tee. Die reifen Nadeln lassen sich auch noch nach einem Sturm ernten, bei dem große Äste heruntergefallen sind. Verwenden Sie die Nadeln frisch oder entfernen Sie sie vom Stiel und trocknen Sie sie für später. Falls Sie die Nadeln in einem Dörrautomaten trocknen, werden Sie mehrere Tage lang das lebendige Aroma von Weihnachten genießen. Stellen Sie Ihren Dörrautomaten in jedem Fall auf die niedrigste Wärmestufe.

Bockshornklee verleiht dieser Mischung ihre an Ahornsirup erinnernde Süße. In der westlichen Kräuterheilkunde ist er bestens als milchtreibendes Kraut für stillende Mütter bekannt. Mit seinem leicht bittersüßen Aroma wird Bockshornklee häufig in vielen indischen Currygerichten als Gewürz verwendet. Außerdem hilft er, Verdauungsbeschwerden zu verringern. Immunstärkender Zimt, Ingwer, Kardamom und Muskatnuss sind Hochgenuss und Therapie in einem.

ZUBEREITUNG

350 ml heißes Wasser über 1 EL Tee gießen. 5 bis 10 Minuten ziehen lassen.

GESCHMACK: behagliche Mischung aus Wintergewürzen und frischen immergrünen Pflanzen

WIRKUNG DER PFLANZEN: aufmunternd, Unterstützung des Immunsystems

BETROFFENE SYSTEME: allgemeines Tonikum für den Winter

ZUTATEN

- 2 Teile Douglasie-Tannennadelspitzen
- 2 Teile Bockshornkleesamen
- 1 Teil Chaga-Pilze
- 1 Teil Zimt
- 1 Teil Kardamom
- 1 Teil Ingwer
- 0,5 Teile Muskatnuss

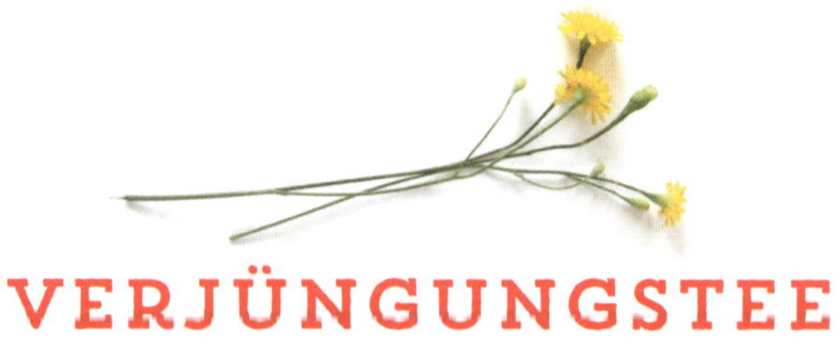

VERJÜNGUNGSTEE

Ich hoffe, Sie werden diesen Tee lieben lernen, denn er ist es wert! Wenn Sie den Verjüngungstee regelmäßig trinken, werden seine adaptogenen Kräuter helfen, Ihren Körper zu regenerieren und vor den schädigenden Auswirkungen von Stress zu schützen. Reishi- und Chaga-Pilze, Astragalus, Dang Shen, Rosenwurz und Ashwagandha unterstützen das Nervensystem, die Immunabwehr und den Bewegungsapparat. Dang Shen und Rosenwurz sind energiespendend. Wenn Sie also an chronischer Müdigkeit in Verbindung mit Stress leiden, probieren Sie doch einmal, mit diesen Kräutern zu experimentieren, statt Koffeinhaltiges zu trinken.

Da wir im Winter oft reichhaltige Lebensmittel essen und weniger aktiv sind, kommt es zu Mangelerscheinungen in Leber und Nieren. Löwenzahn und Klettenwurzel unterstützen die Leber beziehungsweise die Nieren. Sie gelten als kühlende Kräuter. Wenn Sie sich also schon ausgekühlt fühlen oder eine langsame Verdauung bemerken, geben Sie etwas frischen Ingwer oder Zimt hinzu, um eine wärmende Wirkung zu erzielen. Als zusätzlicher kosmetischer Effekt einer gesunden Leber und gesunder Nieren sieht die Haut wesentlich klarer aus und fühlt sich auch so an.

Dieser Tee ist hilfreich fur Menschen, die Umweltbelastungen ausgesetzt sind, aber auch für Menschen, die an einer posttraumatischen Belastungsstörung, einem Kopftrauma oder an chronischer Müdigkeit leiden.

ZUBEREITUNG

3 EL Tee und 950 ml Wasser in einen Topf mit Deckel geben. Langsam zum Köcheln bringen. 20 bis 60 Minuten oder länger köcheln lassen. Je länger Sie den Tee abkochen, desto wirkungsvoller wird er und desto mehr Wasser ist zum Köcheln notwendig. Falls Sie das starke, kräftige Aroma anfangs nicht mögen, verwenden Sie mehr Wasser, um den Tee zu strecken und abzumildern.

GESCHMACK: erdige Wurzeln kombiniert mit aromatischen Gewürzen

WIRKUNG DER PFLANZEN: Unterstützung des gesamten Körpers

BETROFFENE SYSTEME: allgemein tonisch

ZUTATEN

- 5 Teile Klettenwurzel
- 3 Teile Löwenzahnwurzel
- 3 Teile Bockshornkleesamen
- 2,5 Teile Ashwagandha (Indischer Ginseng)
- 2,5 Teile Dang Shen
- 2 Teile Chaga-Pilze
- 2 Teile Rosenwurz
- 2 Teile Astragalus
- 2 Teile Zimt (optional)
- 1 Teil Reishi-Pilze
- Frischer Ingwer, gerieben (optional)

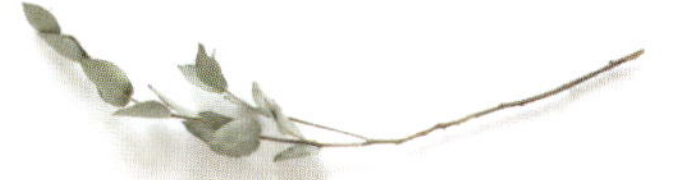

TIEFES WOHLBEFINDEN

Diesen Tee habe ich gegen diese hartnäckigen Erkältungssymptome entwickelt, die einfach nicht verschwinden wollen. Wenn ich mich klamm fühle und gerade eine Erkältung hinter mir habe, liebe ich es einfach, diesen Tee zu trinken. Fast sofort fühle ich dann eine harmonisierende Wirkung in Lunge und Nebenhöhlen.

Holunderbeeren werden seit Jahrhunderten genutzt, um Atemwegserkrankungen in Verbindung mit Erkältungen, Grippe und Infektionen zu behandeln. Sie verleihen ein schönes fruchtiges Aroma, was in den Wintermonaten, wenn dieser Tee unerlässlich sein wird, sehr erfrischend sein kann. Alant (mit schleimlösenden, antimykotischen, hustenstillenden und wärmenden Eigenschaften) kann Verschleimungen in der Lunge und im unteren Rachen lindern und wird zur Behandlung von Bronchitis und Asthma verwendet. Eukalyptus ist Hauptbestandteil vieler Bronchialbalsame für Kinder und Erwachsene mit Bronchitis. In Teeform hat er einen schönen Menthol-Charakter, der hilft, Schleimverstopfungen zu lösen. Sein aufmunterndes Aroma trägt außerdem dazu bei, die Stimmung aufzuhellen. Santakraut ist in den Bergen Kaliforniens und Mexikos beheimatet und wird üblicherweise für die Atemwegsgesundheit genutzt. Ich liebe seine reichen, aromatischen Harze über alles.

Zur weiteren Unterstützung habe ich Süßholz wegen seines süßen Aromas und zur Linderung von Halsschmerzen sowie Zitronenmelisse wegen ihrer antiviralen Eigenschaften und ihrer unterstützenden Wirkung auf das Nervensystem ausgewählt. Die Grüne Minze zielt mehr auf das Aroma ab, um zu helfen, Verschleimungen in den Nebenhöhlen zu lösen und übermäßige Wärme abzuleiten. Die leicht süße Rot-Ulme ist hervorragend geeignet, um entzündetes Gewebe in Mund und Rachen zu beruhigen, besonders wenn Sie Husten haben.

ZUBEREITUNG

350 ml heißes Wasser über 1 EL Tee gießen. 5 bis 10 Minuten ziehen lassen.

ZUTATEN

- 1 Teil Holunderbeeren
- 1 Teil Alantwurzel
- 1 Teil Sonnenhut
- 1 Teil Eukalyptus
- 1 Teil Grüne Minze
- 1 Teil Zitronenmelisse
- 0,5 Teile Süßholzwurzel
- 0,5 Teile Santakraut
- 0,5 Teile Rot-Ulme oder Eibischwurzel

GESCHMACK: süß und befeuchtend mit starken Menthol-Aromen und einem Hauch Beeren und Zitrone

WIRKUNG DER PFLANZEN: Unterstützung des Immunsystems, lindernd

BETROFFENE SYSTEME: Immunsystem, Atemwege

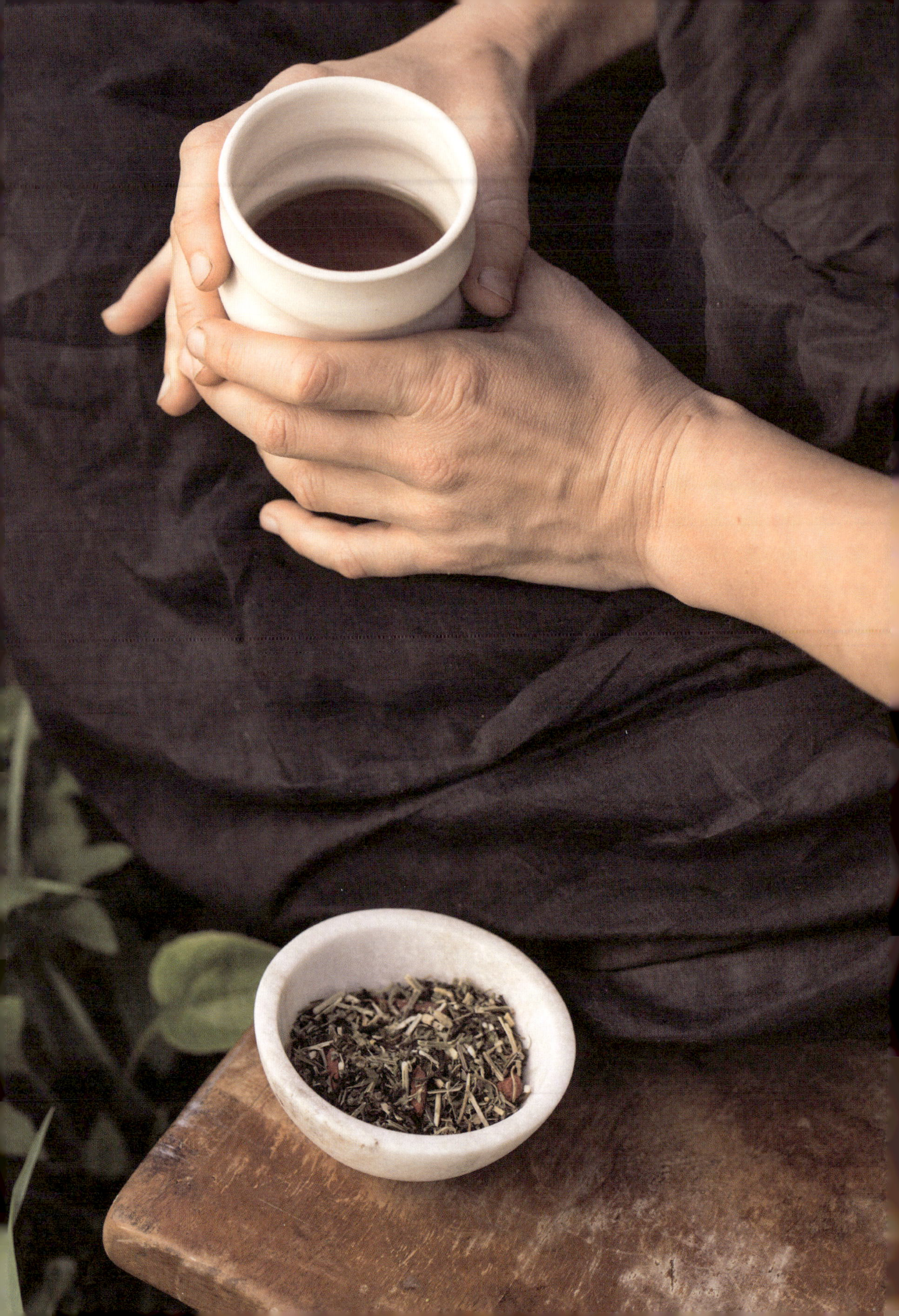

FEUERTEE

Mit dem Geschmack rauchiger Tees kann sich nicht jeder anfreunden. Ich versuche, das rauchige Aroma auszugleichen, indem ich es als Akzent statt als dominierende Geschmacksrichtung in der Mischung nutze. Dieser Tee ist sehr vielschichtig und ich hoffe, Sie können ihn in aller Ruhe mit einer gewissen Faszination genießen. Woran erinnert Sie dieser Tee? Wenn ich den Feuertee trinke, fallen mir unglaublich viele Erinnerungen ein, vor allem rund um die Wintersonnenwende.

Lapsang Souchong kommt aus den Wuyi-Bergen im Südosten Chinas und wird hauptsächlich in den Westen exportiert. Die Blätter für diesen Tee stammen aus den letzten Pflückungen der Teepflanzen in der Saison. Da ihnen etwas vom Glanz und von der Komplexität der früheren Ernte fehlt, eignen sie sich perfekt, über Piniennadeln geräuchert zu werden. Ich liebe Lapsang Souchong gemischt mit anderen Kräutern. Er hat rauchige Noten ähnlich wie ein Edel-Bourbon. Ganz allgemein liebe ich Tees, die mit gerösteten oder geräucherten Kräutern zubereitet werden, da sie eine warme Energie ausstrahlen.

Tulsi und Gotu Kola, die in meinen Mischungen oft zusammen zu finden sind, unterstützen die Gehirngesundheit und verleihen einen wunderbaren mentalen Schub. Tulsi unterstützt außerdem die Verdauung. Über der Tasse tanzen die Aromen der Pfefferminze wunderbar mit dem rauchigen Tee. Süßholz und Gojibeeren steuern gerade genug Süße bei, um das Aroma aufzuhellen, sodass alle Bestandteile klar am Gaumen unterscheidbar sind.

ZUBEREITUNG

350 ml heißes Wasser über 1 EL Tee gießen. 5 bis 10 Minuten ziehen lassen.

ZUTATEN

- 2 Teile Lapsang Souchong
- 1 Teil Tulsi
- 1 Teil Pfefferminze
- 0,5 Teile Gotu Kola
- 0,5 Teile Gojibeeren
- 0,5 Teile Süßholzwurzel

GESCHMACK:
Holzrauch im Kontrast zu süßer Minze und Süßholz, dazu aromatisches, pfeffriges Tulsi

WIRKUNG DER PFLANZEN:
energiespendend, nährend, unterstützt Gehirn und Gedächtnis

BETROFFENES SYSTEM: Nerven

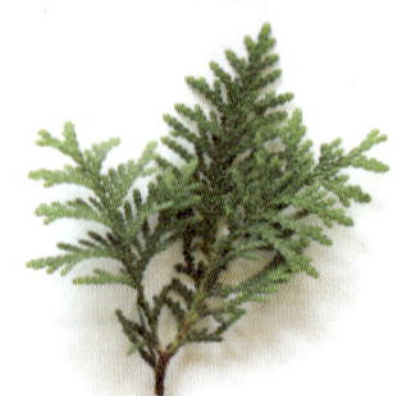

SPÄTWINTER-HOLZFÄLLER-TEE

Dies ist eine wahrhaft köstliche Mischung, inspiriert von Dunkelheit und Erinnerungen an das Licht. Lapsang Souchong ist ein Schwarztee, der über Piniennadeln geräuchert wird, wodurch ein ausgesprochen rauchiges Aroma entsteht. Kukicha ist ein gerösteter Stieltee. Die rauchigen Röstaromen von Lapsang und Kukicha weisen auf die erdigen Seiten des Winters und vermitteln, dass wir Feuer und Hitze brauchen, um warm zu bleiben.

Brennnesseln stärken Körper und Geist und fördern die Stoffwechselaktivität. Zedernnadelspitzen sind antimikrobiell und erdend. Beide überbrücken die Jahreszeiten, da sie die frühesten Vorboten des Frühlings sind. Die beliebten, aufmunternden Noten von Jasmin fördern die kreative Inspiration. Jasminöl ist zwar sehr teuer, ist aber eine unglaublich stimmungsaufhellende und entspannende Aromatherapie.

ZUBEREITUNG

HEIẞER AUFGUSS: 350 ml heißes Wasser über 1 EL Tee gießen. 5 bis 10 Minuten ziehen lassen.

GESCHMACK: umfassendes, sinnliches Erlebnis von Aromen und Düften – eine reiche, rauchige, geröstete Basis, während Zeder und Jasmin verspielt über der Tasse tanzen

WIRKUNG DER PFLANZEN: energiespendend, Unterstützung des Immunsystems, aufmunternd, nährend

BETROFFENE SYSTEME: Nerven, Immunsystem

ZUTATEN

- 1 Teil Lapsang Souchong
- 1 Teil Brennnesselblätter
- 1 Teil Kukicha-Stieltee
- 1 Teil Zedernnadelspitzen
- 0,5 Teile Jasminblüten (optional, hauptsächlich wegen der Farbe und des feinen Geschmacks)
- Ein paar Tropfen echtes ätherisches Jasminöl pro 450 g Teemischung

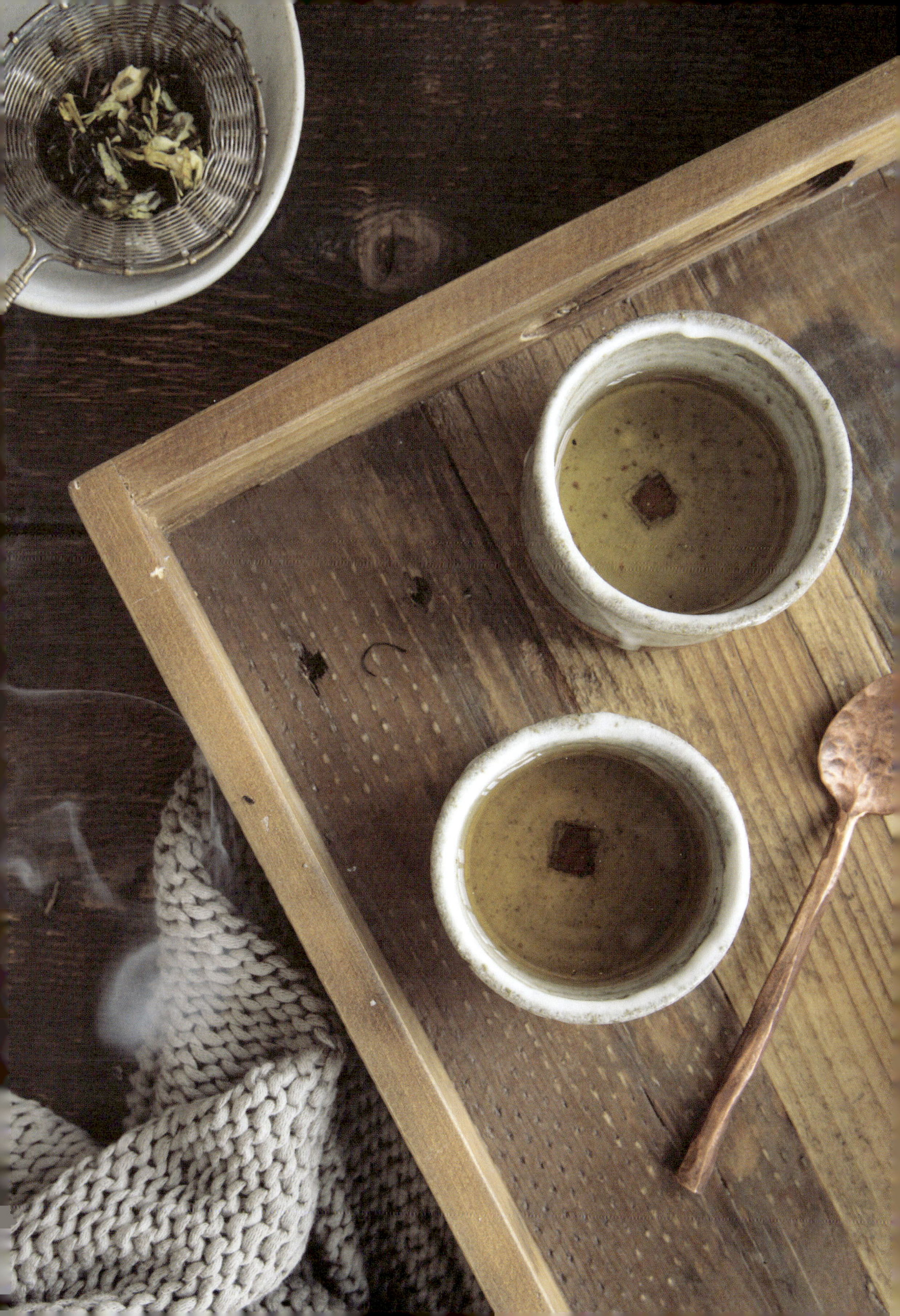

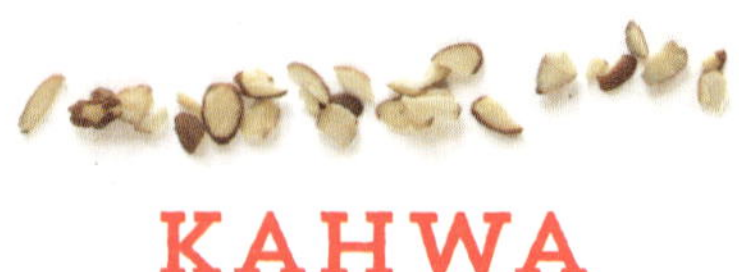

KAHWA

Dieser einzigartige Tee ist von einem Kashmiri-Tee inspiriert, der traditionell in einem Samowar (Metallkessel mit Ablasshahn) zubereitet wird. In Kaschmir wird Kahwa meist Gästen nach dem Abendessen serviert. Für ganz besondere Gäste wird oft noch Safran hinzugegeben.

Ich halte Grüntee und Kardamom für eine geniale Kombination. Rose, Zimt und Mandeln machen diesen abgerundeten Tee überaus tiefgründig und reichhaltig.

ZUBEREITUNG

350 ml heißes Wasser über 1 EL Tee gießen. 5 bis 10 Minuten ziehen lassen. Alternativ bei niedriger Hitze in einem Topf köcheln lassen und etwas Zucker hinzugeben, um einen einzigartigen bittersüßen Geschmack zu erzielen.

ZUTATEN

- 2 Teile Grüntee
- 2 Teile geröstete Mandeln
- 1 Teil Rosenblütenblätter
- 1 Teil Kardamom
- 0,5 Teile Zimt
- 1 Safranfaden pro 240 ml (optional)

GESCHMACK: nussig, blumig, würzig, grasig

WIRKUNG DER PFLANZEN:
energiespendend, aufmunternd, verdauungsfördernd

BETROFFENE SYSTEME:
Nerven, Verdauung

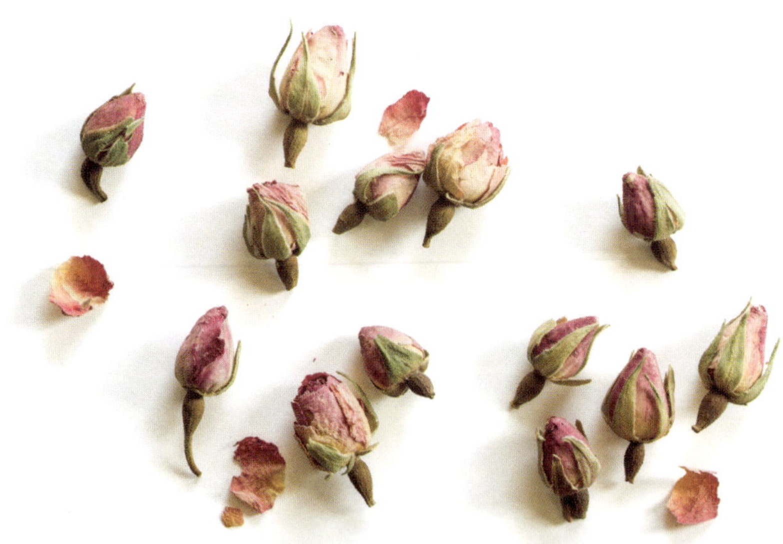

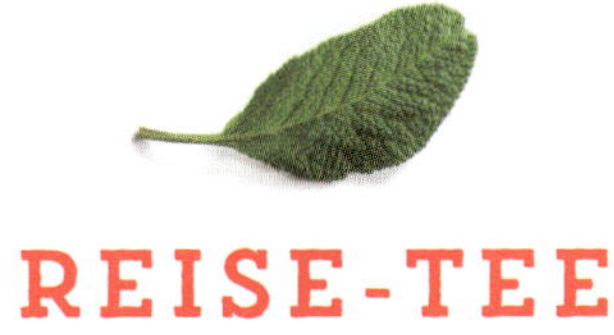

REISE-TEE

Falls Sie zu den vielen Menschen gehören, die rund um Weihnachten viel unterwegs sind, hoffe ich, dass Sie diesen Tee dabeihaben, wenn Sie sich mit Zug, Flugzeug oder Auto auf die Reise begeben. Den Reise-Tee habe ich frei nach einem traditionellen Beduinen-Tee aus Schwarztee und arabischen Wüstenkräutern wie wildem Thymian und Wüstensalbei zusammengestellt. Beduinen verwenden regionale Wüstenpflanzen, die im Aroma wahrscheinlich näher an bitterem Wüsten-Beifuß sind als unsere zarten Küchenkräuter.

Ich bewundere zutiefst die Kräuterkenntnisse der weltweiten Nomadenvölker in Vergangenheit und Gegenwart. Mir fällt es schwer, mir auch nur ansatzweise die Beziehung vorzustellen, die diese Menschen mit der Landschaft haben. Um Nahrung, Medizin, Wasser und eine sichere Unterkunft zu finden, muss eine Familie oder ein Clan sich ganz auf den eigenen Lebensort einlassen. Viele Nomadenvölker haben genaue saisonale Migrationsmuster, die Jahr für Jahr eine komplette Schleife bilden.

Unser Immunsystem wird beim Reisen ausgiebig auf die Probe gestellt, und dieser Reise-Tee im Gepäck sorgt dafür, dass wir uns gesund und sicher fortbewegen. Ich habe diesen Tee rund um gebräuchliche Kräuter und normalen Schwarztee zusammengestellt, die Sie bereits in der Küche vorrätig haben oder leicht im Lebensmittelgeschäft bekommen können. Schwarztee schenkt Ihnen die Ausdauer, die Sie für die Reise brauchen, während die Kräuter wärmend, antimikrobiell und antiviral wirken. Süßholz hilft, das Nervensystem zu regenerieren.

ZUBEREITUNG

350 ml heißes Wasser über 1 EL Tee gießen.
5 bis 8 Minuten ziehen lassen.

GESCHMACK: starker Schwarztee mit schmackhaften Kräutern und süßem Lakritz

WIRKUNG DER PFLANZEN: Unterstützung des Immunsystems, energiespendend

BETROFFENE SYSTEME: Immunsystem, Nerven

ZUTATEN

- 10 Teile Schwarztee
- 3 Teile Zimt
- 2 Teile Salbei
- 2 Teile Thymian
- 2 Teile Winter-Bohnenkraut
- 2 Teile Süßholzwurzel
- 2 Teile Rosmarin

LEBEN INMITTEN VON HEILKRÄUTERN

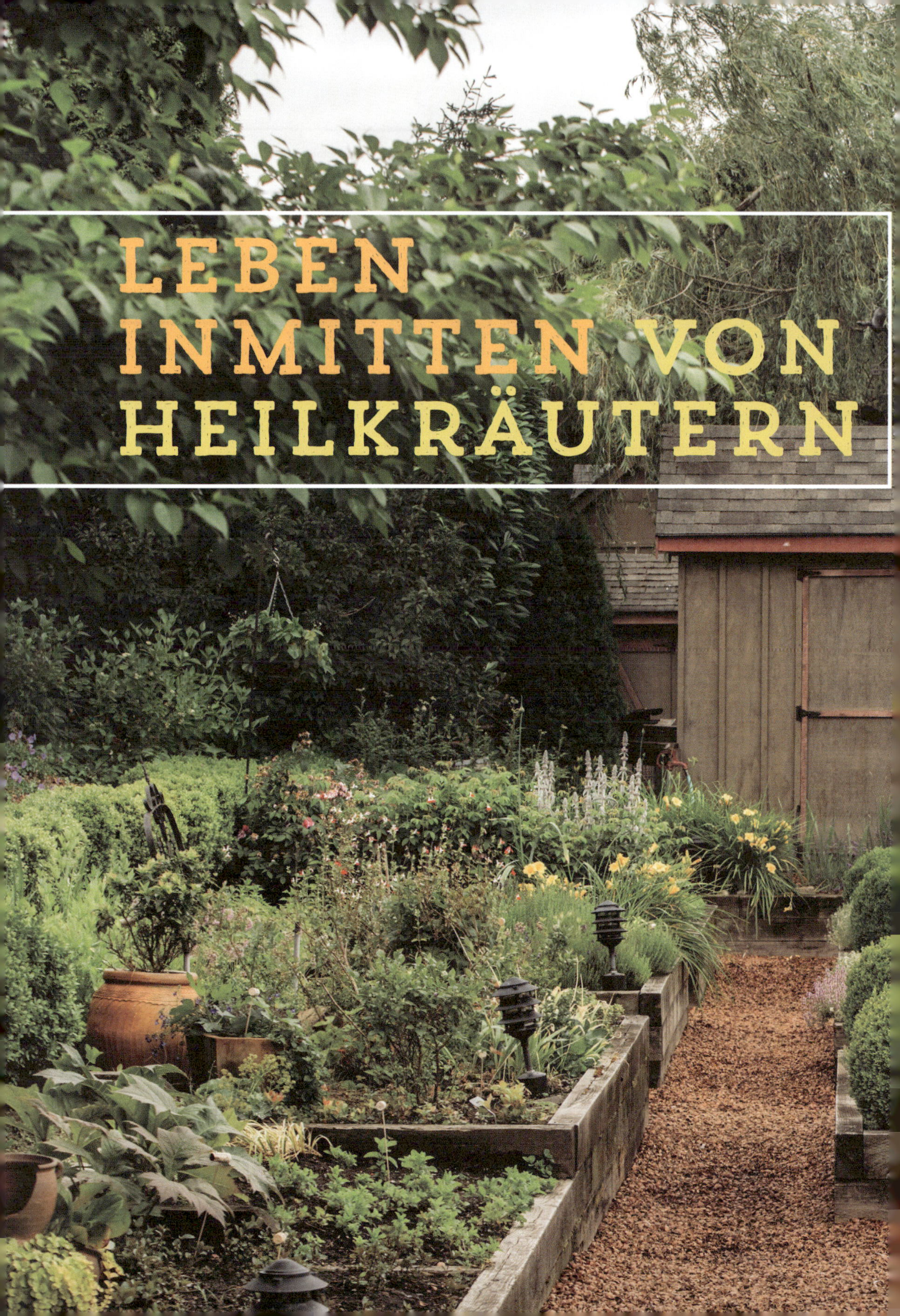

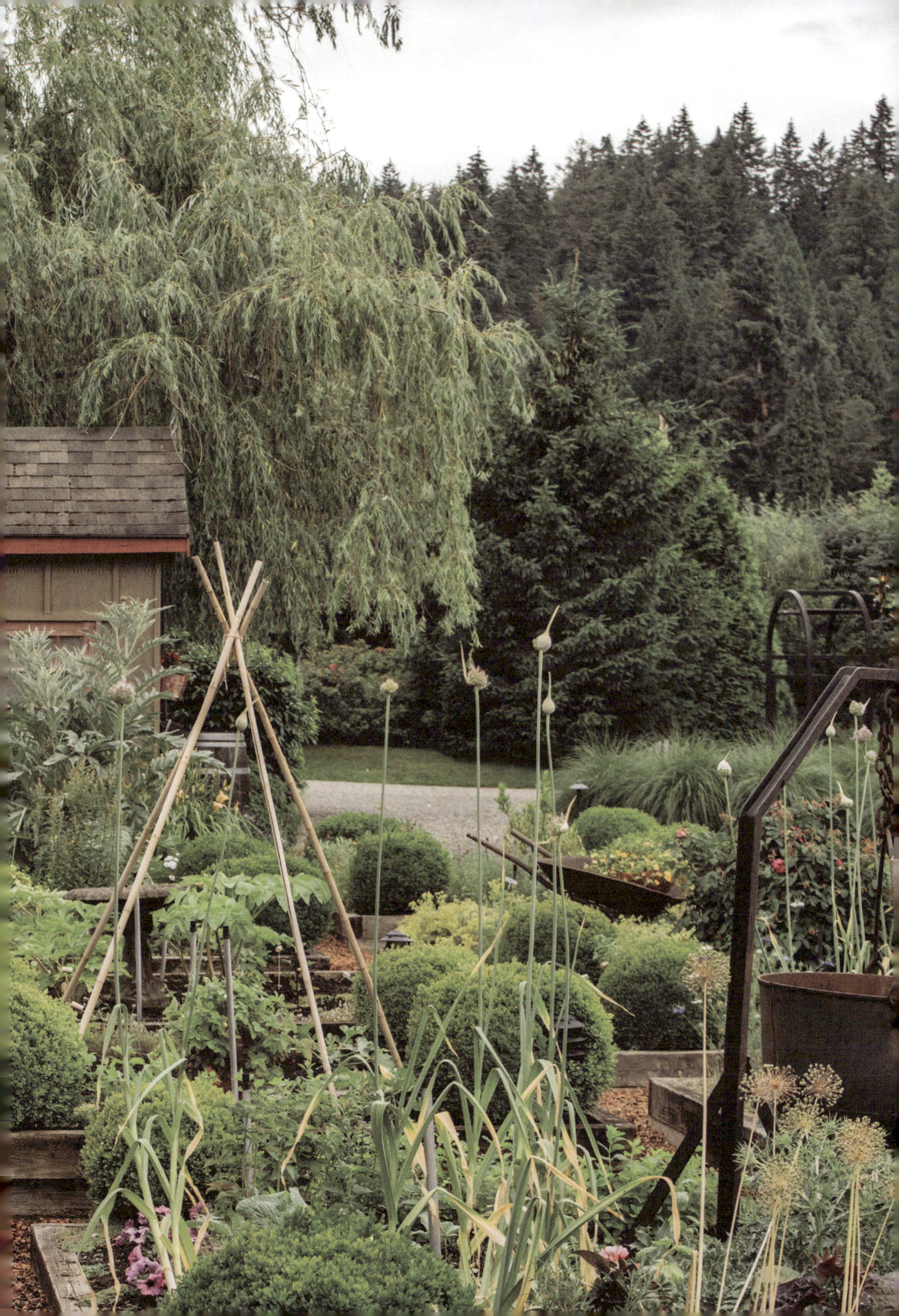

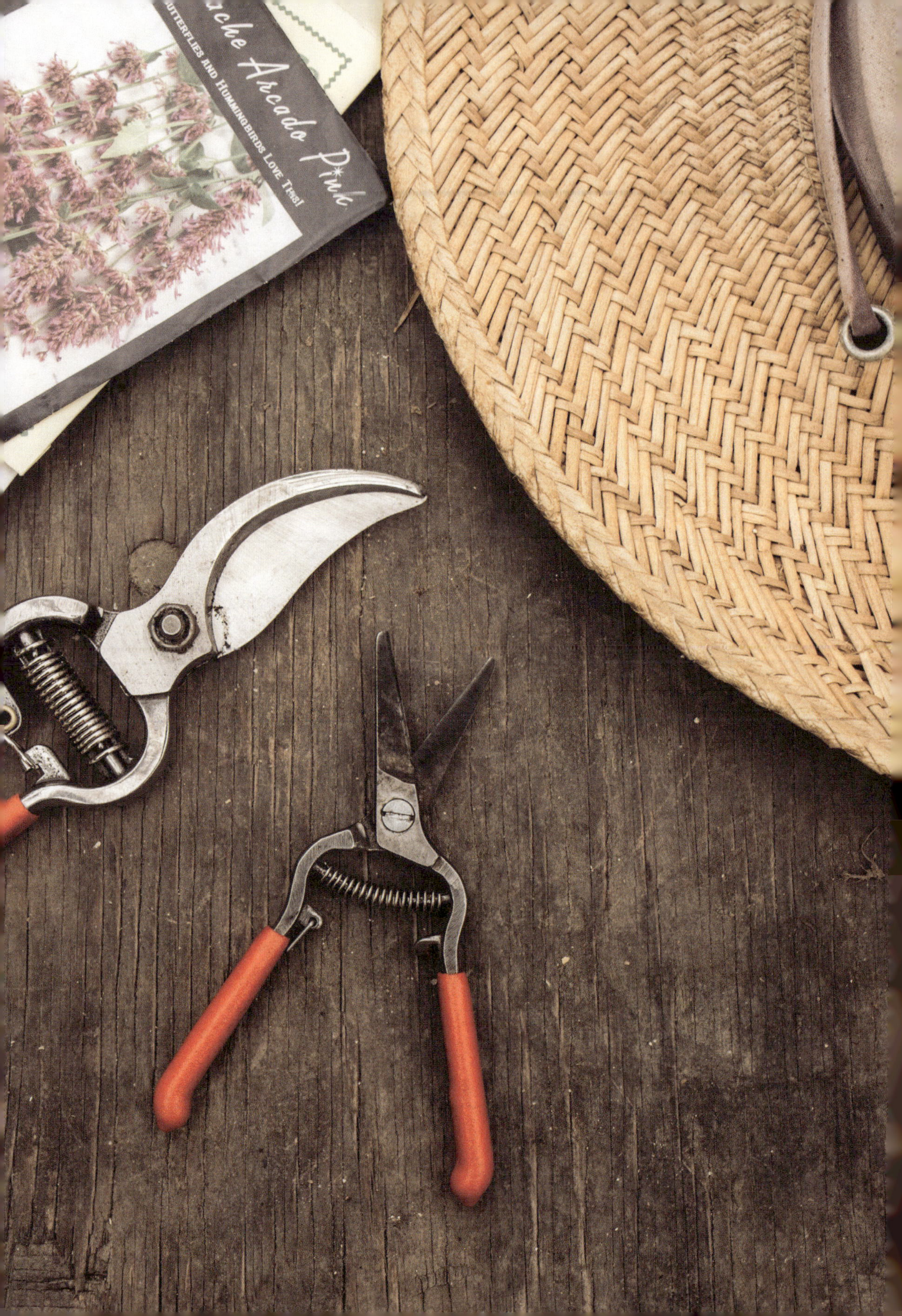
Arcado Pink
and Hummingbirds Love This!

6. KAPITEL

EINEN KRÄUTERGARTEN ANLEGEN

WENN SIE EIGENE KRÄUTER FÜR NAHRUNGSMITTEL UND TEES ANBAUEN, schaffen Sie damit eine tiefere Verbindung zu Ihrem Lebensort und eine engere Partnerschaft zwischen Ihnen und Ihren Heilpflanzen. Wie fürs Kochen oder für die Teezubereitung braucht man auch für den Anbau von Pflanzen keine spezielle Ausbildung – nur Zeit, Neugier und Übung. Ein Großteil der Arbeit besteht einfach darin, aufmerksam zu sein. Wenn Sie rausgehen und Ihren Garten pflegen, geben Sie sich die Gelegenheit, ganz der großartige wahrnehmende Organismus zu sein, der Sie sind. Die Natur in ihrer Fülle wahrzunehmen, hilft zu lernen, mit einem mitfühlenden Herzen zu denken. Und Sie entwickeln ein starkes Gespür dafür, dass Sie die Widerstandskraft Ihres Lebensortes positiv beeinflussen können.

Keine Gartenfläche ist zu klein. Winzige Kräuterkästchen am Fenster sind genauso wichtig und wertvoll wie üppige Gärten. In der Stadt haben wir oft nur einen kleinen, kompakten Platz zur Verfügung. Einige Kräutergärten werden daher sehr klein und so beschaffen sein, dass sie auch fast ohne Kontakt zur Erde gedeihen. Ich habe schon vielerlei aromatische Blumen und Küchenkräuter in Stadtwohnungen angepflanzt. Jedes Jahr bescherte mir damals der wunderbare Duft von Jasmin und Gardenie wochenlang im Wohnzimmer eine intensive Aromatherapie.

Gartenarbeit hat viele gesundheitliche Vorteile, die die Qualität Ihrer Heilmittel steigern. Noch dazu können Sie Lagerkoller abschütteln und Geist und Körper erfrischen, wenn Sie hautnah das Wetter spüren und ein starkes Gefühl für seinen Einfluss auf Ihre Pflanzen entwickeln. Wie groß Ihr Garten auch ist und welche Gestalt er hat: Er wird Ihnen frische Heilkräuter schenken, Ihnen Momente stiller Zuflucht bereiten und voller Leben sein.

WAS SIE ANPFLANZEN SOLLTEN

Ein Kräutergarten ist ein Ausdruck von Schönheit und gibt Ihnen die Möglichkeit, sich Ihren ganz persönlichen, lebendigen Zufluchtsort zu erschaffen. Wählen Sie Pflanzen, die eine tiefe Bedeutung in Ihrem Leben haben und gut mit Ihrem Körper harmonieren. Wenn Sie über einen Kräutergarten nachdenken oder einen planen, hören Sie auf Ihren Körper, bauen Sie Pflanzen an, die Sie lieben, und beachten Sie, was Sie realistischerweise in einer Anbausaison erreichen können. Falls Sie gerade erst Ihren gärtnerischen Streifzug begonnen haben, möchten Sie sich vielleicht erst einmal mit Kräutern befassen, die Sie schon jetzt häufig verwenden. Mit Kräutern anzufangen, zu denen Sie bereits eine Beziehung haben, ist schon eine wirkungsvolle energetische Medizin. Es wird Ihren Garten ansprechend und übersichtlich machen.

Außerdem sollten Sie Pflanzen anbauen, die in Ihrer Region von Natur aus gut gedeihen. Die besten Gärten sind meist solche, in denen größtenteils mehrjährige Pflanzen zu Hause sind und die auch ohne viel Aufwand und ständige Pflege gedeihen. Sie werden staunen, wie gut manche Pflanzen aus unterschiedlichen Bioregionen wachsen werden, vor allem wenn Sie sich ein wenig Wissen aneignen, sich die Grundanforderungen der jeweiligen Pflanzenart anschauen und dann für sie ein geeignetes Mikroklima auf Ihrem Gelände suchen oder schaffen. Wichtig ist aber auch, daran zu denken, dass Ihre Zeit eine Ressource ist und Hunderte wunderbare Heilpflanzen Ihre Bioregion als Ort mit den idealen Wachstumsbedingungen auserkoren haben. Und was die medizinische Wirkung betrifft, so können Sie für die am meisten verbreiteten Beschwerden häufig eine Pflanze in Ihrer Bioregion mit einer ähnlichen Wirkung finden, anstatt eine Pflanze aus einer anderen Bioregion.

Es kann lange dauern, das richtige Gleichgewicht zwischen experimentierfreudigem Gärtnern mit exotischen Gewürzen und dem Anbau stabiler, zuverlässiger Kräuter zu finden. Menschen und Pflanzen migrieren. Es ist ganz natürlich, Pflanzen von einem Ort zum anderen mitzunehmen, besonders Heil- und Nahrungspflanzen. Deshalb haben wir so viele kosmopolitische Heilpflanzen, die an eine riesige Vielfalt an Ökosystemen angepasst sind. Ich halte es für wichtig, Pflanzen, die Teil unserer Herkunft sind, zu respektieren und mit ihnen zu arbeiten, aber auch zu lernen, mit Pflanzen zu arbeiten, die an unserem aktuellen Lebensort heimisch sind.

Sie werden lernen, welche sinnlichen Aspekte jeder Pflanze, die Sie anbauen, für ihre Heilkraft verantwortlich sind. Und Sie werden herausfinden, wie es gelingen kann, wirklich wertvolle Heilmittel zu bekommen. Sie werden auch lernen, welche Pflanzenteile zu medizinischen Zwecken verwendet werden können, und auch Ihre Anbau- und Pflegemethoden immer weiter zu verfeinern, je nachdem, ob Sie eine Pflanze wegen ihrer Blüten, Früchte, Blätter, Samen, Wurzeln oder Triebe anbauen. Das Schöne ist, dass Sie auf diese Weise viel mehr über eine Pflanze lernen, als wenn Sie getrocknete Kräuter im Laden oder beim Großhändler kaufen.

GARTEN-GESTALTUNG

Bei der Entscheidung, was Sie wo anpflanzen möchten, sparen Sie am meisten Zeit und Arbeit, wenn Sie einen Plan aufstellen, der Ihr Klima und Ihre natürlichen Landschaftselemente berücksichtigt. Es ist recht einfach, einen Landschaftsplan zu entwerfen, der natürlich und hübsch aussieht und Ihr Zuhause aufwertet, ohne viel Geld für professionelle Gartengestalter auszugeben. Eine der erfüllendsten Erfahrungen beim Gestalten und Anlegen eines eigenen Gartens ist die körperliche und geistige Arbeit. Durch diese Arbeit werden Sie Ihr Gelände besser kennenlernen und besser gerüstet sein, um mit der Zeit Teile Ihres Gartens zu verbessern oder zu verändern. Versuch und Irrtum gehören zu neuen Projekten einfach dazu. Es hilft Ihnen zu lernen, wie alles funktioniert. Noch dazu werden Sie, wenn Sie Ihre Kräuter selbst ausgewählt und gepflanzt haben, mit viel größerer Begeisterung in den Garten gehen und Zeit mit Ihren Pflanzen verbringen.

Pflanzen sprechen zu uns

Ich stelle oft fest, dass die Heilpflanzen in meinen Gärten direkt mit mir zu sprechen scheinen. Wenn ich im Vorfrühling merke, dass gerade eine Erkältung im Anmarsch ist, greife ich normalerweise nach meiner Gesundheitstee-Mischung. Aber wenn ich an meinem Garten vorbeigehe und sehe, wie Ysop, Wilde Bergamotte und Thymian sprießen, werde ich plötzlich daran erinnert, welche unglaublich frischen Heilmittel ich direkt vor der Nase habe. Dann beginne ich, jeder Pflanze zuzuhören und bestimmte Kräuter für einen frischen Tee zu ernten. Wenn ich mich ein bisschen krank fühle, erinnert mich das auch daran, innezuhalten und ein vollwertiges Essen mit Heilpflanzen zu planen und zuzubereiten, das mich wieder auf die richtige Spur bringt.

Kräuter werden in feinen Nuancen mit Ihnen zu sprechen beginnen, je mehr Sie experimentieren und lernen, den energetischen Einfluss und die subtile Wirkung zu verstehen, die jede einzelne Pflanze auf Ihren Körper hat. Sie werden ein interessantes System zur Nutzung der Pflanzen entwickeln, mit denen Sie am vertrautesten sind.

Wenn wir inmitten von Heilkräutern leben, sehen wir überall Möglichkeiten zur Gesundheit und Heilung. Wir können uns mit lebendiger Medizin umgeben, die wir in unsere täglichen Tees und Mahlzeiten mit aufnehmen können, wodurch wir uns als Teil eines tiefgreifenden medizinischen Ökosystems fühlen.

Welcher Stil soll es sein?

Größe und Gestalt Ihres Gartens hängen davon ab, wie viel Platz Ihnen zur Verfügung steht, wie viel Zeit Sie zur Gartenarbeit haben und was Ihre persönlichen Bedürfnisse sind. Das Erscheinungsbild Ihres Gartens wird allein von Ihrem Empfinden geprägt sein.

Kürzlich habe ich für einen Freund einen Kräutergarten angepflanzt, der perfekt geordnet sein sollte, mit klaren, geradlinigen Kanten, die die einzelnen Kräutersorten voneinander abgrenzten. Ich sagte meinem Freund von Anfang an ganz ehrlich, dass mit dem Wachstum des Gartens auch viel Arbeit entstehen würde, weil ja die sauberen Kanten gepflegt werden mussten. Als die erste Saison halb vorüber war, hielt ich ein paar Mal am Garten an und stellte fest, dass er sich in einen wilden Garten verwandelte, ganz anders, als mein Freund es vorgehabt hatte. Weil ihm Zeit und Energie fehlte, konnte er den Garten nicht oft genug pflegen, um die Pflanzen davon abzuhalten, die ihnen geschenkte Freiheit zu nutzen. Ein perfekt gepflegter Garten macht viel Arbeit. Flexibel zu sein und die Struktur eher locker zu halten, ist oft der bessere Weg, wenn Sie sehr viel zu tun haben – zumal ein dicht bewachsener Garten oft wenig Raum für Unkraut lässt.

Sich etwas mit verschiedenen Gartenstilen zu beschäftigen, kann helfen herauszufinden, was Ihnen gefällt. Organisiertes Chaos ist wahrscheinlich die häufigste Methode, wie Hobbygärtner den Kräuteranbau angehen. Meine Saatgärten sind immer sehr üppig und wild. Ich versuche, die Kräuter so anzuordnen, dass alles insgesamt ausgefüllt aussieht und im Laufe der Saison immer mal wieder ein neuer Blickfang entsteht. Viele unterschiedliche Arten in relativ dicht bewachsenen Gartenbeeten erhöhen auch die Artenvielfalt und die Bestäuberdichte. An jedem beliebigen Sommertag kann ich Dutzende unterschiedlicher Insektenarten ausmachen, die überall kreuchen und fleuchen und von Blüte zu Blüte fliegen.

Für eine einfachere Ernte lege ich andererseits aber auch lange, gerade Reihen mit leicht gemischten Kräutern an. Bei einem Hinterhof-Kräutergarten kann es Spaß machen, mehrjährige Kräuter für Bestäuber anzupflanzen und Hochbeete mit individuellen Kräutern für Tee anzulegen. Lassen Sie beim Gärtnern Ihrer Kreativität freien Lauf und haben Sie keine Angst davor, Fehler zu machen. Heilkräuter sind viel einfacher anzubauen als die meisten Gemüsesorten und brauchen etwas weniger Pflege.

Gruppen aus Kräutern mit größtenteils ähnlichen Bedürfnissen anzupflanzen, etwa bei Wassermenge, Nährstoffen und Sonnenlicht, ist wohl der natürlichste Weg, um Ihren Garten zu gestalten. Kräuter wie Schafgarbe oder Oregano sind genügsam und fordern vom Gärtner wenig Arbeit, um Jahr für Jahr gut zu gedeihen. Andere Pflanzen wie Rosen haben größere Anforderungen, was Nährstoffe, Wasser und direktes Sonnenlicht betrifft. Wenn Sie sich über die idealen Wachstumsbedingungen für Ihre Lieblingskräuter kundig machen und geeignete Flächen für ihre Bedürfnisse aussuchen, kann das viel zum gärtnerischen Erfolg beitragen.

Ich empfehle, größtenteils mehrjährige Kräuter oder sich selbst aussäende

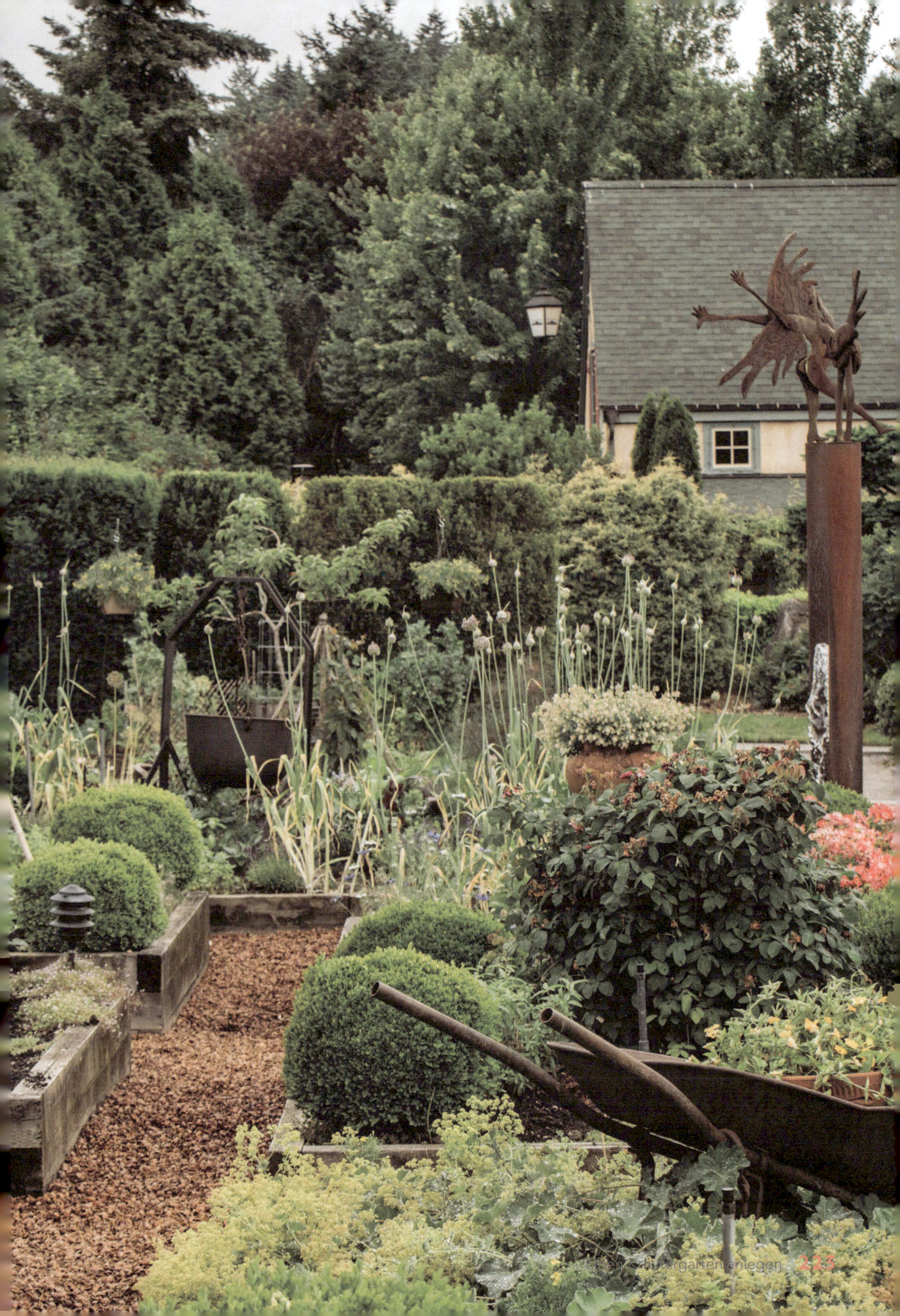

einjährige Pflanzen im Garten anzubauen, da sie über einen längeren Zeitraum widerstandsfähig sind und Sie dafür nicht jeden Frühling die Erde umgraben müssen. Zu den mehrjährigen Heilpflanzen gehören auch Kräuter, Sträucher und Bäume, was fantastisch ist, weil Schichten aus unterschiedlichen Pflanzenarten nicht nur das ganze Jahr über für einen üppigen, wunderschönen Garten sorgen, sondern auch wesentlich mehr Heilmittel produzieren und wie ein Waldökosystem funktionieren. Ein Pfirsichbaum oder eine Linde, die beide Sonnenlicht lieben, kann ein saisonales Laubdach bilden, das in den heißen Sommermonaten Kräutern wie Beinwell, Minze oder Englischem Thymian Schatten spendet. Im Randbereich des Schattens können Sie schöne Hecken mit Beeren und essbaren Blüten wie Osmanthus, Jasmin oder Rosen pflanzen, die etwas Höhe und Kontur schaffen, ohne die Sicht über Ihre Gartenlandschaft zu versperren. Die Möglichkeiten sind schier endlos.

Eine Sonnen- und Reliefkarte erstellen

Der Spätwinter ist die richtige Zeit, um sich einen Gartenplan auszudenken und die Raumplanung für die Anbausaison zu gestalten. Machen Sie einen Rundgang auf Ihrer möglichen Gartenfläche und überlegen Sie, wo die Sonne während der Anbausaison überwiegend scheinen wird. Zeichnen Sie dann eine Karte mit Sonnen- und Schattenplätzen. Das verschafft Ihnen eine Vorstellung davon, wohin Sie Ihre Sommerpflanzen setzen sollten.

Denken Sie dann an das Gartenrelief und markieren Sie deutliche Schrägen auf der Sonnenkarte. Auf einem Hügel zu gärtnern ist völlig anders als auf einer ebenen Fläche. Und falls Ihr Gelände nach Norden abfällt, haben Sie ein anderes Mikroklima, als wenn es nach Süden oder Westen abfällt. Außerdem ist der Boden auf einem Hügel oft seichter als in ebenen Bereichen und kann leicht erodieren, wenn er nicht richtig terrassiert oder mit mehrjährigen Sträuchern oder Bäumen bepflanzt wird. Hänge müssen oft mehr bewässert werden. Sie können auf Ihrer Karte auch sehr feuchte, trockene oder felsige Bereiche mit Buntstiften markieren und dann entsprechend unterschiedliche Ökotypen oder Ökozonen auf Ihrem Land skizzieren und Pflanzen aussuchen, die sich in solchen Bereichen wohlfühlen.

Falls Sie an einem felsigen Hang wohnen, können Sie zum Beispiel robuste mehrjährige Kräuter nutzen und sie zum festen Bestandteil Ihrer Landschaftsgestaltung machen. Mit felsigem Boden zu arbeiten ist schwierig, weil die Wurzeln um Gestein herum wachsen müssen, um Nährstoffe zu finden. Falls Sie aber in einem Klima mit einer kurzen Anbausaison leben, können Sie Bereiche mit felsigem Boden nutzen, um die Anbausaison zu verlängern. Felsen lassen sich als Wärmesenke nutzen: An einem sonnigen Tag wärmen sie den Boden rundherum auf und speichern diese Wärme bis in die Nacht.

Falls Sie ein relativ flaches, rechteckiges Gelände haben und Hochbeete anlegen möchten, können Sie geradlinige, hohe Beetkästen aus unbehandeltem Holz aufstellen oder mithilfe von Steinen organisch geformte Hochbeete anlegen. Ideal ist es, wenn Sie Ihr Landschaftsrelief zu Ihrem Vorteil nutzen, mehrjährige Kräuter als festen Bestandteil Ihrer Landschaftsgestaltung anbauen und Hochbeete für einjährige Kräuter und Nahrungsmittel anlegen können.

Eine Pflanzenliste aufstellen

Nachdem Sie eine gute Sonnenkarte angefertigt haben, können Sie anfangen, eine Liste mit allen Pflanzen aufzustellen, die Sie schon haben und die Sie sich in Ihrem Garten noch wünschen. Wahrscheinlich wissen Sie recht gut, welche Pflanzen in Ihrer Region gut gedeihen, schon allein beim Blick in andere Gärten oder beim Besuch der örtlichen Gärtnerei. Denken Sie auch an Früchte, Nüsse und Beeren, die Sie vielleicht anbauen möchten. Überlegen Sie sich, ein paar einheimische essbare Pflanzen auszuwählen, um das alte Erbe Ihrer Region zu

Tipps zur Gartengestaltung

Ihr Garten ist ein komplexes System, und Sie brauchen nicht immer bis ins kleinste Detail Bescheid über alles zu wissen, was darin geschieht. Aber wenn Sie bei der Gestaltung Ihres Gartens ein paar grundlegende Dinge beachten, wird Ihnen das helfen, ihn zu einem biologischen Refugium zu machen, das Jahr für Jahr widerstandsfähige Pflanzen hervorbringt:

1. Kombinieren Sie in Ihrer Gartengestaltung sowohl einheimische als auch eingebürgerte mehrjährige essbare Pflanzen.
2. Legen Sie Gartenbeete in Mischkultur (Polykulturen) an.
3. Sammeln Sie Saatgut und bewahren Sie es für die Wiederaussaat auf.
4. Informieren Sie sich über die gartenbaulichen und ethnobotanischen Besonderheiten der Pflanzen, die Sie anbauen.
5. Pflanzen Sie Arten zusammen, die ähnliche Anforderungen an Standort und Nährstoffe haben.
6. Sehen Sie Ihren Garten als lebendiges Ökosystem, das das Potential hat, Ihnen Nahrung, Heilmittel, Brennstoff, Futter, Faserstoffe, Dünger und einen wunderschönen Anblick zu schenken.

SONNENKARTE

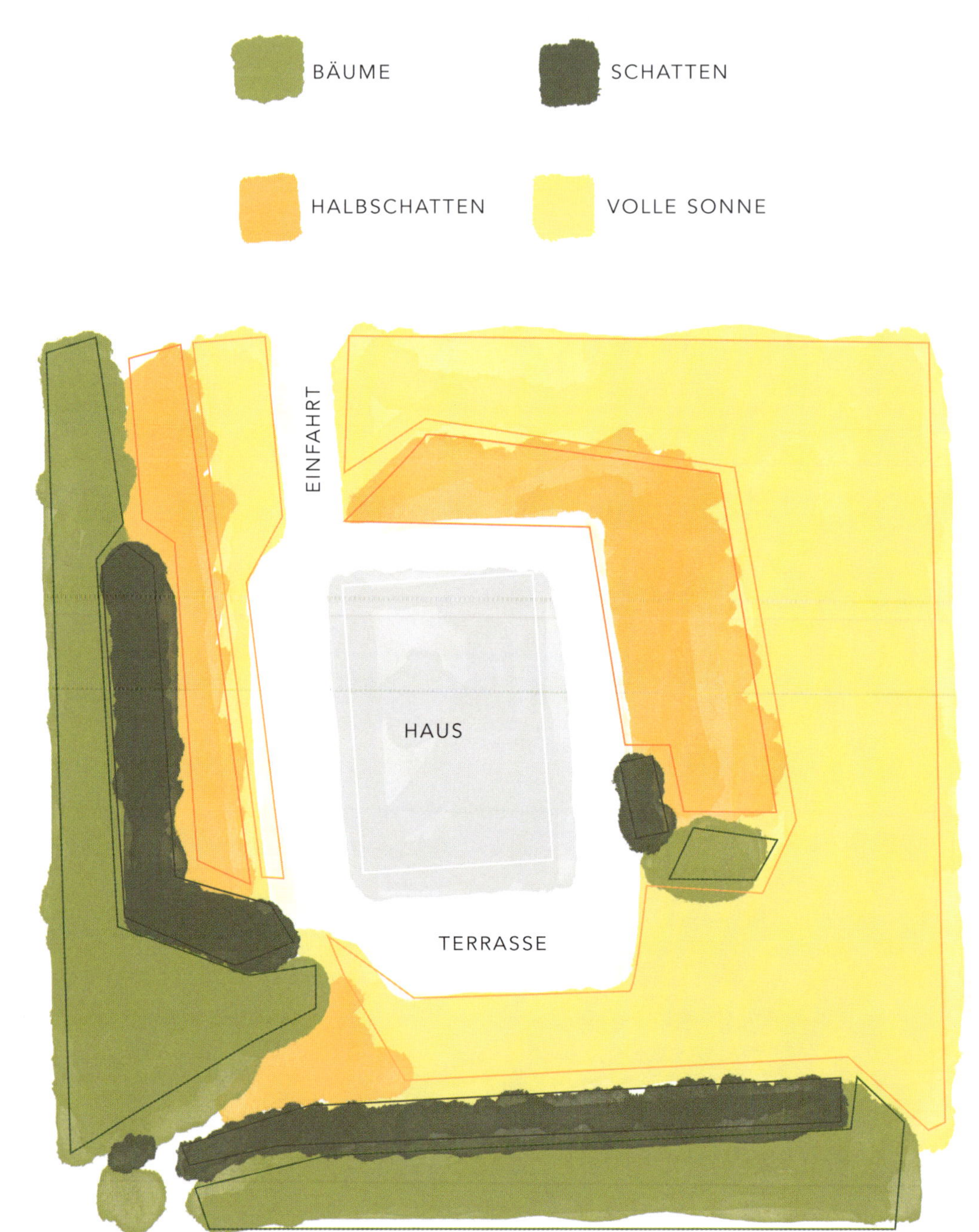

würdigen und einheimischen Tieren und Insekten Zuflucht zu bieten.

Ich stelle meistens eine große Liste mit Pflanzen zusammen und kürze sie dann je nachdem, wie viel Platz ich habe und wie wahrscheinlich ich die Früchte oder Kräuter später verarbeiten und nutzen kann. Überlegen Sie, welche Kräuter Sie am häufigsten verwenden und wie viele Pflanzen Sie ungefähr für einen großen Teil Ihres jährlichen oder saisonalen Bedarfs brauchen. Ich verwende zum Beispiel viel Thymian beim Kochen und in meinem Immunabwehr-Tee für den Winter. Entsprechend schätze ich dann, dass ich während der Anbausaison pro Woche fast eine ganze reife Pflanze ernten werde und von jeder Pflanze pro Saison zwei Ernten möglich sein können. Ein alter Holunderbaum liefert für ein ganzes Jahr genügend Holunderblüten und -beeren für mich und meine Familie. Falls Sie Knoblauch anbauen möchten, überlegen Sie, wie viele Knollen Sie pro Woche verbrauchen, und multiplizieren Sie diese Zahl mit 52. Addieren Sie 10 Prozent dazu, falls Sie auch Knoblauch aus eigenen Saaten anbauen möchten (wodurch Sie langfristig viel Geld sparen).

Einige Kräuter können Sie auch in Plastik- oder Tontöpfen anbauen. Sie sind relativ leicht und lassen sich einfach im Garten umstellen. Ich pflanze gerne jede Saison reichlich Küchenkräuter in Töpfen an und stelle sie in die Nähe meiner Küche, um sie schnell zur Hand zu haben. Falls Sie tropische Kräuter wie Ingwer und Zitronengras mögen, können Sie sie zunächst drinnen in Töpfen anpflanzen. Wenn dann das Wetter wärmer wird, stellen Sie sie nach draußen und holen sie im Herbst wieder herein. Sie können problemlos viele mehrjährige tropische Pflanzen in kleinen Mengen anbauen, wenn Sie sie in Töpfen anpflanzen, die leicht handhabbar sind.

Der richtige Platz für Ihre Pflanzen

Nachdem Sie Ihre Sonnenkarte mit Relief und Ihre Pflanzenliste erstellt haben, können Sie als Nächstes festlegen, wo die einzelnen Pflanzen stehen sollten. Wenn ich neue Gärten auf meinem Gelände anlege, sehe ich mir oft zuerst die Grundfläche der großen permanenten Pflanzen an und überlege dann, welche kleineren ein- und mehrjährigen Kräuter und Blumen die Ränder ausfüllen sollen. Dies ist ein äußerst flexibler Prozess, und wahrscheinlich werden Sie Ihre Karte dabei noch ein paarmal verändern. Zu Beginn ist es am wichtigsten, den Standort Ihrer langlebigen, essbaren mehrjährigen Bäume und Sträucher festzulegen.

2016 Grow List

Field grown herbs:

chamomile
mints
catnip
skullcap
basil
tulsi
shiso
Codonopsis
thyme
oregano
mallow
fennel
anise
lemongrass
nettle
licorice
oats
barley
alfalfa
comfrey
burdock
lemon balm
clover
gotu kola
astragalus
fenugreek

Shrubs & trees

more damask rose
bay
elderberry
osmanthus
lemon verbena
linden
Hawthorn
blueberry
raspberry
Jasmine
hops
rosa rugosa

Um Nahrungsmittel und Kräuter, die Sie fast täglich verwenden, schnell zur Hand zu haben, ist es klug, sie nah am Haus anzubauen. Mehr in Richtung der Grundstücksgrenzen sollten Sie Beeren am Spalier, Obstbäume und Heilwurzeln anpflanzen.

Setzen Sie Pflanzen, die mehr Sonne und Wärme brauchen, dorthin, wo sie am meisten Sonne bekommen. Pflanzen, die Halbschatten bevorzugen oder Schatten tolerieren, sind im Schatten von Bäumen, Sträuchern und Gebäuden am glücklichsten.

Wenn Sie Pflanzen aus ähnlichen Ökosystemen gruppieren, macht das die Pflege Ihres Gartens wesentlich einfacher. Wenn Sie zum Beispiel Wiesenpflanzen zusammen anpflanzen, schaffen Sie einen ganzen Bereich mit Pflanzen, die dieselben Anforderungen an Wasser, Licht und Nährstoffe haben. Bei der Gestaltung eines gesunden, robusten Gartens geht es ganz darum, die natürlichen Muster Ihres Ökosystems zu kennen und geschickt Wege zu finden, die Natur nachzuahmen. Manchmal bedeutet das, sich Pflanzen zu suchen, die von Natur aus in Ihrer Region heimisch sind. Aber es kann auch bedeuten, ein Mikroklima zu schaffen, das stark auf die Bedürfnisse einer bestimmten Pflanze ausgerichtet ist oder aber eine Gemeinschaft aus Pflanzen zu bilden, die dieselben Anforderungen teilen.

GARTENPLAN

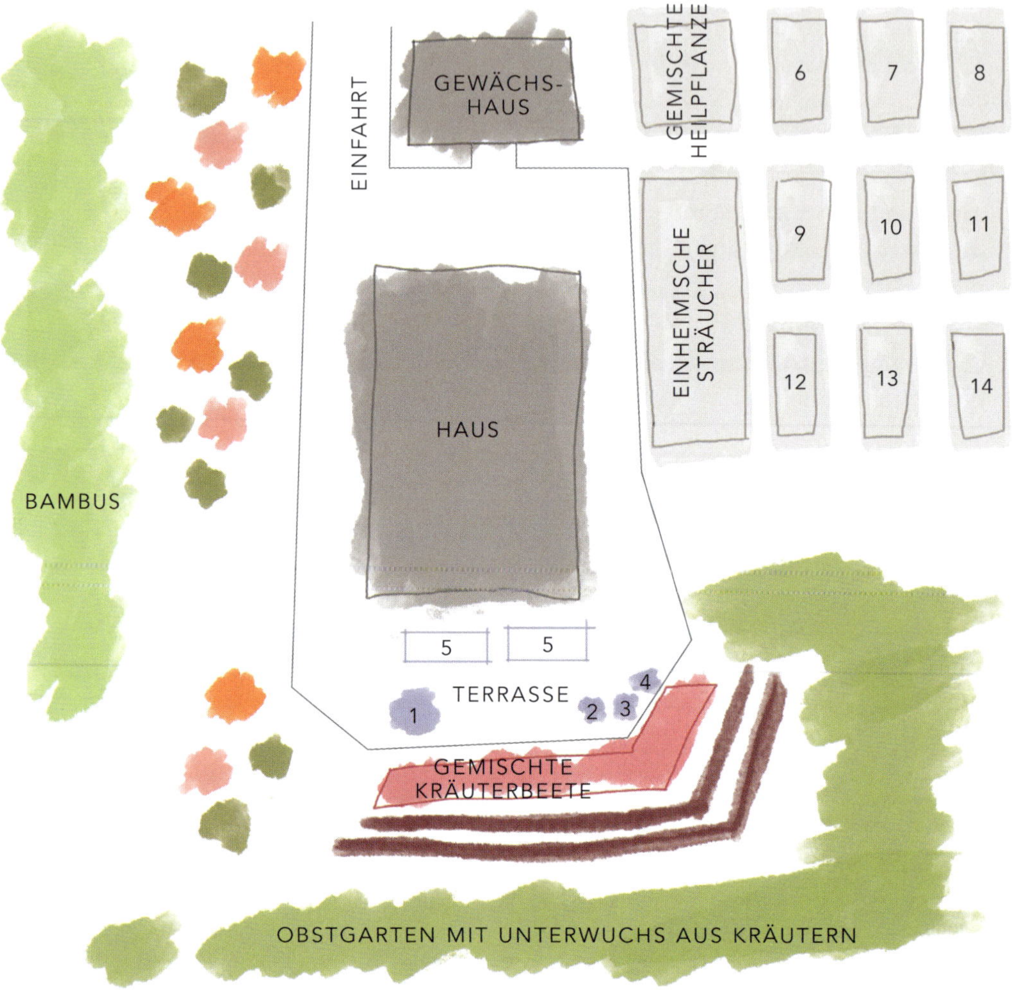

GEWÄCHS-
HAUS

EINFAHRT

GEMISCHTE
HEILPFLANZEN

6 7 8

EINHEIMISCHE
STRÄUCHER

9 10 11

12 13 14

HAUS

BAMBUS

5 5

TERRASSE

1 2 3 4

GEMISCHTE
KRÄUTERBEETE

OBSTGARTEN MIT UNTERWUCHS AUS KRÄUTERN

1. Lorbeer
2. Feige
3. Jasmin
4. Rose
5. Küchenkräuter
6. Kamille und Mohn
7. Minze
8. Helmkraut und Katzenminze
9. Knoblauch
10. Zitronenmelisse
11. Astragalus
12. Hafer
13. Tomaten und Paprika
14. Wurzeln

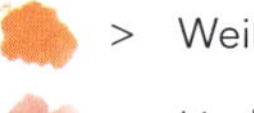

> Weißdorn

> Linde

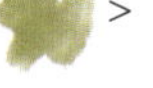

> Holunderbeeren

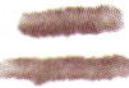

Rosen und Beeren

Meine Farm – aus Alt mach Neu

Vor einem Jahr habe ich endlich mein eigenes Ackerland gekauft und erst einmal größere Rodungen durchgeführt, um einzelne Bereiche für eine Landschaft mit essbaren Pflanzen zu öffnen und Felder zum Anbau von Kräutern anzulegen. Dabei musste ich viel Vegetation entfernen, die direkt an meinem Haus wuchs. Als ich das Grundstück kaufte, stand ein verfallener Hof darauf, auf dem Weihnachtsbäume angebaut worden waren. Die Tannen waren weniger als 1,5 Meter voneinander entfernt gepflanzt worden und fast 8 Meter hoch gewachsen. Sie erstickten sich gegenseitig und griffen schon auf mein Haus über. Doch nachdem ich die meisten Weihnachtsbäume gerodet hatte, sah mein Haus plötzlich ganz nackt und einsam aus, wie es da auf dem sanft geschwungenen Hügel hockte.

Jetzt habe ich mit dem langwierigen Prozess begonnen, essbare einheimische und eingebürgerte Arten neu anzupflanzen. Die ersten Jahre eines Rekultivierungsprojektes können schon etwas schockierend sein, weil die langlebigen Baumebenen viel Zeit brauchen, um zu wachsen und optisch die Lücken zu füllen. Aber Sträucher und Kräuter sind in der Lage, Ihren kostbaren Boden schon im ersten Jahr schnell zu regenerieren und zu schützen. Heilkräuter sind oft richtig gut im schnellen Besiedeln von brach liegendem Boden. Sie können schon früh eine dichte Decke bilden, bis die Strauch- und Baumschichten gewachsen sind. Wenn Sie dann Ihre Baumschicht haben, können Sie unterm Blätterdach Kräuter pflanzen, die Halbschatten bevorzugen, und am Rand des Blätterdachs Kräuter, die Sonnenlicht lieben. Pflanzen finden gewöhnlich Wege, um sich hin zu ihrem idealen Standort auszubreiten. Wenn Sie also anfangen, in Ihrem Garten mit Heilpflanzen zu arbeiten, werden Sie auf jeden Fall erfahren, wo sie wachsen möchten.

FANGEN SIE KLEIN AN UND HALTEN SIE MAß

Sobald Sie eine klare Vision und einen entsprechenden Plan haben, können Sie anfangen, diese Vision Wirklichkeit werden zu lassen. Gartenarbeit ist ein Großprojekt, das sich über die gesamte Anbausaison zieht, muss sich aber nicht wie eine Last anfühlen. Ich bin überzeugte Optimistin und glaube, dass ich Schritt für Schritt, Tag für Tag auch sehr große Projekte bewerkstelligen kann.

Ich bin definitiv keine Superfrau (ich habe viele körperliche und geistige Grenzen) und habe deshalb ein System entwickelt, mich selbst davon abzuhalten, mit viel Energie Projekte zu starten und mich dann schnell zu verzetteln und aufzugeben. Zu meinen Grundsätzen gehört, immer nur kleine Aufgaben nacheinander anzugehen. Gemeint sind damit Aufgaben, die innerhalb von 2 Minuten bis 2 Stunden erledigt werden können. Pro Tag konzentriere ich mich in der Regel für ein paar Stunden auf ein einziges Projekt und höre auf, wenn ich merke, dass meine Produktivität nachlässt. Dann arbeite ich ein paar Stunden an einem anderen Projekt. Stress auf lange Sicht schadet dem Körper sehr, weshalb ich mich bemühe, mich nicht so sehr in den Gedanken hineinzusteigern, wie viel ich noch zu erledigen habe. Es ist befriedigender, einfach nur innerlich ruhig, glücklich und froh darüber zu sein, sinnvolle und wichtige Arbeit im Leben zu leisten. Meist entsteht nichts wirklich Gutes aus emotional belastenden Stresssituationen.

Wie alles Gute braucht auch das Gärtnern Beharrlichkeit. Und deshalb müssen Sie als Hobbygärtner Ihren Garten auch nicht an einem einzigen Wochenende fertig planen und bepflanzen. Pflanzen können uns viel darüber lehren, uns in Langsamkeit zu üben. Im ersten Jahr des Gärtnerns könnten Sie sich das einfache Ziel setzen, ein einzelnes Hochbeet für Kräuter zu bauen und zu bepflanzen. Im Jahr darauf bepflanzen Sie dann vielleicht ein weiteres Hochbeet oder pflanzen an einer Stelle Beeren an. Falls Sie viel zu tun haben und sehr beschäftigt sind, ist es wichtig, klein anzufangen und sich allmählich vorzuarbeiten. Ein kleiner, geliebter, gepflegter Garten ist wahrscheinlich produktiver als ein ganzes Grundstück voller angefangener Gartenprojekte. Ein paar Stunden regelmäßige Gartenpflege pro Woche während der Saison reichen für einen kleinen Garten meistens aus.

Wenn Sie ihre eigenen Kräuter anbauen möchten, freuen Sie sich daran, bleiben Sie neugierig und finden Sie Wege, um sich zu motivieren und dranzubleiben. Bei der Arbeit mit Pflanzen ist jeder kleine Schritt von großer Bedeutung. Nehmen Sie sich Zeit, auf Details zu achten und verfolgen Sie Projekte mit Geduld und Achtsamkeit.

Kleine Geschichte über das Maßhalten

Mit einer Machete und einer kleinen Handsäge bewaffnet habe ich vor Kurzem einen 800 Meter langen, drei Meter breiten Weg am Rand meines Grundstücks freigelegt, um einen Zaun zu errichten. Bei diesem Abschnitt des Grundstücks handelte es sich um ein Dickicht mit extrem feuchter Erde und zwei steilen Gräben. Der Bereich war zu heikel, steil und nass, um mit irgendeiner Maschine dort durchzufahren. Mein Vater, eine Seele von einem Mann, beschloss, mir zu helfen. (Nebenbei bemerkt ist mein Vater einfach großartig: Er hat Parkinson und trotz allem Freude daran, bei allen meinen Farmprojekten mitzuarbeiten, ohne sich jemals über seine Einschränkungen zu beschweren.)

Wir verbrachten mehrere Tage damit zu diskutieren, wie lange die Rodung dauern würde. Ich hatte mir in den Kopf gesetzt, dass wir es schaffen würden, das Land problemlos innerhalb von 12 bis 15 Stunden mit Handwerkzeugen zu roden. Mein Vater widersprach und fand, dass wir uns niemals in so kurzer Zeit durch all den Dreck und die scheinbar endlosen Dornenbüsche und Bäume arbeiten könnten. Aber ich versicherte ihm mehrmals, dass das definitiv möglich war. Ich plante drei Vormittage in der ersten Woche und zwei Vormittage in der zweiten dafür ein.

Am ersten Tag versanken wir beide erst einmal fast bis zu den Knien im Matsch. Ich musste mich selbst daraus befreien und dann meinem Vater aufhelfen. Aber ich versicherte ihm, dass das kein schlechtes Omen war, und wir machten uns flugs an die Arbeit. An jenem ersten Tag rodeten wir etwa 30 Meter. Nach drei Stunden waren wir beide erschöpft. „Okay, das reicht für heute", sagte ich.

„*Was?* Das war schon alles für heute?!"

„Ja, Papa. Wir kommen morgen wieder und machen dann weiter."

Er ist so ein Mensch, der mit einem Projekt anfängt und sich dann zielgerichtet darauf konzentriert, bis es fertig ist. Aber ich wusste: Wenn wir jetzt weiterarbeiteten, würden wir nur frustrierter und müder werden und im Laufe des Tages und der Woche immer langsamer vorankommen.

Am Morgen darauf rodeten wir frisch motiviert einen doppelt so langen Abschnitt wie am Vortag. Als wir nach drei Stunden langsam wieder müde wurden, war ich ganz begeistert, wie weit wir schon gekommen waren, und bestand darauf, ihm drinnen noch ein warmes Essen zu kochen. Am nächsten Tag machten wir mit dem Roden weiter.

Jeder weitere Tag, den wir mit Rodungsarbeiten verbrachten, lief besser als die Tage davor, bis das Projekt schließlich nach insgesamt knapp 15 Stunden fertig war. Jeden Tag hörten wir rechtzeitig auf, um körperliche und geistige Energie für andere Projekte auf dem Hof aufzusparen, die körperlich weniger anstrengend waren. Am Ende schafften wir das Projekt in kürzester Zeit ohne größere Schmerzen oder uns komplett ausgelaugt zu fühlen.

PFLANZEN SELBST AUSSÄEN

Pflanzen selbst auszusäen ist ein lohnender Weg, um vieles über Pflanzen zu lernen. Jeder Samen hat eine Persönlichkeit, physische Eigenschaften und ein Erbe, das er an Sie weitergeben kann, und dies wird Ihr Wissen um das Wachstum der Pflanzen enorm vertiefen. Ich säe Pflanzen am liebsten selbst aus, wann immer das möglich ist, sehe aber auch den Nutzen darin, Baum- und Strauchsetzlinge zu kaufen. Viele fruchttragende Pflanzen wie Weinreben, Apfelbäume und Maulbeerbäume werden oft auf schädlingsresistente Wurzelstöcke gepfropft. Das ist ein guter Grund, um Setzlinge zu kaufen oder die geniale Kunst der Veredelung selbst zu erlernen. Die Veredelung, eine Form des gartenbaulichen Klonens, sorgt außerdem dafür, dass Sie einen echten Ableger der Mutterpflanze bekommen.

Saatgut kaufen

Saatgut für Heilpflanzen zu beschaffen ist nur dann kompliziert, wenn Sie eine eher selten angebaute Pflanze im Sinn haben. Saatgut für Küchenkräuter zu beschaffen ist einfach. Ideal ist es, wenn Sie einen kleinen regionalen Saatgutbetrieb kennen, der verkauft, was Sie brauchen. Sie können aber immer auch bei großen Bio-Saatgutbetrieben kaufen.

Langfristig sparen Sie eine Menge Geld, wenn Sie eigenes Saatgut sammeln. Hierfür müssen Sie einige Ihrer Heilpflanzen ihren gesamten Lebenszyklus durchlaufen lassen, ohne von ihnen zu ernten, eine Praxis, die wiederum Nutzinsekten unterstützt. Ich habe schon Anbaubetriebe für Heilpflanzen besucht und auch in solchen Betrieben gearbeitet, die keine gesunden Bienenvölker erhalten konnten, da die meisten Pflanzen vor oder kurz nach dem Blütenstadium geerntet wurden, genau zu dem Zeitpunkt also, wenn Nutzinsekten wie Bienen versuchen, Nektar zu sammeln. Wenn Sie viele Pflanzen speziell für Saatgut anbauen, trägt das dazu bei, dass Ihr Kräutergarten eine wesentlich reichere Artenvielfalt unterstützt. Bienen lieben Saatgärten!

Gentechnisch verändertes Kräutersaatgut können Sie einfach meiden, indem Sie Bio-Saatgut bei einem verantwortungsvollen Anbauer kaufen. Das meiste Heilkräuter-Saatgut ist meiner Erfahrung nach nicht gentechnisch verändert. Saatgutanbauer wählen oft das Saatgut ihrer kräftigsten Pflanzen aus, wodurch über viele Generationen hinweg Saatgut entsteht, das unglaublich gut an die Bedingungen seines Anbauortes angepasst ist. Da ich genetische Vielfalt für wichtig halte, züchte und kaufe ich Saatgut immer von frei abblühenden Feldern.

Wenn Sie Ihr Saatgut schließlich in den Händen halten, brauchen Sie ein paar grundlegende Informationen darüber, wie die verschiedenen Sorten keimen sollten. Heilpflanzen-Saatgut kann manchmal etwas schwierig auszusäen sein, je nachdem, welche natürlichen Zyklen die Pflanze in ihrem natürlichen Lebensraum durchläuft. Aber nur Mut: Es gibt reichlich Tricks, selbst anspruchsvollstem Saatgut gute Chancen beim Keimen zu geben. In Büchern speziell über den Anbau von Heilpflanzen finden Sie dazu viele detaillierte Informationen.

Wenn der Garten wächst: Liebe und Beobachtung sind das A und O

Wenn die Pflanzen erst einmal sicher in der Erde verankert sind, empfehle ich, neben der regelmäßigen Bewässerung auch sonst viel Zeit mit ihnen zu verbringen. Jedes Jahr macht es große Freude, sich wieder neu mit den angebauten Arten bekannt zu machen und sie bei ihrem Tun zu beobachten. Pflanzen spüren, was um sie herum geschieht, und reagieren auf faszinierende Weise auf ihre Situation. Mit einem nährstoffreichen Boden und der Energie der Sonne verwandeln sie sich in erstaunlichem Tempo und beginnen zu wachsen, auszugreifen und sich auszubreiten.

Genießen Sie Ihren Garten und haben Sie Freude daran, wie mit jedem sonnenerfüllten Tag Ihre sorgfältigsten Pläne von der Natur umgestaltet werden. Während Ihre Pflanzen sich an ihre Umgebung anpassen, beginnen sie, sich der Welt zu zeigen und klar und deutlich zu ihr zu sprechen. Ihr Garten ist ein sinnlicher Rückzugsort. Ich verbringe viele Stunden damit, neugierig zu beobachten, wie zarte Setzlinge sich in starke, robuste Pflanzen mit beeindruckendem Erscheinungsbild und herrlichem Duft verwandeln. Ich werde langsam ruhiger und stimme meine Sinne auf die Kommunikation der Pflanzen ein. Und ich beginne, mich als Teil der lebendigen Welt in einem eng vernetzten System zu fühlen. Meine Befangenheit schwindet, und ich bin einfach nur glücklich, eine Pflanzen-Hüterin zu sein.

Ich habe das Gefühl, dass mein Körper aus einer riesigen Flotte von Organismen zusammengesetzt ist, die alle gemeinsam daran arbeiten, meine körperliche Gesundheit zu fördern und zu erhalten. Kräuter und Nahrungsmittel mit medizinischen Eigenschaften halten diese Flotte unser ganzes Leben lang auf Kurs. Auch die Erdkruste ist eine Art Körperfleisch, dessen Haut die Organismen der Böden, Tiere und Pflanzen bilden. Wir sind Teil des Erdkörpers und schulden es uns selbst und der Erde, ihr etwas zurückzugeben, indem wir achtsam und nachhaltig leben.

Vermehrung durch Ableger

Sehr viele Heilpflanzenarten wachsen hervorragend aus Ablegern, zum Beispiel Minze, Zitronenmelisse, Thymian, Rosmarin, Holunder, Maulbeere, Weide, Pappel und Brennnessel.

Viele krautige Pflanzen (wie Minze, Duftpelargonien und Zitronenmelisse) lassen sich besonders einfach aus Ablegern züchten, weil die Pflanzen selbst reichlich Wachstumshormone produzieren, um unten am geschnittenen Stängel Wurzeln zu bilden. Weichen sie dazu ganz einfach einen kleinen Abschnitt eines Stängels mit etwa zwei Blattpaaren in Wasser ein, bis Wurzeln aus den Stängelknoten sprießen. Eine stabile Temperatur von etwa 21 °C hilft, dass sich genügend Wurzeln ausbilden. Wenn die jungen Wurzeln etwa 2,5 cm lang sind, verpflanzen Sie die Kräuter in Schalen oder Töpfe oder pflanzen Sie sie direkt in den Garten. Achten Sie auf ausreichend Licht, Wärme und Wasser, damit die Wurzeln sich gut in der Erde verankern können.

Wurzeln von Bäumen oder Sträuchern (Holunder, Sanddorn, Jasmin und Maulbeere gehören zu den einfacheren) setze ich meist in gut durchlässiger Pflanzenerde oder einfachem Sand an. Wenn die Pflanze in die Ruhephase eingetreten ist, schneiden Sie diagonal einen 15 cm langen Teil mit ein paar lebenden Blattknospen ab. Mit jüngeren Teilen sind die Ergebnisse oft besser. Tauchen Sie den unteren ersten cm des Stängels in ein flüssiges oder pulverförmiges Bewurzelungshormon (kaufen Sie möglichst eine nicht-synthetische Version) und setzen Sie den Steckling in einen Behälter mit Pflanzenerde. Wässern Sie den Steckling regelmäßig, bei Bedarf täglich, um die Erde feucht zu halten. Manchmal dauert es einen Monat oder länger, bis sich Wurzelwachstum zeigt. Nachdem sich Wurzeln entwickelt haben, ist es am besten, den Strauch oder Baum für eine komplette Anbausaison in einem entsprechend großen Behälter mit gut durchlässiger Erde zu lassen und weiter regelmäßig zu wässern, bevor Sie ihn dann im Garten einpflanzen.

ERNTEN

Kräuter sind recht robust und werden Sie oft mit ihrer Kraft und Anpassungsfähigkeit überraschen. Nachdem die Pflanze gut verankert ist und schnell wächst, können Sie anfangen, die essbaren Triebe und Blätter zu ernten. Allgemeine Ernte-Tipps kann man hier allerdings kaum geben, denn einige Pflanzen werden durch regelmäßiges, geringfügiges Zurückschneiden angeregt, während andere besser für eine große Ernte pro Saison geeignet sind. Von einer Pflanze zu ernten, während sie gerade wächst, ist eine Form von Stress für sie; wie sehr, hängt davon ab, wie anpassungsfähig sie ist und wie fruchtbar der Boden ist. Vor dem Ernten von Kräutern achte ich immer darauf, tiefe Dankbarkeit für sie auszudrücken und ihre Frische und Wirkkraft zu würdigen. Ich versuche, kein Pflanzenmaterial zu verschwenden und beim Trocknen keine Fehler zu machen.

Falls Sie Pflanzen nur zum Ernten anbauen, werden Ihre Methoden anders sein, als wenn Sie sie zugleich zur Landschaftsgestaltung und zur Nutzung für Nahrungsmittel und Tee nutzen. Falls Sie Kräuter als Teil einer Dauerkultur mit gleichzeitiger Landschaftsgestaltung anbauen, empfehle

Ernte-Tipps für verschiedene Pflanzenteile

Zu medizinischen Zwecken lassen sich Blätter, Blüten, Triebe, Knollen, Wurzeln, Rinden, Samen und Früchte nutzen. Hier sind einige Techniken, um verschiedene Pflanzenteile zu ernten:

BLÄTTER: Knipsen Sie bei Kräutern die oberen 50 bis 75 Prozent des oberirdischen Teils vom Stängel ab. Pflücken Sie bei Sträuchern oder Bäumen die Blätter per Hand von den Ästen.

BLÜTEN: Pflücken Sie bei buschigen Bäumen, Sträuchern oder Pflanzenarten wie Ringelblumen, Rosen oder Sanddornbüschen die Blüten von Hand. Bei den meisten Kräutern können Sie die Blütenköpfe von den Stielen abknipsen.

WURZELN: Zum Ernten der Wurzeln müssen Sie die gesamte Pflanze ausgraben. Lockern Sie den Boden mit einer Schaufel, einem Hori-Hori (japanisches Pflanzmesser) oder einer Heugabel rund um die Wurzel auf, so tief sie reicht, und lösen Sie die Wurzel langsam aus der Erde.

SAMEN UND FRÜCHTE: Ernten Sie Früchte, Beeren und Samen von Hand, ohne die Mutterpflanze zu stören.

TRIEBE, RINDEN UND KNOLLEN: Diese Teile können Sie oft von gesunden mehrjährigen Pflanzen ernten. Um die negativen Auswirkungen auf die Gesundheit der Wirtspflanze so gering wie möglich zu halten, nehmen Sie sich Zeit, um sich mit den Erntetechniken für die einzelnen Pflanzenarten vertraut zu machen.

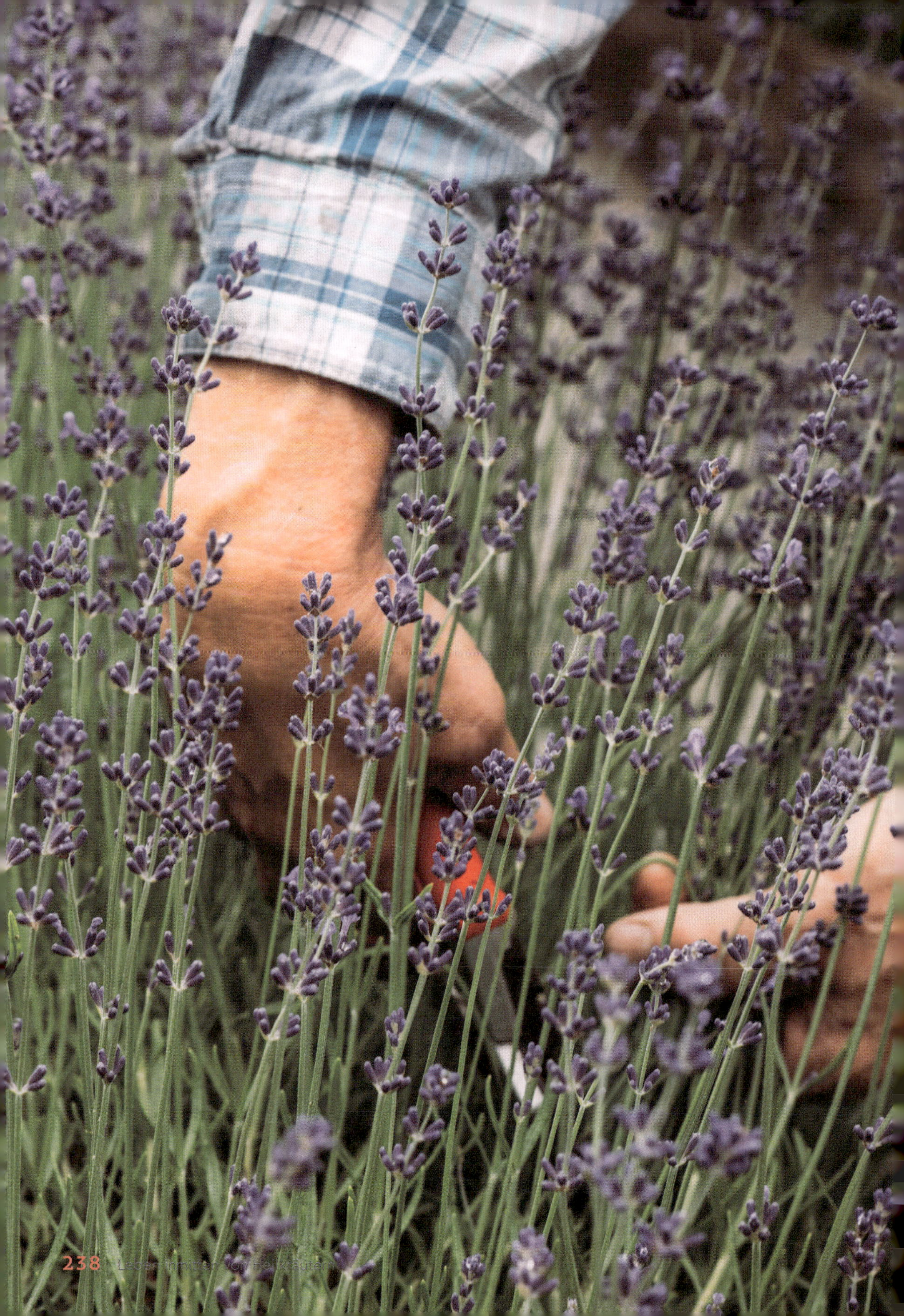

ich Ihnen, mehr zu pflanzen, als Sie in einer Saison erwartungsgemäß benötigen. Auf diese Weise brauchen Sie von jeder Pflanze weniger zu ernten. Wenn ich Pflanzen wegen ihrer ökologischen Landschaftsfunktionen und zu Nahrungszwecken anbaue, ernte ich meist 10 bis 25 Prozent der Pflanze pro Saison.

Experimentieren Sie mit den mehrjährigen Pflanzen in Ihrem Garten und lesen Sie sich Wissen darüber an, wie die Ernte bei verschiedenen Pflanzen durchgeführt werden sollte. So wachsen zum Beispiel Pflanzen aus der Familie der Lippenblütler wie Minze, Helmkraut, Katzenminze, Salbei, Majoran, Thymian und Zitronenmelisse manchmal wie Unkraut. Sie an den Rändern zu ernten, damit sie sich nicht weiter ausbreiten, ist eine gute Methode, um sie als schönen Teil der Gartenlandschaft zu behalten und gleichzeitig genug für den Eigenbedarf zu haben.

Wie hoch ist Ihr Bedarf?

Das ist eine wichtige Frage, die Sie sich stellen sollten, wenn Sie Ihren Garten planen, aber auch später, wenn Sie vor der Ernte stehen. Falls Sie planen, Kräuter zu trocknen und zu lagern, vermeiden Sie es, mehr Kräuter zu ernten, als Sie und Ihre Gemeinschaft realistischerweise in dem Jahr verwenden können. Die Energie und Arbeit, die es braucht, um Pflanzen anzubauen, sollte nicht für selbstverständlich gehalten werden. Je nachdem, nach welcher Methode Sie trocknen, können Sie vielleicht nur einen Teil Ihres Ernteguts auf einmal ernten. Planen Sie voraus und sorgen Sie dafür, dass Sie entsprechende Trocknungskapazitäten haben, bevor Sie sich ans Ernten begeben. Wenn Sie sorgfältig Buch darüber führen, wie viel Sie gepflanzt haben, wann und wie viel Sie geerntet haben, wie Ihr Trocknungsplan aussieht und welches Trockengewicht Ihre Ernte hat, können Sie genau nachverfolgen, was Sie im Laufe des Jahres tun.

Die meisten oberirdischen Teile von Pflanzen bestehen zu etwa 80 Prozent aus Wasser. Das bedeutet, dass sie im Trocknungsprozess etwa 80 Prozent ihres Gewichtes verlieren. Wenn Sie zum Beispiel 45 kg frische Brennnesseln ernten, erhalten Sie am Ende etwa 9 kg getrocknete Brennnesseln.

Ein Kräuterbauernhof erntet üblicherweise pro Jahr 75 bis 100 Prozent einer Einjahrespflanze. Bei mehrjährigen Kräutern ist eine Ernte von 50 bis 75 Prozent des oberirdischen Teils normal. Von den Blättern mehrjähriger Bäume und Sträucher werden üblicherweise weniger als 20 Prozent geerntet. Bei Weißdornblättern oder -blüten zum Beispiel ernte ich oft nur einen winzigen Teil eines Baums, aber dafür von vielen unterschiedlichen reifen Bäumen, um meinen Erntebedarf zu decken. Ich fächere meine Arbeit so weit wie möglich auf, um die einzelnen Pflanzen nicht zu sehr unter Stress zu setzen.

Die Erntesaison ist eine bittersüße Zeit. Ich liebe es, Pflanzen wertzuschätzen, friedlich leben zu lassen und möglichst nur einen kleinen Teil von ihnen zu verwenden. Aber es braucht viel Platz und reichlich Pflanzen, wenn Sie Ihren Garten eher wie einen Naturraum gestalten möchten. Mein Herz schlägt mehr für naturbelassene Pflege statt für landwirtschaftliche Erzeugung. Deshalb bemühe ich mich sehr, ein Gleichgewicht zu finden, damit ich viele Jahre lang dieselben Kräuterbeete beibehalten und durch Anbau- und Pflegemethoden langsam den Pflanzenreichtum steigern kann.

TROCKNEN

Nach der Ernte sollten Sie die Kräuter so bald wie möglich trocknen, ohne sie zu warm werden zu lassen, weil Wärme und Licht nach der Ernte die sekundären Pflanzenstoffe abbauen. Kräuter trocknen schnell bei einer Temperatur von etwa 35 bis 40 °C, wenn Ventilatoren oder Wind für eine gute Durchlüftung sorgen.

Falls Sie in einem trockeneren Klima leben, haben Sie wahrscheinlich die Möglichkeit, kleine Mengen zu trocknen, indem Sie sie an einem schattigen, gut belüfteten Ort aufhängen. Da ich am Puget Sound lebe, wo das Klima sehr kühl und feucht sein kann, funktioniert diese Methode hier nicht so gut, wie mir lieb wäre. Wenn ich also kleine Mengen Kräuter trocknen möchte, verwende ich dazu einen Dörrautomaten auf einer niedrigen Stufe. Ich habe einen Excalibur-Dörrautomaten mit neun Einschüben, der wirklich gut für meinen kleinen Trocknungsbedarf funktioniert. Um größere Chargen Kräuter auf meiner Farm zu trocknen, habe ich ein mit einem Schattiernetz bedecktes Gewächshaus mit Holzregalen für die Dörreinschübe gebaut. Große Ventilatoren wälzen darin die Luft um und wir lassen die Türen offen, damit die Feuchtigkeit problemlos abdampfen kann.

Ein Freund von mir trocknet Kräuter und Pilze im Keller mithilfe von selbst gebauten Einschüben, die er in gebrauchte Großküchenregale schiebt. Zur Luftumwälzung nutzt er große kommerzielle Ventilatoren. Ich habe schon kuriose Trocknungssysteme in Zelten und Schränken konstruiert, um im Frühling die Algenernte schnell zu trocknen, wenn das Wetter keine Trocknung im Freien zulässt. Fest steht, dass es viele einfache Methoden gibt, Pflanzen zu trocknen, solange Sie eine warme Umgebung mit reichlich Durchlüftung und Abzügen haben, damit die Feuchtigkeit abdampfen kann.

REBELN

Wenn Ihre Pflanzen fertig getrocknet sind, müssen Sie meist noch Stängelteile von den Blatt- oder Blütenteilen entfernen. Dieser Prozess wird Rebeln genannt. Am einfachsten geht das, wenn Sie mit den Fingern am Stängel hinabstreichen, um die Blätter vom Stängel zu trennen. Bei größeren Mengen ist ein Sieb mit einer Maschengröße von 1 cm mit einer Plane darunter hilfreich. Rollen Sie eine Handvoll Pflanzenmaterial auf dem Sieb vor und zurück. Die Blatt- und Blütenteile fallen durch das Sieb auf die Plane, während die langen Stängel im Sieb liegen bleiben und leicht entsorgt werden können. Übrigens erhalten die Blätter dadurch auch die perfekte Größe für losen Blatt-Tee.

KRÄUTER LAGERN

Am besten lagern Sie getrocknete Kräuter in einem kühlen, dunklen Raum oder Schrank in einem luftdichten Behälter.

Meist verwende ich dicke, durchsichtige Plastikbeutel dafür, aus denen ich vor dem Verschließen die gesamte Luft herausdrücke. Beschriften Sie jede Charge auf jeden Fall mit dem Namen der Pflanze und dem Ernte- oder Trocknungsdatum. Ich kann Ihnen gar nicht sagen, wie leicht man Kräuter verwechseln kann, wenn der Name nicht klar und deutlich auf dem Behälter steht. Das ist auch wichtig, damit Sie daran denken, die älteste Charge einer Pflanze zuerst zu verwenden. Ich verkaufe nicht gerne Produkte mit Kräutern, die älter als ein Jahr sind, weil ich mir absolut sicher sein will, dass der Tee frisch und wirkungsvoll ist – davon hängt der Ruf meines Unternehmens ab. Für den Eigengebrauch können Sie aber wahrscheinlich gut damit leben, Ihre angebauten Kräuter länger als ein Jahr aufzubewahren, sofern Sie sie richtig lagern. Nutzen Sie Ihre Sinne: Machen Farbe, Duft, Textur und Geschmack des Krautes noch einen frischen Eindruck? Falls ja, verwenden Sie es weiter.

Ich empfehle, Kräuter in separaten Behältern zu lagern. Tees sollten Sie in kleinen 230-g-Chargen mischen und in der Küche in lichtundurchlässigen Behältern aufbewahren. So bleiben sie auf jeden Fall frisch, und Sie werden nur unwahrscheinlich mehr herstellen, als Sie brauchen.

SAATGUT FÜR DIE WIEDERAUSSAAT AUFBEWAHREN

Saatgut für die Wiederaussaat aufzubewahren ist ein wichtiges Ritual am Ende des saisonalen Lebenszyklus einer Pflanze, sodass die Vielfalt auch für künftige Generationen der Art erhalten bleibt. Wenn Sie im Garten Saatgut sammeln, vervollständigt das den Zyklus von Saat zu Saat. Jeden Sommer und Herbst sammle ich Saatgut für die Setzlinge des kommenden Jahres. Einige Samen sind in süßen Früchten eingeschlossen. Andere werden von einer großen, harten Schale geschützt, zum Beispiel Nüsse. Und wieder andere fallen von ihren Kapseln auf die Erde, wenn die Samenköpfe, auf denen sie gereift sind, von Wind oder Regen geschüttelt werden.

Jede Pflanze produziert Samen, die ideal auf ihre Keimung und ökologische Nische abgestimmt sind. Die meisten Samen enthalten ein wachstumshemmendes Hormon in der Samenschale, das erst abgebaut oder beseitigt werden muss, bevor der Samen keimen kann. Bei vielen Pflanzen führen Zeit, Verwitterung und kalte Stratifikation schließlich zur Keimung. Einige Samen wiederum, die von einer Frucht umgeben sind, durchlaufen einen Fermentationsprozess, entweder indem sie ein tierisches (oder menschliches) Verdauungssystem passieren oder indem sie an eine günstige Stelle geworfen werden, wo die Frucht fermentieren kann. Deshalb sieht man oft im Frühling Setzlinge aus dem Kompost sprießen. Bären,

Vögel, Menschen und Rehe verteilen Saatgut seit Jahrtausenden in der Natur. Die Beeren werden gegessen und verdaut, und beim nächsten Stuhlgang landen die Samen an einem völlig anderen Ort, ausgeschieden auf einem perfekten, warmen Komposthaufen mit den richtigen Nährstoffen, die ein Setzling in seinen ersten Lebensstadien braucht.

Einige Pflanzen erzeugen riesige Mengen an leicht keimfähigen Samen. Gerade unkrautartige Arten produzieren oft reichlich Samen, was teilweise ihrer Rolle als schnelle Besiedlern von gestörten oder kahlen Böden zuzuschreiben ist. Johanniskraut, Schafgarbe, Ringelblume und Kamille sind Pflanzen, die jedes Jahr enorm hohe Mengen an keimfähigen Samen hervorbringen. Sobald ihre Samen reif sind, keimen sie oft sehr schnell, es sei denn, dass sie geerntet und bis zum Frühling gelagert werden. Bei dieser reichlichen Samenproduktion brauchen Sie gar nicht viele Pflanzen, um Ihren Saatgut-Bedarf für das kommende Jahr sammeln zu können.

Durch das Einsammeln von Saatgut bewahren Sie über Generationen hinweg das Erbgut der Pflanzen auf Ihrem Gelände. Dadurch können Sie Pflanzen kultivieren, die höchst anpassungsfähig an Ihre Anbaubedingungen sind. Das erreichen Sie ganz einfach durch Sammeln der Samen von Ihren erfolgreichsten und gesündesten Pflanzen oder von Pflanzen mit einem besonders erwünschten Merkmal.

Eigenes Saatgut zu ernten spart außerdem Geld, da gutes Saatgut teuer ist. Man braucht wirklich nicht viel Platz, um einen Saatgarten anzulegen oder sich ein paar Pflanzen zur Saatguternte zu halten. Ich ernte Samen normalerweise nicht von Pflanzen, die bisher zu medizinischen Zwecken verwendet wurden. Eine Pflanze braucht viel Energie, um gesunde, keimfähige Samen zu produzieren. Wenn Sie einen erheblichen Teil der Blätter oder Blüten einer Pflanze ernten, auch wenn es nur einmal pro Saison geschieht, kann das Stress in einer Pflanze auslösen. Das wiederum beeinträchtigt möglicherweise die Gesundheit der Samen.

Was ist ein Samen?

Ein Samen ist ein gereifter Keimling, eine kleine embryonale Pflanze, die in eine Samenschale gehüllt ist. Da der Samen auf die perfekten Wachstumsbedingungen warten muss, befinden sich (bis auf Sonnenlicht und Wasser) alle Grundelemente, die er zum Sprießen braucht, in einer schützenden Hülle, in der der mögliche Setzling auf seine Gelegenheit wartet, lebendig zu werden. Einfach und elegant von Gestalt ist ein Samen ein kleines Kraftpaket, das alle Möglichkeiten des Lebens in sich trägt.

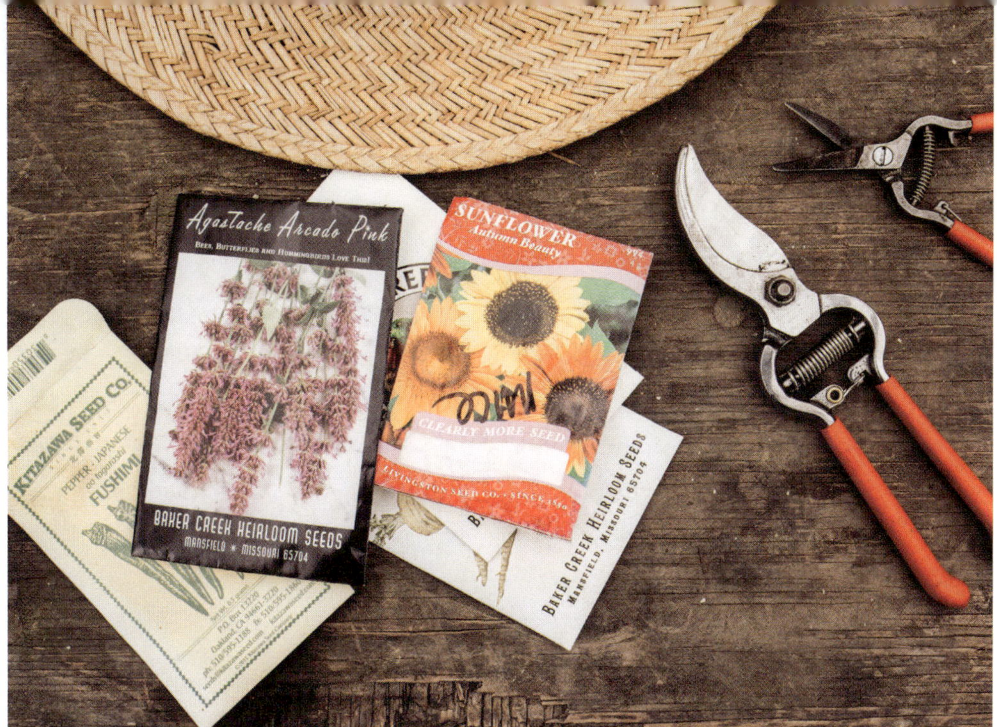

Zum Sammeln von Saatgut aus Ihrem Garten brauchen Sie ein paar grundlegende Utensilien:

* Gartenscheren, um Samenköpfe abzutrennen
* Siebe, um Saatgut zu putzen, zu sortieren und zu sieben
* Papiertüten, um Samenköpfe hineinzustecken und dabei die Samen vom Blütenkopf zu lösen
* Papierumschläge oder Ziplock-Plastikbeutel, um Saatgut zu lagern

Machen Sie sich schlau darüber, wie Sie die Samen der jeweiligen Pflanzen am besten sammeln können. Bei einigen Pflanzen ist gar kein Arbeitsaufwand nötig, andere sind komplizierter. Vergessen Sie nicht, Ihr Saatgut zu beschriften!

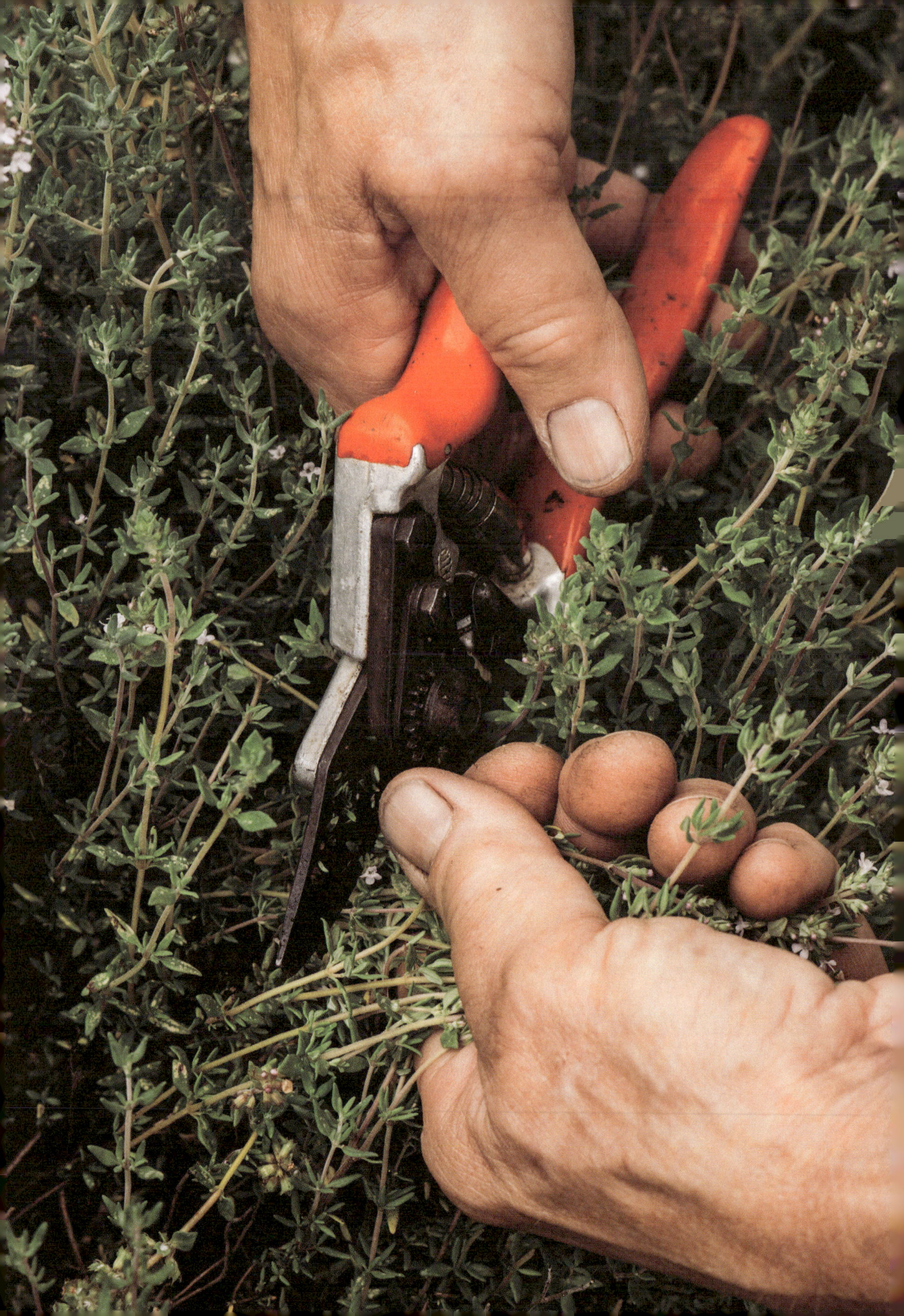

7. KAPITEL

WILDSAMMELN FÜR EINE BESSERE WELT

JEDES JAHR VERBRINGE ICH ZEIT IN DER FREIEN NATUR, um zu lernen, die Beziehung zwischen Pflanzen und Menschen in wilden Landschaften zu würdigen und zu unterstützen. *Wildsammeln*, *Wildpflücken* und *regenerative naturbelassene Pflege* sind Begriffe, die zum Ausdruck bringen, auf welche Weisen Menschen verantwortungs- und respektvoll Pflanzen und Pilze aus Wildpopulationen ernten können.

Wenn Sie lernen möchten, Pflanzen in der Natur zu sammeln, denken Sie daran, dass Wildsammeln eine nachhaltige, wirkungsvolle und regenerative Praxis sein kann, wenn wir dabei auf die Widerstandskraft des gesamten Ökosystems achten. Dazu brauchen Sie botanisches Wissen zur Bestimmung von Pflanzen und ökologisches Bewusstsein. Beides können Sie sich leicht durch Lehrer oder Lehrgänge und regelmäßiges Beobachten der jahreszeitlichen Veränderungen in Ihrer Landschaft und eigene Lektüre aneignen.

Es braucht Zeit und Geduld, ein Bewusstsein zu entwickeln, wie unser Handeln die Pflanzen und Tiere um uns herum beeinflusst. Menschen sammeln schon seit Tausenden von Jahren Pflanzen in der Natur. Ethische Wildsammler verbringen heute eine Menge Zeit ihres Lebens damit, die subtilen Dynamiken und komplexen Muster der Ökosysteme in ihren Bioregionen verstehen zu lernen. Sie verstehen, wie Pflanzen, Tiere, natürliche Störungsmuster und Nährstoffkreisläufe die Vielfalt und Lebenskraft der Pflanzen- und Tiergemeinschaften beeinflussen. Sie überbrücken die Kluft zwischen Mensch und Natur, indem sie mithilfe bestimmter Utensilien und Bewegungen in der Natur natürliche Muster nachahmen, die dem Ökosystem nutzen.

Wildsammler wissen sowohl intuitiv als auch empirisch, wo sie in der Natur finden können, was sie suchen. An meinem Lebensort am Puget Sound zum Beispiel weiß ich, wo und wann ich Brennnesseln finden kann. Brennnesseln mögen feuchte, nährstoffreiche Gebiete. Ich sehe sie massenweise in der Nähe von Flüssen und alten Bergbaugebieten, an Straßen oder Bauprojekten und an Orten, wo die Abholzung von Tiefebenen bleibende Folgen hinterlassen hat. Brennnesseln helfen, nach großflächigen Störungen die obere Erdschicht zu reparieren, und bilden mit ihren horizontal wachsenden Wurzelstöcken starke Dickichte. Oft sind sie unter Ahornbäumen und Erlen zu finden, wo sie im Vorfrühling reichlich Licht bekommen, bevor die Laubbäume vollständig ausschlagen.

Wenn Sie Brennnesseln ernten möchten, müssen Sie die lokalen Gegebenheiten kennen, um sicherzugehen, dass Sie sie von Standorten mit sauberem Wasser und Boden beziehen. Es ist wichtig, wie Sie sich durch Gelände mit Brennnesseln bewegen: Da sie oft an feuchten Hängen wachsen, müssen Sie beim Gehen vorsichtig sein, um keine Erosion und Bodenverdichtung zu verursachen. Auch können Sie andere Pflanzen in der Nachbarschaft leicht übersehen, wenn Sie eine ganz bestimmte Pflanzen- oder Pilzart im Sinn haben. Wenn Sie die Namen anderer Pflanzen im selben Ökosystem erlernen, erkennen Sie sie leichter und wissen, welche Bedeutung sie haben. Bewegen Sie sich vorsichtig und vermeiden Sie es, beim Ernten andere Pflanzen zu entfernen oder zu stören.

ERNTEN FÜR MEHR WIDERSTANDSKRAFT

Gewöhnlich ernte ich nicht mehr als 10 Prozent einer Wildpflanzenpopulation, es sei denn, dass es sich um eine sich schnell ausbreitende Art handelt, die die Gesundheit und Artenvielfalt des Gebietes beeinträchtigt. (Der Japanische Staudenknöterich ist ein Beispiel für eine invasive Pflanze, die geerntet werden sollte, um ihre Verbreitung besser zu kontrollieren.) Diese 10-Prozent-Regel ist eine Standardgröße für nachhaltiges Wachstum und Widerstandskraft.

Wenn wir Triebe und Blätter einer Pflanze ernten, ahmen wir damit das Verhalten pflanzenfressender Tiere nach. Eine kleine Menge zu ernten, kann eine Art wie die Brennnessel zum Wachstum anregen. Wird aber zu viel geerntet, kann das Lebenskraft und Immunität einer Pflanzenpopulation schwächen. Außerdem wissen Sie nie, wer sonst noch an diesem Standort erntet. Bei einer so üppig wachsenden Art wie der Brennnessel ernte ich in beliebten Regionen mit viel Fußgängerverkehr oft weitaus weniger als 10 Prozent. Viele Wildsammler gehen noch einen Schritt weiter und sammeln und verteilen aktiv Pflanzen und Samen in nahe gelegenen Regionen, die kurz zuvor gestört wurden und von einer bestimmten Pflanze profitieren könnten.

EINE LANGE PARTNERSCHAFT

Oft werden wir mit traurigen Geschichten bombardiert, wie viele Ökosysteme durch Brandrodungen, Kahlschlag und Zubetonierung heiliger Stätten zerstört werden. Infolge dieser verheerenden Maßnahmen schwindet die Artenvielfalt innerhalb kürzester Zeit. Instinktiv möchten wir dann verbleibende Naturräume schützen, indem wir abgesehen von Wanderwegen den Zugang zu ihnen beschränken. Aber die Wahrheit ist, dass unsere Naturräume von bestimmten menschlichen Einflüssen durchaus profitieren könnten, wie sie etwa Naturpfleger und Wildsammler bieten. Wir müssen aufhören, unsere wilden Naturräume zu zerstören, und wieder lernen, sie sorgsam zu pflegen.

Menschen zu ernähren und wilde Naturräume zu schützen, muss kein Widerspruch sein. Gut gepflegte und gehegte Wälder, Wiesen und Feuchtgebiete sind tatsächlich widerstandsfähiger und bieten Menschen wichtige Nahrungs- und Heilmittel. In manchen Ökosystemen wie die Sagebrush-Steppe in Washington und Oregon sehen wir heimische Nahrungspflanzen verschwinden, weil Menschen mit diesen Ökosystemen anders umgehen als früher. Viele Pflanzenarten haben sich durch den Kontakt zum Menschen entwickelt und profitieren von dieser Beziehung. In der Sagebrush-Steppe hilft vorsichtiges Ausgraben und Ausbreiten essbarer Wurzeln, harte Lehmböden aufzulockern, und schafft ein günstiges Mikroklima, in dem Samen besser keimen können.

In vielen Ökosystemen in meiner Region greift der Wald auf historische Wiesen über, weil die Pflege durch den Menschen und auch natürliche Störungsabläufe verhindert werden. Kontrollierte Brände sind unerlässlich für die Verjüngung vieler einheimischer Pflanzen, die in Wiesen, Wäldern, Savannen und Prärien in den gemäßigten Klimazonen der Welt gedeihen. Kontrollierte Brände wurden früher traditionell in mehrjährigen Zyklen durchgeführt, um Wiesen offen zu halten und das Wachstum unterschiedlichster Nahrungspflanzen für Tiere und Menschen zu fördern. Dadurch, dass wir Menschen verbieten, Wälder auszudünnen und das uralte Ritual des kontrollierten Abbrennens zu praktizieren, erhalten wir am Ende dichte Wälder und extrem zerstörerische, großflächige Waldbrände.

Ich bin völlig hin und weg von den wilden Nahrungs- und Heilpflanzen aus Washington und Oregon. Besonders verliebt bin ich in essbare Wurzeln und Samen aus feuchten und trockenen Wiesen. In den letzten fünf Jahren habe ich gelernt, essbare und medizinische Wüstenpetersilie, Eichen, Yampah, Schachblumen und Prärielilien zu erkennen und zu pflegen, um nur einige zu nennen. Ich bin monatelang mit Freunden herumgereist und habe mit ihnen Gebiete katalogisiert und skizziert, in denen es einst weitläufige Gärten mit essbaren Pflanzen gab. Ich experimentiere mit Techniken, um Gebiete neu mit diesen heimischen Nahrungspflanzen zu bebauen. Und ich versuche, von anderen zu lernen, wie sich Landschaften mit heimischen essbaren Pflanzen neu beleben lassen.

Menschen können lernen, wilde Naturräume so zu pflegen, dass ihre Artenvielfalt, ihr Reichtum und ihre Widerstandskraft wachsen. Und wir brauchen dringend eine neue Generation von Landwirten, Gärtnern und Ökologen, die groß angelegte Landbewirtschaftungspläne im Einklang mit den natürlichen Störungskreisläufen unserer Wälder, Wiesen, Prärien und Feuchtgebiete entwickeln, um die heimische Artenvielfalt, Produktivität und Widerstandskraft zu erhöhen. Wenn wir in unseren Gärten und in der Wildnis partnerschaftlich mit der Natur zusammenarbeiten, können wir gemeinsam üppige, heilende Landschaften erschaffen.

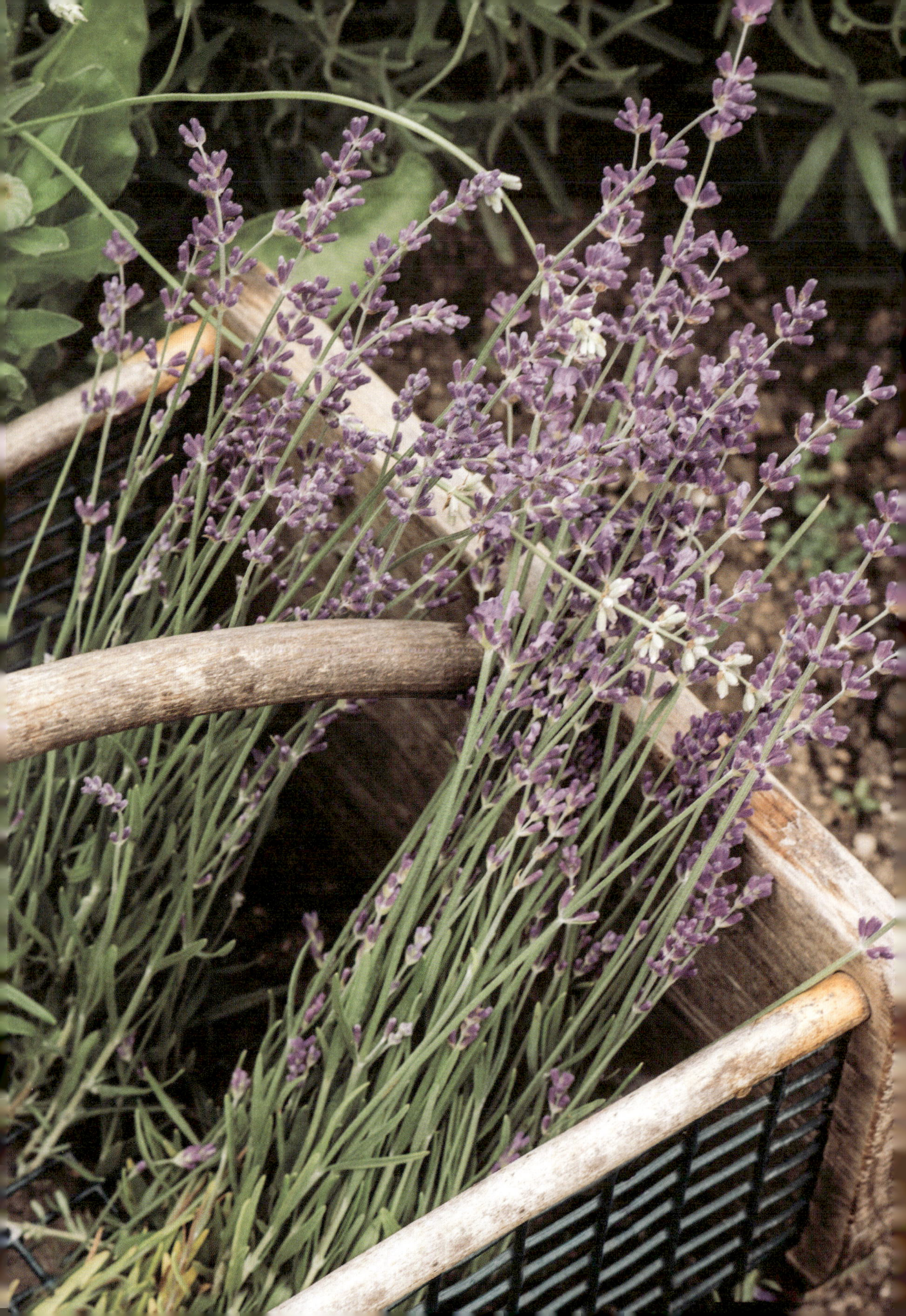

REPERTORIUM

SYMPTOME / GEWÜNSCHTE WIRKUNG		TEEMISCHUNG		Seite
KRAFT-TEE:				**50**
Nährend Regenerierend Entspannend Nervenberuhigend Weibliches Fortpflanzungssystem	Muskel-, Kreislauf-, Verdauungs- und Nervensystem Nieren und Leber	Pfefferminze Brennnesselblätter Himbeerblätter	Fenchel Rosenblütenblätter	
MINERALIENTEE FÜR JEDEN TAG:				**53**
Mineralien und Mikronährstoffe Nährend, regenerierend	Muskel- und Nervensystem	Bockshornkleesamen Grüner Hafer Grüne Haferspitzen Gojibeeren Minze Alfalfa	Brennnesselblätter Eleuthero (Sibirischer Ginseng) Anissamen Färberdistel Rotkleeblüten	
ERHOLSAMER NERVENTEE:				**55**
Nervenberuhigend Regenerierend Erschöpfung, Stress	Knochen, Blut, Muskeln Kühlend	Anissamen oder Fenchel Minze Brennnesselblätter Kamille	Rosenblütenblätter oder Lavendelblüten Helmkraut Himbeerblätter Katzenminze Süßholzwurzel	
ERHOLSAMER NERVENTEE OHNE MINZE:				**56**
Beruhigend Allgemeines Wohlbefinden Erschöpfung, Stress	Allgemein nährend Nervenberuhigend	Grüne Haferspitzen Grüner Hafer Brennnesselblätter Ingwer	Hagebutten Kamille Zitronengras Rosmarin	
TRAUMTEE:				**57**
Entspannend Schlaffördernd Nervenberuhigend	Regenerierend Muskelverspannungen Stress	Kamille Katzenminze Helmkraut	Minze Süßholzwurzel Hopfen	
SCHÖNHEITSTEE:				**58**
Leber und Nieren Hautklärend Energiespendend	Entgiftend Tonisch	Löwenzahnwurzel Klettenwurzel Brennnesselblätter	Süßholzwurzel Ringelblumenblüten	

SYMPTOME / GEWÜNSCHTE WIRKUNG		TEEMISCHUNG		Seite
TONIKUM FÜR DIE VERDAUUNG:				60
Windtreibend	Verdauungsfördernd	Löwenzahnwurzel	Pfefferminze	
Unterstützung der Leber	Verdauungs-beschwerden	Fenchel	Grüne Minze	
		Ingwer		
VITAMIN-C-TEE:				63
Vitamine	Allgemein tonisch	Hagebutten	Linde	
Antioxidantien	Nährend	Hibiskus	Weißer Tee (optional)	
		Getrocknete Beeren	Zimt	
		Zitronengras		
INGWERADE:				64
Immunabwehr	Mineralienreich	Grüner Hafer	Beeren (z. B. Holunderbeeren, Brombeeren, Blaubeeren)	
Verdauungsfördernd	Allgemein tonisch	Ingwer	Rosmarin	
		Honeybush	Ätherisches Zitronenöl oder Zitronenschale	
		Zitronengras		
		Hagebutten		
		Fenchel		
VITAL-TEE:				66
Stimmung aufhellen	Verdauungsfördernd	Honeybush	Hagebutten	
Wärmend	Belebend	Ingwer	Orangenschale	
Energieschub	Allgemein tonisch	Grüne Haferspitzen	Rosmarin	
Nährend		Zitronengras	Zimt	
GENIEẞER-TEE:				67
Nährend	Antioxidantien	Honeybush oder Rooibos	Rosenblütenblätter	
Beruhigend	Allgemein tonisch	Hagebutten	Grüne Haferspitzen	
Vitamine		Beeren (z. B. Holunderbeeren, Johannisbeeren, Brombeeren)	Ringelblumenblüten	
			Lavendelblüten	
			Zitronengras	
			Kamille	
BALANCE-TEE:				71
Nervensystem	Allgemein tonisch	Tulsi	Kardamom	
Geistige Funktionen erneuern	Verdauung	Pfefferminze	Rosenblütenblätter	
Adaptogen	Immunsystem	Zimt	Gotu Kola	
GEDANKEN-TEE:				72
Aufmunternd	Tonikum für das Gehirn	Gunpowder-Grüntee	Tulsi	
Stress		Zitronengras	Gotu Kola	

SYMPTOME / GEWÜNSCHTE WIRKUNG		TEEMISCHUNG		Seite
SPORTLER-TEE:				**74**
Ausdauer Körperliche Erholung Essentielle Nährstoffe für Skelettmuskulatur, Nervensystem und Kreislaufsystem Körper und Geist Regeneration der Zellen	Erholung von Muskeln und Gelenken Mikronährstoffe für aktiven Körper Mentaler Schub Selbstvertrauen, Konzentration und Moral	Ashwagandha (Indischer Ginseng) Löwenzahnwurzel Eleuthero (Sibirischer Ginseng) Pfefferminze	Helmkraut Brennnesselblätter Gotu Kola Süßholzwurzel	
BLASENTEE:				**75**
Gesundheit von Nieren und Blase Harnwegsinfektionen	Belastungs-inkontinenz Gesundheit der Harnwege	Cranberries Brennnesselblätter Schachtelhalm	Maisgrannen Rooibos oder Honeybush Löwenzahnblätter	
FRAUEN-MISCHUNG:				**76**
Stärkend Menstruations-schmerzen Stimmungs-schwankungen	Wechseljahre Ausgeglichenes Nervensystem Hormonelles Gleich-gewicht bei Frauen	Hagebutten Löwenzahnwurzel Klettenwurzel Dong Quai Astragalus Ingwer	Zimt Shatavari Orangenschale Reishi-Pilze Gewürznelken	
NEBENNIERENTEE FÜR JEDEN TAG:				**78**
Stress Nebennieren Adaptogen	Verdauungsfördernd Allgemein tonisch	Chaga-Pilze Ceylon-Zimt Reishi-Pilze Astragalus	Dang Shen oder Asiatischer Ginseng Fenchel Ingwer	
ERFRISCHUNGSTEE:				**81**
Stress Verdauungsfördernd	Immunabwehr Adaptogen	Kukicha-Stieltee Ingwer Zimt Minze Kardamom Klettenwurzel	Fenchel Chaga-Pilze Dang Shen Eleuthero (Sibirischer Ginseng) Gewürznelken	

SYMPTOME / GEWÜNSCHTE WIRKUNG		TEEMISCHUNG		Seite
RUHE-TEE:				**82**
Erschöpfung Schwindel Emotionale Empfindlichkeit Zittrige Muskeln Unruhiger Schlaf	Stress Überreizung Introvertiertheit Heilung nach Missbrauch Allgemein tonisch	Kukicha-Stieltee oder geröstete Gerste Chaga-Pilze Astragalus	Dang Shen Hagebutten Fenchel Reishi-Pilze	
KINDERTEE:				**83**
Vitamine Mineralien	Stärkend Allgemein tonisch	Grüne Haferspitzen Hagebutten Holunderbeeren Gojibeeren Orangenschale Zimt	Zitronengras Schisandra-Beeren oder andere Früchte (optional) Hibiskus Klettenwurzel Süßholzwurzel	
CHAI:				**88–94**
Allgemein tonisch Wärmend Austrocknend		Ingwer Fenchelsamen Kardamom	Zimt Schwarzer Pfeffer Lorbeerblätter (optional)	
KARDAMOM-ROSEN-CHAI:				**94**
Aufmunternd Verdauungsfördernd		Schwarztee Kardamom Rosenblütenblätter	Zimt Minze Vanilleschote	
GLÜCKSTEE:				**96**
Aufmunternd Nervensystem	Sinne Aphrodisierend	Minze Kakaoraspeln Damiana Ceylon-Zimt	Hagebutten Passionsblume Gewürznelken Süßholzwurzel	
LIEBESTEE:				**98**
Nervensystem Libido Selbstliebe Sinn für natürliche Schönheit	Herzensverbindung Körperliche Intimität Nährend Aphrodisierend	Grüner Hafer Damiana Eleuthero (Sibirischer Ginseng) Shatavari Muira Puama	Fenchel Pfefferminze Ingwer Rose Vanilleschote	
LIEBE-DAS-LEBEN-TEE:				**99**
Aufmunternd Entspannend		Rosenblütenblätter Kamille Hibiskus	Hagebutten Vanilleschote	

SYMPTOME / GEWÜNSCHTE WIRKUNG		TEEMISCHUNG		Seite
CHOCOLATL-TEE:				**101**
Aphrodisierend	Aufmunternd	Kakaopulver	Sternanis	
Wohlbefinden	Belebend	Kamille	Chipotle oder Cayenne	
Muntermacher		Pfefferminze	Honig	
		Zimt		
GESUNDHEITSTEE:				**106**
Erkältungen	Infektionen	Holunderblüten	Zimt	
Grippe	Immunsystem	Ingwer	Kardamom	
		Minze	Süßholzwurzel	
		Schafgarbe		
ATEMTEE:				**108**
Wärmend	Verschleimungen in der Lunge	Eukalyptus	Ysop	
Immunsystem	Abschwellend	Fenchelsamen	Alantwurzel	
		Ingwer	Gewürznelken	
		Pfefferminze	Süßholzwurzel	
HALSWÄRMER-TEE:				**109**
Halsschmerzen	Infektionen	Hagebutten	Eibischwurzel	
Husten	Lindernd	Zimt	Fenchel	
Entzündetes Gewebe kühlen	Schleimlösend	Süßholzwurzel	Ingwer	
	Hustenstillend	Wildkirschenrinde		
ANTIVERSTOPFUNGSTEE:				**110**
Verstopfung lindern		Sennesblätter	Zimt	
		Minze	Trockenpflaumen	
		Fenchel	Ingwer	
HILFE-BEI-KREBS-TEE:				**111**
Unterstützung bei oder nach Krebs	Nervenberuhigend	Fenchel	Zitronenmelisse	
Antimikrobiell	Windtreibend	Linde	Ingwer	
	Nebennieren-Tonikum	Adaptogen, z. B. Gojibeeren oder Tulsi	Kamille	
			Süßholzwurzel	
RUHIGER-TAG-TEE:				**112**
Stress		Kamille	Schisandra	
Entspannend		Passionsblume	Hagebutten	
Nervenberuhigend		Fenchel	Zitronenmelisse	
		Minze	Eibischblätter	

SYMPTOME / GEWÜNSCHTE WIRKUNG		TEEMISCHUNG		Seite
SCHWANGERSCHAFTSTEE:				114
Entspannend	Verdauung	Brennnesselblätter	Alfalfa	
Vitamine	Leber und Nieren	Himbeerblätter	Löwenzahnblätter	
Mineralien	Allgemein tonisch	Pfefferminze	Grüne Haferspitzen	
		Rosenblütenblätter	Grüner Hafer	
		Kamille		
STÄRKUNGSTEE NACH DER SCHWANGERSCHAFT:				116
Gewebe aufbauend	Erschöpfung und Belastung	Gotu Kola	Grüner Hafer	
Nährend für Gehirn und Nebennieren	Heilung des Bindegewebes	Zitronenmelisse	Grüne Haferspitzen	
		Brennnesselblätter	Kamille	
ANTI-CANDIDA-TEE:				117
Austrocknend	Candidose	Lapacho	Minze	
Antimykotisch	Allgemein tonisch	Grüne Haferspitzen	Ringelblumen	
Magen-Darm-System		Zedernnadelspitzen	Oregano	
		Thymian	Gewürznelken	
STILLTEE FÜR MAMAS:				119
Milchtreibend	Regenerierend	Bockshornkleesamen	Zitronenmelisse	
Nährend	Essentielle Vitamine und Mineralien für Muttermilch	Minze	Geißraute	
Beruhigend		Fenchel	Alfalfa	
		Brennnesselblätter	Kamille	
STILLE-WASSER-TEE:				120
Harnwegsinfektion	Geschädigtes oder entzündetes Gewebe beruhigen und heilen	Cranberries	Brennnesselblätter	
Adstringierend		Blaubeeren	Bärentraubenblätter	
Antibakteriell		Mahonienwurzel	Hibiskus	
		Maisgrannen	Löwenzahnblätter	
GESUNDER-BLUTDRUCK-TEE:				121
„Schlechtes" Cholesterin (LDL) senken	Herz-Kreislauf-Gesundheit	Weißdornblätter	Beeren oder Minze (optional)	
Gesunder Blutfluss	Blutdruck	Weißdornbeeren	Hibiskus	
		Zimt	Zitronengras	
		Linde	Orangenschale	
SCHLUMMERTEE:				123
Skelettmuskulatur	Durchschlafen	Baldrian	Passionsblume	
Nervensystem	Entspannend	Kava*	Hopfen	
Schlaffördernd	Unruhiger Schlaf	Linde	Muskatnuss	
Schnell einschlafen		Minze		

* Hinweis des Verlags: Kava ist in Deutschland nicht zugelassen
Für weitere Informationen siehe Seite 173.

SYMPTOME / GEWÜNSCHTE WIRKUNG		TEEMISCHUNG		Seite
ANTIENTZÜNDUNGSTEE:				124
Entzündungs-hemmend für das Gewebe	Wärmend Immunsystem	Ingwer Kurkuma Gojibeeren Kardamom Gewürznelken	Schwarzer Pfeffer Schwarztee oder Rooibos Butter, Ghee oder Kokosöl Honig	
HERZGLÜCK:				127
Nervosität Bluthochdruck Blutreinigung Entspannende Herzunterstützung	Aufmunterung Tonisch für das seelische und physische Herz	Weißdornblätter Weißdornbeeren Linde Minze	Brennnesselblätter Rotwurzel-Salbei Osmanthusblüten Herzgespann	
SCHMERZLINDERUNGSTEE:				128
Schmerzlindernd Krampflösend	Entspannend Adaptogen	Yan Hu Sou Helmkraut Fenchel Wilde Yamswurzel	Minze Dang Shen Süßholzwurzel	
INSPIRATIONS-TEE:				129
Gedächtnis Konzentration Lernen	Geistige Beweglichkeit Kognitive Beeinträchtigungen nach Schädel-Hirn-Trauma	Gotu Kola Tulsi Pfefferminze Salbei	Süßholzwurzel Grüner Rooibos Dang Shen	
ALLERGIETEE:				135
Pollenempfindlich-keit im Frühjahr Allergiesymptome wie Niesen, Schnup-fen, verstopfte Nase, entzündete Nebenhöhlen und tränende Augen	Saisonale allergi-sche Reaktionen	Brennnesselblätter Katzenminze Pfefferminze Anissamen Muskateller-Salbei	Holunderblüten Eibischwurzel Blütenpollen oder Honig (optional) Rotkleeblüten	
FRÜHLINGSERWACHEN-TEE:				138
Stärkend Vitamine Mineralien	Nährend Energiespendend	Brennnesselblätter Schwarztee oder Oolong	Fenchel Minze Rosenblütenblätter	
NÄHRENDER FRÜHLINGSTEE:				139
Belebt und kräftigt Körper und Geist	Grundnährstoffe für Muskeln, Knochen, Blut und Gelenke	Bockshornkleesamen Grüne Haferspitzen Grüner Hafer Gojibeeren Minze	Alfalfa Eleuthero (Sibirischer Ginseng) Anissamen Brennnesselblätter	

SYMPTOME / GEWÜNSCHTE WIRKUNG		TEEMISCHUNG		Seite
ELEGANZ-TEE:				**140**
Wärmend		Weißer Tee		
Energiespendend		Rosenblütenblätter		
Inspiration		Osmanthusblüten		
Aufmunternd				
FRÜHLINGSHELFERTEE:				**142**
Vitamine	Allgemeines Tonikum für aktive Menschen	Hagebutten	Zitronengras	
Elektrolyte	Durstlöschend	Zitronenmelisse	Schisandra	
Mineralien	Nährend	Ingwer	Zimt	
Muskelregeneration	Gewebe aufbauend	Orangenschale		
Energie				
Widerstandskraft				
FRÜHLINGSKRAFT-TEE:				**143**
Muskel- und Knochenaufbau	Verdauung	Brennnesselblätter	Minze	
Vitalisiert das weibliche Fortpflanzungssystem	Vitalität und Gesundheit	Himbeerblätter	Ingwer	
Verbessert die Stimmung	Nährend	Fenchel	Rosenblütenblätter	
	Tonisch			
	Stärkt viele Organsysteme			
FRÜHLINGS-TONIKUM:				**145**
Ausdauer und Regeneration der Muskeln	Verdauung	Löwenzahnwurzel	Dang Shen	
Immunabwehr	Allgemeines Wohlbefinden	Klettenwurzel	Reishi-Pilze	
	Nährend	Ingwer	Astragalus	
	Allgemein tonisch	Zimt	Süßholzwurzel	
KLARHEITS-TEE:				**146**
Antioxidantien	Energiespendend	Weißer Tee	Zitronengras	
Neuer Schwung	Immunsystem	Hagebutten	Schisandra	
Vorfreude auf wärmeres Wetter	Nährend	Ingwer	Zitronenmelisse	
Appetit auf Süßes und Würziges	Tonisch	Zimt	Orangenschale	
IMMUNSTÄRKUNGSTEE:				**147**
Wärmend	Infektion abwehren	Tulsi	Zitronengras	
Schweißtreibend	Immunsystem	Ingwer	Sonnenhut	
Antimikrobiell		Minze	Cayenne	
GRÜNE LIEBE:				**148**
Nährend		Sencha-Tee	Brennnesselblätter	
Energiespendend		Grüne Haferspitzen	Rotkleeblüten	

SYMPTOME / GEWÜNSCHTE WIRKUNG		TEEMISCHUNG		Seite
AUFWACH-TEE:				**150**
Morgendliche Verdauung Durchblutung Vitamine Mineralien	Wachmacher Energiespendend Herzstärkend Nährend	Keemun-Tee Orangenschale Tulsi Hagebutten Weißdornblätter und -blüten	Weißdornbeeren Zitronengras Zimt Brennnesselblätter Anissamen	
SONNENWENDE-TEE:				**153**
Nährend Allgemein tonisch Aufmunternd	Erfrischend Nervenberuhigend Mineralien	Douglasie-Tannennadelspitzen Weißdornblätter und -blüten	Brennnesselblätter Minze Rosenblütenblätter Anissamen	
SOMMERTEE:				**154**
Führt Flüssigkeit und wertvolle Mineralstoffe, Vitamine und Co. zu Allgemein tonisch		Douglasie-Tannen-nadelspitzen (oder Zedern-/Fichtennadelspitzen)	Hagebutten Tulsi Hibiskus Ringelblumenbluten	
SONNENTEE MIT BEEREN:				**156**
Kühlend Führt Flüssigkeit und wertvolle Mineralstoffe, Vitamine und Co. zu Erfrischend		Beeren Minzeblätter	Hibiskus Zitrone	
SOMMERBRISE:				**159**
Durstlöscher Kühlend Aufmunternd	Stärkend Erfrischend Verdauungsfördernd	Frische Minze Zitrone in Scheiben Hibiskus	Ingwer Rosmarin	
NÄHRENDER SONNENTEE:				**160**
Nährstoffreich		Brennnesselblätter Himbeerblätter Minze	Rosenblütenblätter Zitronenmelisse	
MINZE-GRÜNTEE:				**162**
Führt Flüssigkeit und wertvolle Mineralstoffe, Vitamine und Co. zu Aufmunternd	Energiespendend Erfrischend	Jasmin-Grüntee Pfefferminze	Limettensaft oder Limettenschale (optional)	

SYMPTOME / GEWÜNSCHTE WIRKUNG		TEEMISCHUNG		Seite
ZITRONEN-INGWER-EISTEE:				**163**
Wachmacher Energiespendend Erfrischend	Führt Flüssigkeit und wertvolle Mineralstoffe, Vitamine und Co. zu Allgemein tonisch	Limonade Wasser	Schwarztee Ingwer	
APFEL-EISTEE:				**164**
Erfrischend Führt Flüssigkeit und wertvolle Mineralstoffe, Vitamine und Co. zu	Kühlend Allgemein tonisch	Wasser Apfelsaft Cranberrysaft Minze	Grüntee Ingwer Zitronenschale	
SONNEN-MATE:				**167**
Energiespendend Erfrischend Nährend		Yerba Mate Zitronengras Pfefferminze Osmanthusblüten	Holunderbeeren Linde Santakraut	
SOMMERGÖTTIN:				**168**
Vitamine Mineralien Kühlend Stress	Adaptogen Nährend Leber Kühlend	Tulsi Minze Hibiskus	Himbeerblätter Fenchel Chrysanthemum	
GELASSENHEITSTEE:				**169**
Innere Ruhe Vitamine Mineralien Körper und Geist regenerieren und erneuern	Nährend Tonisch für das Herz Erfrischend Aufmunternd	Grüne Haferspitzen Holunderbeeren Weißdornblätter und -blüten Lindenblätter und -blüten	Fenchel Zimt Zitronengras Osmanthusblüten	
KOKOS-GRÜNTEE:				**170**
Energiespendend		Dao Ren-Grüntee oder anderer Grüntee	Geröstete Kokosnuss	
ENTSPANNUNGSTEE:				**172**
Beruhigend		Kava-Wurzel* Zitronengras Grüne Haferspitzen Beeren	Ingwer Süßholzwurzel Rosmarin	

* Hinweis des Verlags: Kava ist in Deutschland nicht zugelassen. Für weitere Informationen siehe Seite 173.

SYMPTOME / GEWÜNSCHTE WIRKUNG		TEEMISCHUNG		Seite
GURKEN-JALAPEÑO-BRISE:				174
Energiespendend		Grüntee	Koriander	
Führt Flüssigkeit und wertvolle Mineralstoffe, Vitamine und Co. zu		Gurke	Frische Minze	
Kühlend		Limette in Scheiben	Honig	
		Jalapeño		
KALTER AUFGUSS FÜR DIE NERVEN:				175
Nährend	Kühlend	Himbeerblätter	Helmkraut	
Beruhigend	Erfrischend	Brennnesselblätter	Rosenblütenblätter	
		Minze	Kamille	
SOMMERFRISCHE:				176
Führt Flüssigkeit und wertvolle Mineralstoffe, Vitamine und Co. zu		Hibiskus	Linde	
Erfrischend		Zitronengras	Ceylon-Zimt	
Kühlend		Beeren		
ERNEUERUNGSTEE:				178
Kühlend	Führt Flüssigkeit und wertvolle Mineralstoffe, Vitamine und Co. zu,	Honeybush	Fenchel oder Eibischwurzel	
Durstlöschend	Allgemein tonisch	Grüne Minze	Vanilleschote	
		Pfefferminze	Zitronenschale oder -saft	
SHISO-EISTEE:				179
Energiespendend		Shiso	Süßholzwurzel	
Erfrischend		Minze	ätherisches Zitronenöl oder Zitronenschale	
BLACK BEAUTY:				181
Energiespendend		Schwarztee		
Aufmunternd		Minze		
		Rosenblütenblätter		
EISGEKÜHLTER CHAI:				182
Beruhigend	Immunstärkend	Ingwer	Muskatnuss	
Energiespendend	Allgemein tonisch	Fenchel	Süßholzwurzel	
		Zimt	Honig oder Zucker	
		Kardamom	Schwarztee	

SYMPTOME / GEWÜNSCHTE WIRKUNG		TEEMISCHUNG		Seite
EISGEKÜHLTER SCHOKO-CHAI:				**183**
Energiespendend Wohltuend	Immunsystem Verdauungsfördernd	Ingwer Zimt Fenchel Kardamom Geröstete Kakaobohnen-schalen (Spreu)	Schwarztee (optional) Chaga-Pilze Schwarzer Pfeffer	
ALLGEMEINES TONIKUM FÜR DEN HERBST:				**186**
Tonisch Adaptogen Verdauungsfördernd Immunsystem	Leber und Nieren Immunabwehr Allgemein tonisch	Reishi-Pilze Löwenzahnwurzel Klettenwurzel Fenchel Ingwer	Chaga-Pilze Zimt Astragalus Gewürznelken	
HERBSTRUHETEE:				**187**
Energiereserven aufbauen Beruhigend	Adaptogen Immunsystem	Geröstete Gerste Chaga-Pilze Astragalus Reishi-Pilze	Zimt Sternanis Klettenwurzel	
GEWÜRZMISCHUNG FÜR GLÜHWEIN:				**188**
Immunabwehr Verdauungsfördernd Immunstärkend		Ingwer Zimt Anissamen oder Sternanis Nelke	Kardamom Orangenschale Astragalus Hagebutten	
FRIEDENSTEE:				**190**
Ruhe Frieden Gleichgewicht	Leicht kühlend Entspannend Nährend	Helmkraut Katzenminze Brennnesselblätter Himbeerblätter Rosenblütenblätter	Kamille Hagebutten Hibiskus Vanilleschote Ingwer	
TONIKUM FÜR DEN KOPF:				**191**
Stimmung aufhellend Energie Immunabwehr	Motivierend Zuversicht Tonisch für das Gehirn	Tulsi Minze Eleuthero (Sibirischer Ginseng)	Gotu Kola Rosmarin Kardamom Zimt	

SYMPTOME / GEWÜNSCHTE WIRKUNG		TEEMISCHUNG		Seite
		GOLDENER GARTEN:		**192**
Energiespendend		Schwarztee	Lavendelblüten	
Aufmunternd		Kardamom	Vanilleschote	
Verdauungsfördernd				
		KUKICHA GOLD:		**195**
Innere Glut	Verdauungsfördernd	Kukicha-Stieltee	Kardamom	
Belebend	Wärmend	Zimt	Gewürznelken	
Infektionsschutz		Orangenschale	Piment	
		Dang Shen	Süßholzwurzel	
		GUTE-LAUNE-TEE:		**196**
Nährend		Honeybush	Pfefferminze	
Aufmunternd		Kakaobohnenschalen (Spreu)	Jasminblüten oder ätherisches Jasminöl	
		Brennnesselblätter	Vanilleschote	
		HONEYBUSH SPICE:		**199**
Wärmend		Honeybush	Gewürznelken	
Antimikrobiell		Zimt	Orangenschale	
		Ingwer	Süßholzwurzel	
		Sternanis	Vanilleschote	
		Kardamom		
		HERBSTGLÜCKTEE:		**200**
Energiespendend		Earl Grey-Tee	Gewürznelken	
Aufmunternd		Zitronengras	Vanilleschote	
		Rosenblütenblätter		
		VIRENSCHUTZTEE:		**201**
Antibakteriell	Infektionen mildern	Holunderbeeren	Anissamen oder Gewürznelken	
Antiviral	Immunsystem	Ingwer	Orangenschale	
		Minze	Schafgarbe	
		Tulsi	Süßholzwurzel	
		WINTERSONNENWENDE-TEE:		**205**
Tonisch für das Immunsystem	Allgemeines Tonikum für den Winter	Honeybush	Chaga-Pilze	
	Nährend	Holunderbeeren	Gewürznelken	
		Zedernnadelspitzen		
		ERINNERUNGSTEE:		**206**
Antioxidativ	Aufmunternd	Hagebutten	Ringelblumenblüten	
Nährend	Führt Flüssigkeit und wertvolle Mineralstoffe, Vitamine und Co. zu	Honeybush	Lavendelblüten	
		Holunderbeeren	Zitronengras	
		Rosenblütenblätter		

SYMPTOME / GEWÜNSCHTE WIRKUNG		TEEMISCHUNG		Seite
		WINTERWONNE:		**207**
Aufmunternd		Douglasie-Tannennadelspitzen	Zimt	
Immunsystem		Bockshornkleesamen	Kardamom	
		Chaga-Pilze	Ingwer	
			Muskatnuss	
		VERJÜNGUNGSTEE:		**208**
Körper regenerieren	Kopftrauma	Klettenwurzel	Chaga-Pilze	
Stress	Chronische Müdigkeit	Löwenzahnwurzel	Rosenwurz	
Adaptogen	Unterstützung des gesamten Körpers	Bockshornkleesamen	Astragalus	
Umweltbelastungen		Ashwagandha (Indischer Ginseng)	Zimt (optional)	
Posttraumatische Belastungsstörung		Dang Shen	Reishi-Pilze	
			Ingwer	
		TIEFES WOHLBEFINDEN:		**209**
Erkältungssymptome	Befeuchtend	Holunderbeeren	Zitronenmelisse	
Harmonisierende Wirkung in Lunge und Nebenhöhlen	Immunsystem	Alantwurzel	Süßholzwurzel	
	Lindernd	Sonnenhut	Santakraut	
		Eukalyptus	Rot-Ulme oder Eibischwurzel	
		Grüne Minze		
		FEUERTEE:		**211**
Energiespendend		Lapsang Souchong	Gotu Kola	
Nährend		Tulsi	Gojibeeren	
Gehirn und Gedächtnis		Pfefferminze	Süßholzwurzel	
		SPÄTWINTER-HOLZFÄLLER-TEE:		**212**
Energiespendend	Aufmunternd	Lapsang Souchong	Jasminblüten	
Immunsystem	Nährend	Brennnesselblätter	Zedernnadelspitzen	
		Kukicha-Stieltee	Jasminöl	
		KAHWA:		**214**
Energiespendend		Grüntee	Kardamom	
Aufmunternd		Geröstete Mandeln	Zimt	
Verdauungsfördernd		Rosenblütenblätter	Safranfaden	
		REISE-TEE:		**215**
Wärmend	Immunsystem	Schwarztee	Winter-Bohnenkraut	
Antimikrobiell	Energiespendend	Zimt	Süßholzwurzel	
Antiviral		Salbei	Rosmarin	
		Thymian		

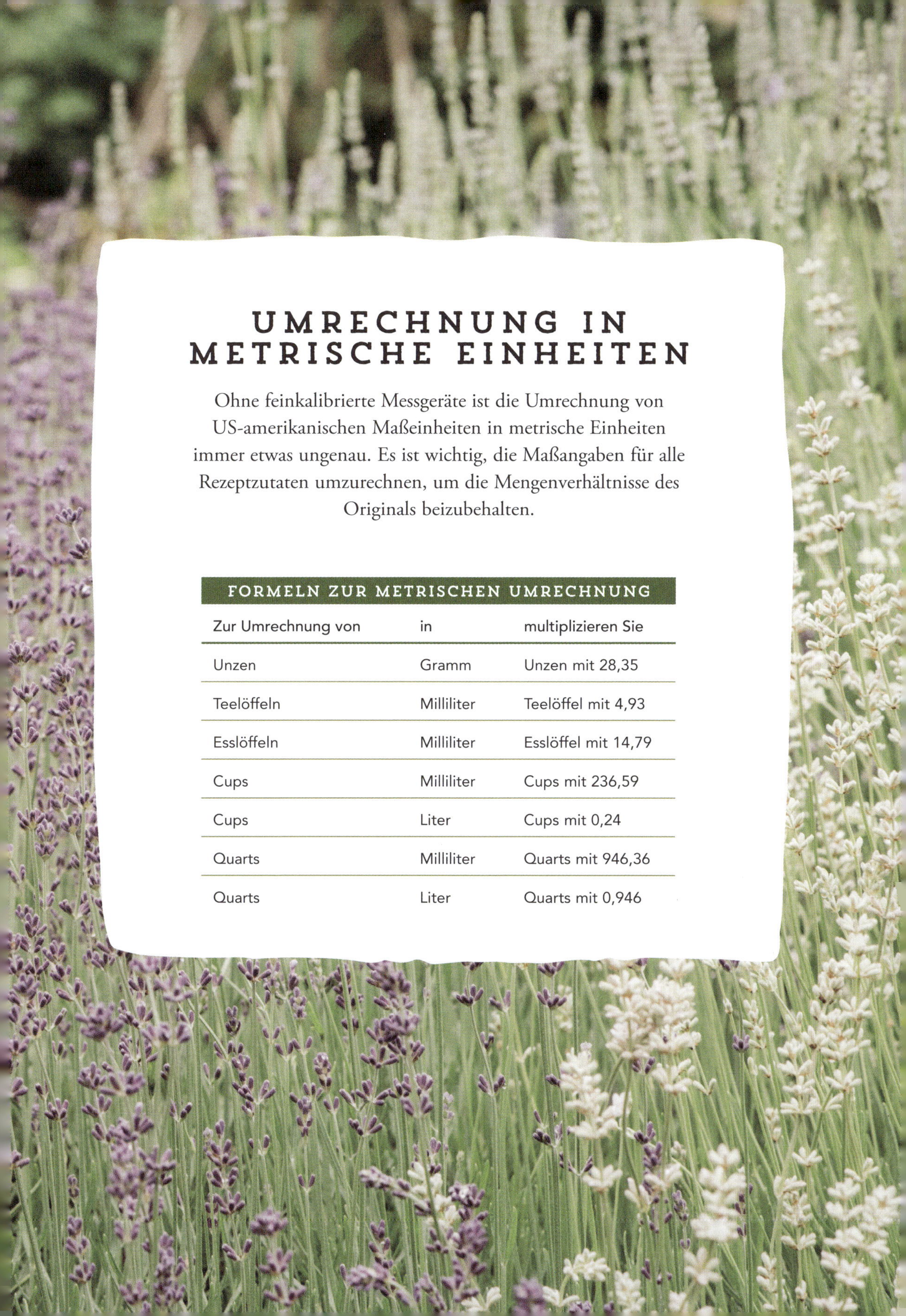

UMRECHNUNG IN METRISCHE EINHEITEN

Ohne feinkalibrierte Messgeräte ist die Umrechnung von US-amerikanischen Maßeinheiten in metrische Einheiten immer etwas ungenau. Es ist wichtig, die Maßangaben für alle Rezeptzutaten umzurechnen, um die Mengenverhältnisse des Originals beizubehalten.

FORMELN ZUR METRISCHEN UMRECHNUNG

Zur Umrechnung von	in	multiplizieren Sie
Unzen	Gramm	Unzen mit 28,35
Teelöffeln	Milliliter	Teelöffel mit 4,93
Esslöffeln	Milliliter	Esslöffel mit 14,79
Cups	Milliliter	Cups mit 236,59
Cups	Liter	Cups mit 0,24
Quarts	Milliliter	Quarts mit 946,36
Quarts	Liter	Quarts mit 0,946

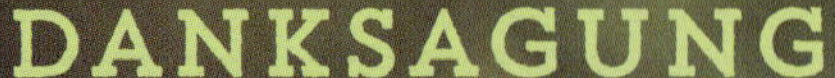

DANKSAGUNG

Danke, dass Sie sich selbst Gutes tun, indem Sie Kräutertees trinken und dieses Buch lesen! Ich führe ein wahrhaft gesegnetes, kreatives Leben, das mir die wunderbare Arbeit mit Pflanzen ermöglicht. Aber meine Arbeit wäre nicht möglich ohne die beständige Unterstützung meines Freundes David Balatero. Ich danke dir für deine Freundlichkeit, deinen Humor und deine großartige moralische Bestärkung. Du bist stets so rücksichtsvoll, und dein einzigartiger Blick auf die Dinge und deine leidenschaftliche Musik inspirieren mich immer wieder.

Auch meine wunderbare Schwester Rebecca Zollinger ist mir eine unendlich wichtige Begleiterin auf meiner Reise durch die Kräuterheilkunde. Sie ist ebenfalls Kräuterkennerin und brachte mich vor vielen Jahren mit der Teeherstellung und der Kräuterheilkunde in Berührung. Ihre tiefe Liebe und Dankbarkeit für Pflanzen und ihre Wirkung auf den Körper inspirieren mich seit jeher. Sie ist eine Frau der Wissenschaften mit einer tiefen Liebe und Begeisterung dafür, was innerhalb und außerhalb ihres Körpers vor sich geht. Dieses Buch hätte ohne ihr Vertrauen in meine Arbeit nicht geschrieben werden können.

Meine Eltern haben mir an ihrem eigenen Beispiel gezeigt, dass ich mir mit Geduld und Beharrlichkeit die großen und die kleinen Dinge des Selbst erschließen kann. Ich danke euch für all eure Liebe und Weisheit! Ich liebe euch!

Meine Herausgeberin Hannah Fries war mir zugleich eine Lehrerin. Sie half mir, den ganzen Prozess der Buchgestaltung von Anfang bis Ende besser zu verstehen. Sie war unglaublich großzügig und liebenswürdig.

Und schließlich hätte ich vielleicht niemals daran gedacht, ein Buch zu schreiben, wenn da nicht Deborah Balmuth gewesen wäre, die Frau, die die Saat gesät hat. Ich liebe es, mein Schaffen und meine Überzeugungen mit einem größeren Publikum teilen zu können. Herzlichen Dank für deine beständige Unterstützung, durch dich schreibe ich weiter!

STICHWORTVERZEICHNIS

C

D

E

F

G

H

I

J

K

L

M

N

O

P

Q

R

S

T

U

V

W

Y

Z

BEZUGSQUELLEN

Die meisten der im Buch erwähnten Produkte sind in gängigen Naturkostläden erhältlich. Sie können viele davon auch direkt über unseren Onlineshop www.narayana-verlag.de in der Kategorie „Naturkost" erhalten. Dort finden Sie ein großes Sortiment an ausgewählten Naturkostprodukten. Auch Nahrungsergänzungsmittel unserer Eigenmarke „Unimedica" und viele Superfoods sind dort erhältlich.

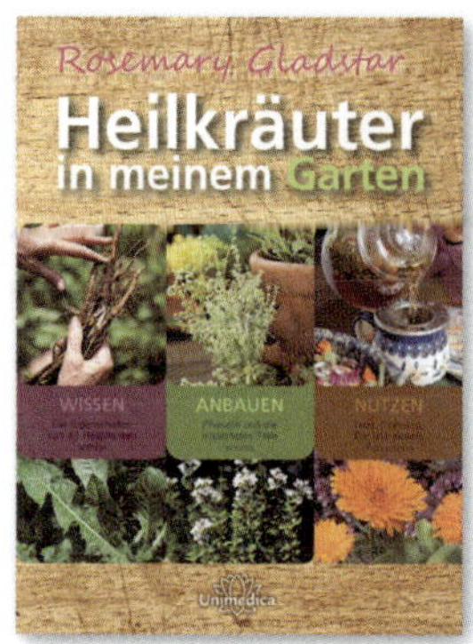

Rosemary Gladstar

Heilkräuter in meinem Garten

33 WICHTIGE HEILKRÄUTER SELBST ANPFLANZEN, ERNTEN UND VERWENDEN

232 Seiten, geb., € 19,80

Natürlich, wirkungsstark und günstig: 33 Heilkräuter, die sich leicht anbauen lassen, sanft häufige Beschwerden heilen und das Immunsystem stärken.

Kräuterwissen aus erster Hand. Die Heilkräuterexpertin Rosemary Gladstar, als „Mutter der modernen Kräuterheilkunde" bekannt, hat mit diesem Buch eine lebendige Einführung über den Anbau und die Verwendung ihrer Lieblingskräuter geschrieben.

Viele Rezepte und Tipps. Neben leicht nachkochbaren Rezepten und einfachen Anleitungen für vitalisierende Tees, Heilsalben und -tinkturen, Öle, Sirupvariationen und Kräuterpillen gibt sie wertvolle Tipps und zeigt, wie sich in jedem Garten ein Plätzchen für Kräuter finden lässt.

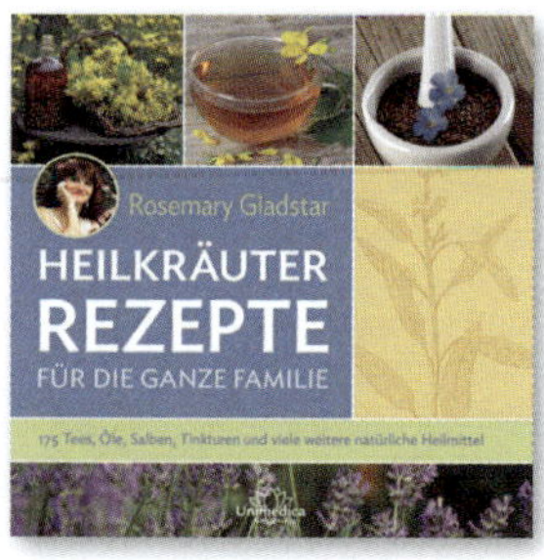

Rosemary Gladstar

Heilkräuter – Rezepte für die ganze Familie

175 TEES, ÖLE, SALBEN, TINKTUREN UND VIELE WEITERE NATÜRLICHE HEILMITTEL

432 Seiten, kart., € 24,00

In diesem praktischen Ratgeber gibt die führende Kräuterexpertin Rosemary Gladstar ihr großes Wissen weiter, das sie in über 35-jähriger Praxis gesammelt hat.

Übersichtlich findet man, neben Rezepten für den stressigen Alltag und solchen gegen körperliche Beschwerden, auch Nothelfer für so manche Krise, Cremes und Badezusätze für Schönheit und Entspannung sowie speziell auf die Bedürfnisse von Männern, Frauen, Kindern und Senioren abgestimmte Rezepte.

Von der Augenspülung mit Gelbwurz und dem Superimmunsirup zur Steigerung der Abwehrkräfte über den krampflösenden Tee bei Menstruationsbeschwerden, der heilenden Kräutersalbe bei Windelausschlag und dem Lebenselexier für Männer bis zum Kräuterbad bei Muskelkater und den Gehirn-Fit-Kapseln bei Alzheimer verrät uns Rosemary Gladstar ihre besten Geheimrezepte.

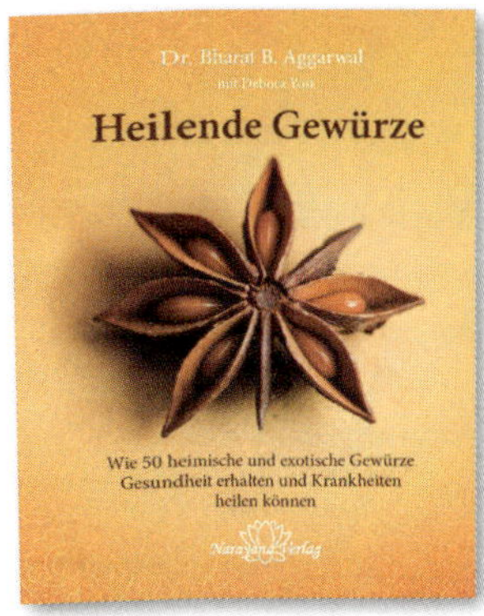

Bharat B. Aggarwal

Heilende Gewürze

WIE 50 HEIMISCHE UND EXOTISCHE GEWÜRZE GESUNDHEIT ERHALTEN UND KRANKHEITEN HEILEN KÖNNEN

512 Seiten, geb., € 29,00

Gewürze sind wertvolle Küchenfreunde und sorgen für den guten Geschmack. Gewürze können jedoch noch viel mehr – sie verfügen über eine enorme Heilkraft.

Dr. Aggarwal erforscht seit Jahren am renommierten M.D. Anderson-Krebszentrum der Universität Texas die Heilwirkung von Gewürzen. Viele Gewürze sind echte Kraftpakete bei der Verteidigung des Körpers gegen Mikroben – Bakterien, Viren und Pilze. Sie wirken entzündungshemmend und können sogar den Alterungsprozess verlangsamen.

In seiner Gewürzbibel beschreibt der erfahrene Forscher ausführlich und äußerst lebendig die wichtigsten 50 Gewürze, deren Anwendungsgebiete sowie wissenschaftliche Belege für deren Wirkung und nicht zuletzt leckere Rezepte. So reguliert Zimt den Blutzucker, Kurkuma schützt vor Krebs, Oregano hilft bei Infektionen, Mandeln bei Bluthochdruck und Curryblätter bei Alzheimer.

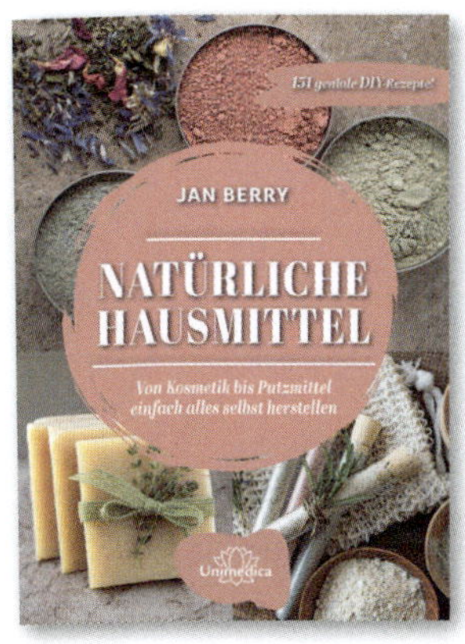

Jan Berry

Natürliche Hausmittel

VON KOSMETIK BIS ZUM PUTZMITTEL EINFACH ALLES SELBST HERSTELLEN

400 Seiten, kart., € 26,90

Unsere Gärten & Hinterhöfe sind voller Blumen, Kräuter und Pflanzen – lasst uns was draus machen!

VON ZAHNPASTA ÜBER HALSPASTILLEN BIS ZUM WASCHMITTEL – mit diesem nahezu unerschöpflichen Repertoire an Rezepten für alle Lebenslagen wird der Gang in die Drogerie überflüssig. Getrost können Sie synthetische Körperpflegemittel und chemische Putzutensilien aus Ihrem Zuhause verbannen und dabei auch noch Geld sparen und Verpackungsmüll vermeiden.

JAN BERRY zeigt Ihnen, wie Sie mit einer Handvoll Löwenzahn, einigen Rosen oder einem Bund Markt-Kräuter und einigen Zutaten aus Ihrer Küche mit wenig Aufwand alles, was Sie an Kosmetik und Pflegemitteln benötigen, ganz einfach selbst machen und ohne künstliche Konservierungsstoffe richtig aufbewahren. EINFACHE ANLEITUNGEN MIT VIELEN BILDERN machen die Handhabung sowohl für Anfänger als auch fortgeschrittene DIY-Fans kinderleicht. Das i-Tüpfelchen für eine gesunde und umweltbewusste Lebensweise!